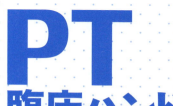

PT
臨床ハンドブック

ポケット版
第2版

亀田メディカルセンター
リハビリテーション事業部

三輪書店

執筆者一覧 (執筆順)

村永　信吾	亀田メディカルセンターリハビリテーション事業管理部　管理部長（理学療法士）
山内　弘喜	亀田総合病院リハビリテーション室（理学療法士）
彦田　　直	亀田クリニックリハビリテーション室（理学療法士）
伊能　幸雄	亀田クリニックリハビリテーション室（理学療法士）
若田　　真	亀田総合病院リハビリテーション室（理学療法士）
間島　和志	亀田クリニックリハビリテーション室（理学療法士）
多田　幸代	安房地域医療センター（理学療法士）
山本喜美夫	亀田総合病院リハビリテーション室（理学療法士）
鵜澤　吉宏	亀田総合病院リハビリテーション室（理学療法士）
岩﨑　　円	亀田総合病院リハビリテーション室（理学療法士）
池田　一樹	亀田総合病院リハビリテーション室（理学療法士）
遠藤　佳子	亀田総合病院リハビリテーション室（理学療法士）
長谷川裕貴	亀田総合病院リハビリテーション室（理学療法士）
齋藤　　洋	亀田総合病院リハビリテーション室（理学療法士）
東　　拓弥	亀田クリニックリハビリテーション室（理学療法士）
宇田　和晃	亀田総合病院リハビリテーション室（理学療法士）
室井　大佑	亀田リハビリテーション病院（理学療法士）
大谷　　健	亀田ファミリークリニック館山（理学療法士）
田沼　昭次	安房地域医療センター（理学療法士）
根本　達也	安房地域医療センター（言語聴覚士）
香川　　哲	亀田総合病院リハビリテーション室（言語聴覚士）

第 2 版の序文

　2007 年に刊行した第 1 版から 8 年，第 2 版を発刊する運びとなりました．第 1 版発刊当時，約 39,000 名だった理学療法士会員数が，加速的に増加し，2014 年の会員数は約 93,000 人，国家資格取得者で数えれば実に 120,000 人の理学療法士が誕生しています．新人理学療法士の増加は喜ばしいことである一方で，新人と指導者数のアンバランスの拡大が十分な職場教育体制の構築を困難とし，臨床現場における理学療法士の質の低下が懸念されています．

　本書は，そのような臨床現場に少しでもお役に立てることを目的に企画しています．第 1 章は，「臨床現場でのキーワード」を示しています．理学療法の質の基盤となる「患者ニーズに対応した妥当性や信頼性とそれらの達成に向けて PDCA サイクルを回すこと」を解説しています．個別性の高い理学療法の提供においては患者ニーズの把握がスタートとなります．そのニーズに向けて，「安全性」「有効性」，そして「患者満足度」の向上を目標に PDCA サイクルを展開していくことが質の高い理学療法の提供には重要です．

　第 2～4 章は，各疾患群における具体的な理学療法の展開を解説しています．各疾患群から代表的な疾患を選別し，まず押さえておかなければならない病態の特徴，診断と分類，医学的治療のポイント，理学療法評価と解釈，理学療法治療のポイント，EBM の活用，参考資料を示しています．

　特に今回の改訂のポイントは，周術期呼吸理学療法，人工呼吸器と呼吸理学療法など急性期医療に加え，がん患者や腎疾患患者における理学療法も新たに追加したことです．各疾患項目においては，可能なかぎり最新のガイドライン（EBM）に準じた解説と図表を取り入れ視覚的に理解を手助けする工夫を行いました．さらに，各項目の内容がどれだけ身についたかを確認するための簡単なチェックリストを付け加えました．まずこのチェックリストに目を通していただき，本文解説を見るとより重要なポイントが理解できると思います．

　本書が新人理学療法士の臨床場面や教育場面で，少しでもお役に立つことを切に願っております．

最後に，本書の執筆にあたった亀田メディカルセンターの現役スタッフおよび OB スタッフの皆様には心から感謝申し上げます．

2015 年 4 月

亀田メディカルセンターリハビリテーション事業管理部
村永　信吾

第1版の序文

　まず，本書を手にしていただいた皆様に感謝申し上げます．

　日本理学療法士（以下，PT）協会ホームページ資料によると，2006年3月現在，会員数は39,023人で，毎年約6,000人の新人PTが国家試験に合格して誕生していることが示されています．今日の異常とも思える加速的なPTの増加は，同時に指導者不足の問題を抱えていることを伺わせております．今日，「いかに質の高いPTを育成するか」といった教育問題は，各現場での切実な重要課題の一つといえます．

　本書は，これから臨床現場で活躍されるPTを対象に，「質の高い医療・リハビリテーション（以下，リハ）」を提供するために，まず押さえておかなければならない項目を厳選し，5つの章と参考資料に構成し，解説を加えました．

　第1章は，診療に取り組む前にぜひ理解していただきたい「課題解決のためのプロセス」を紹介します．一見，理学療法とは無関係のようにも思えますが，実は，リハは「患者の抱える問題を解決するプロセス」にほかなりません．このプロセスは，「問題解決型プロセス」「目的思考プロセス」ともいわれるように，「患者自身がどうありたいのか」「患者がどのような成果（アウトカム）になることを求めているのか」といった「患者自身の求めるアウトカム」をリハの中心，または目標に置き，その「アウトカム」をどのようなプロセスで達成させるかといったものです．「質の高い医療・リハ」の達成には，高い技術の提供はもちろんのこと，その技術がこのプロセスのうえで提供されて初めて達成されることになります．ぜひ，このプロセスを身につけていただきたいと思います．

　第2～5章は，疾患別リハの実際を解説し，臨床現場で活用しやすいように図表を多用いたしました．具体的疾患としては，骨・関節系疾患，内部障害疾患，神経疾患から代表的疾患に的を絞り，「病態の特徴」「医学的所見」「リハ評価」「医学的治療ポイント」，さらに「リハ治療ポイント」の項目で整理してあります．特にリハ治療ポイントにおいては，障害時期別に「セラピストが行うリハ」「患者自身で行うリハ（自主トレーニング）」，さらにリハを進めるうえで必要

な「患者教育・指導の取り組み」といった視点を加えてまとめました．これらの視点を踏まえて現場で活用していただければと思います．

巻末には，診療場面やカルテ記載場面で知識の確認をしたいとき，すぐ活用していただけるよう資料を追加しました．

本書が若きPTの知識の整理や臨床活動に少しでもお役に立つことを切に願っております．

最後に，本書の執筆にあたった亀田メディカルセンターの現役スタッフおよびOBスタッフの皆様には，心から感謝申し上げます．また遅々として集まらない原稿を忍耐強くお待ちいただきました三輪書店のスタッフの皆様に厚く御礼を申し上げます．

2007年5月

亀田メディカルセンターリハビリテーション事業管理部
村永　信吾

もくじ

第1章 質の高い理学療法のための「仕組み」

1. 臨床現場でのキーワード ……………………………… 村永信吾　2

第2章 運動器障害

1. 肩関節の理学診断・評価 ………………………………… 山内弘喜　10
2. 上腕骨近位端骨折 ………………………………………… 山内弘喜　24
3. 肩関節周囲炎（癒着性関節包炎・凍結肩・五十肩）
   ……………………………………………………………… 山内弘喜　33
4. 腱板損傷 …………………………………………………… 山内弘喜　40
5. 肘関節の理学診断・評価 ………………………………… 彦田 直　50
6. 上腕骨外側上顆炎 ………………………………………… 彦田 直　60
7. 股関節の理学診断・評価 ………………………………… 伊能幸雄　68
8. 変形性股関節症 …………………………………………… 伊能幸雄　77
9. 大腿骨頸部骨折・転子部骨折 …………………………… 若田 真　86
10. 膝関節の理学診断・評価 ………………………………… 間島和志　97
11. 変形性膝関節症 …………………………………………… 間島和志　111
12. 膝半月板損傷 ……………………………………………… 間島和志　120
13. 膝靱帯損傷 ………………………………………………… 間島和志　131
14. 腰部の理学診断・評価 …………………………………… 間島和志　144
15. 腰椎椎間板ヘルニア ……………………………………… 間島和志　161
16. 脊椎椎体骨折 ……………………………………………… 多田幸代　169
17. 筋筋膜性腰痛 ……………………………………………… 間島和志　180
18. 足部の理学診断・評価 …………………………………… 間島和志　186
19. 足関節靱帯損傷 …………………………………………… 間島和志　203
20. アキレス腱断裂 …………………………………………… 間島和志　210

21	頸部の理学診断・評価	彦田 直	218
22	頸椎症	彦田 直	232
23	関節リウマチ	山本喜美夫	240

第3章 内部障害

1	急性呼吸不全	鵜澤吉宏	248
2	慢性呼吸不全	岩﨑 円	267
3	周術期呼吸理学療法	池田一樹	279
4	気道吸引の方法	鵜澤吉宏	294
5	急性心筋梗塞	遠藤佳子	303
6	心臓血管外科術後	長谷川裕貴	313
7	心不全	齋藤 洋	325
8	糖尿病	東 拓弥	336
9	腎疾患	多田幸代	350
10	がん（悪性腫瘍）	宇田和晃	366

第4章 脳・神経・脳血管障害

1	脳血管障害	室井大佑	378
2	パーキンソン病	大谷 健	400
3	脊髄小脳変性症	田沼昭次	411
4	高次脳機能障害	根本達也	427
5	失語症	香川 哲	440
6	摂食嚥下機能障害	香川 哲	449

| 資　料 | 459 |
| 索　引 | 544 |

第 1 章

質の高い理学療法のための「仕組み」

1 臨床現場でのキーワード

1　患者のニーズとリハサービス

　リハビリ医療に求める「質」を一言で表現すると「患者のニーズに即したリハビリが提供され，その患者のニーズを達成できること」である．これは，図 1-1 のような射的の的（マト）で表現するとわかりやすい．的の中心を「患者のニーズ」，弾を「リハビリサービス」として見てみると，図 1-1 の A は的の中心に的確に命中していることから，患者のニーズに即したリハビリサービスが適切に実行されていることを示している．これは「妥当性と信頼性のある質の高いリハビリサービス」が提供されているといえる．

　しかし B は，ある程度患者のニーズに狙いが定められてはいるものの，実施しているリハビリサービスがばらついている．これはニーズに基づいた計画が実行されているものの，提供しているサービス，つまりプロセスにばらつきがあり，「妥当性はあるが信頼性のない質の低いリハビリサービス」といえる．

　C は，実行しているプロセスは精度が高いものの，その狙い自体が外れていることから，患者のニーズを的確に把握していないと考えられる．このようなサービスは，「信頼性が高くても妥当性が低い質の低いリハビリサービス」といえる．

　D は，B および C の悪い点をあわせもっており，「妥当性も信頼性もないかなり質の低いリハビリサービス」といえる．臨床場面では，いかに「A のような質の高いリハビリが提供できるか」が求められる．

2　PDCA サイクル

　工業製品などの品質管理の世界では，先のような利用者の期待に応えた質の高い製品の維持・向上をはかる手法として「PDCA サイ

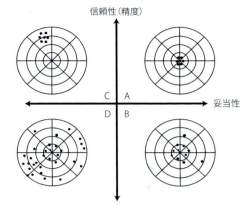

図 1-1 品質管理における信頼性と妥当性

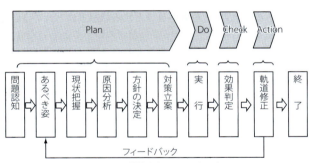

図 1-2 品質管理と PDCA サイクル

クル」といった思考が用いられている（図 1-2）．P は plan（計画），D は do（実行），C は check（評価），A は action（修正）の 4 つのプロセスを意味している．計画（P）に基づいて，確実に実行（D）され，その達成度を評価（C）し，計画に達していれば終了，目標未到達の場合は再度計画の見直し（A）といったプロセスが「品質管理」には重要であるというものである．

さらに「PDCA サイクル」の P の部分は，①問題認知，②「ある

べき姿」の明確化，③ 現状把握，④ 原因分析，⑤ 方針の決定 ⑥ 対策立案の6つに細分化されるため，先の ⑦ 実行（D），⑧ 効果判定（C），⑨ 軌道修正（A）をあわせると9つのプロセスに置き換えることができる．次にこの9つのプロセスについて説明を加える．

1. 問題認知

問題認知とは，より高い品質を求めるために，「何が問題なのか」「解決する課題は何か」を認識するプロセスである．この問題，または課題を認知することがすべてのプロセスのスタートである．このプロセスなくして問題解決のためのプロセスは動かない．

リハビリ場面では，患者の訴えやニーズがこのプロセスといえる．

2. 「あるべき姿」の明確化

「あるべき姿」とは，「患者の目標とする状態とはどういう状態なのか？」「患者はどのようになっていたいのか？」といったもので，先の「射的の的」にあたる．この「あるべき姿」の達成に向けてリハビリが提供されることになる．この「あるべき姿」は，目標である一方でリハビリ達成度の指標でもあることから，単なる努力目標ではなく，達成のための明確な「達成値」となるような表現が求められる．例えば，「どんな活動が，どんな場面で，どのレベルで実施している（できる）」というように，「活動」や「場面」ごとにそこでの「あるべき姿」を数値化した「レベル」で表現できれば，その達成度を判断することが容易となる．

しかし，リハビリ開始当初においては，患者自身「あるべき姿」を明確に表現できなかったり，リハビリプログラムの進捗に伴い「あるべき姿」が変化したり，さらに患者の求める「あるべき姿」と医療者側の考える「あるべき姿」が異なる場合も往々にして見受けられる．ここでの意見の不一致は，患者と医療者側の目標地点に「ギャップ（差）」が発生するために，どんなに技術的に高いレベルのリハビリが提供されても，結果的に妥当性のない質の低いリハビリの提供となる．そのためにもインフォームド・コンセント（納得診療）により意見の一致をはかる必要がある．

3. 現状把握

　現状把握とは，現在の患者における「能力・活動レベル」の事実データを客観的に把握し，先の「あるべき姿」との「ギャップ」を明確化し「問題点」として認知するプロセスである．

　「現在の姿」を客観的に把握するためのパラメータが「問診」や「検査測定」により適切に収集されなければならない．

4. 原因分析

　原因分析とは，先の現状分析で明確となった問題点を分析し，解決のための糸口を探るプロセスである．「結果」には必ず「原因」があるため，その原因，特に「真の原因」に適切に手を打つことができれば問題は解決に向かうと考えられる．しかし，直接的に影響を与える「直接的原因」だけではなく，種々の要因が複雑に絡み間接的に影響を与える「間接的原因」もあり，その発見は容易ではない．

　この原因分析には，臨床経験がない場合とある程度経験がある場合においてその進め方が少し異なる．経験年数が少ない場合や初めて経験する場合では，これまでの経験から問題構造を推測・予測できないために，問診や種々の検査を広く実施し，そこで得られた情報を集約しながら問題構造を組み立て推定していく帰納法的分析（ボトムアップ的分析）が行われる．このような分析は，見落としが少ない反面，時間や費用がかかり，多くの情報を扱うために構造化に困難が伴う．それと対照的に，臨床経験がある場合には，これまでの臨床経験や種々のエビデンスに基づいた文献から原因を確定的に推定・予測するといった演繹的分析（トップダウン的分析）が行われる．このような分析は，必要最小限の検査で原因の構造化が可能であるが，経験や文献のみで判断し，独断的解釈に陥りやすい危険性をもっている．実際場面では，これら2つの方法を組み合わせて，「真の原因」追求を求めなければならない．

　次に，このようにして明らかとなった原因を「解決できる原因」と「解決できない原因」に分類し，さらに「解決できる原因はその改善策を」，「解決できない原因にはその代替案の可能性」を探ることまでが，ここのプロセスで求められる．

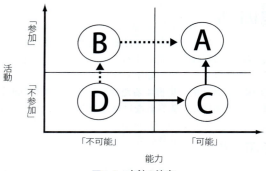

図 1-3　**方針の決定**

5. 方針の決定

　方針の決定は，これまでの情報をもとに「あるべき姿」に向けてどのような道筋で進めていくのかを決めるプロセスである．

　図 1-3 は，横軸に能力を「不可能，可能」であらわし，縦軸に活動場面での実行状況を「不参加，参加」で表現している．例えば，「能力的に不可能であり，活動に参加していない」のDレベルを「現状の姿」とし，「能力的に可能となり，活動に参加している」のAレベルを「あるべき姿」とした場合，「D→B→A，または D→C→A のどちらの道筋で向かうのか？」が方針である．D→B→A の場合，まず代替案を用いてでも活動に参加し，その後能力的な回復をはかるというものである．D→C→A の場合，まず能力的な回復を優先し，その後活動参加をはかるというものである．この「方針の決定」は，患者の機能状態から推測される予後，患者を取り巻く種々の環境要因などから推測される予後を総合的に考察し決定される．

6. 対策立案

　この対策立案は，「あるべき姿」達成に向けてリハビリ計画を具体的に立案するプロセスである．先の方針に従い，最終到達までを期間（初期，中期，最終）と達成目標でいくつかのマイルストーン（里標）に分解し，そのマイルストーン到達に向けて具体的なプログラ

ム（手段，実施期間）を立案する．さらにそのプログラムの効果を判定するために効果指標とその判断基準も計画される．

7. 実行

「実行」は，まさにリハサービスそのもののプロセスである．どんなに妥当性の高い計画が立案されても，ここでの「実行」が不適切に実施されれば，期待していた効果は得られない．「実行」は，計画に遵守した的確な技術や指導が実施されなければならない．

8. 効果判定

効果判定は，計画された実行が「あるべき姿」やマイルストーンごとに策定された目標の到達の有無を確認するプロセスである．定期的に判定を行うことで目標とのズレを認識することが可能となる．このプロセスは，「計画の妥当性」や「実行における信頼性」を確認するために必要不可欠なものといえる．

9. 軌道修正（または終了）

効果判定により目標に到達できた場合は，すべてのプログラムの終了か，次なるマイルストーンへ向けてのプログラムのスタートとなる．しかし目標に到達できなかった場合，その原因を再調査し，計画・実行の軌道修正がはかられる．

以上の9つのプロセスが品質管理において必要不可欠なプロセスである．これらのどの1つが欠如しても質の維持・向上は不可能である．これらの品質管理のプロセスをリハビリサービスのプロセスに置き換え活用することが，リハビリサービスの品質管理に役立つと考える．

理学療法士として経験の浅いうちは，まず最低このプロセスに準拠した流れを確立し，その後経験を積みながら各プロセスの精度を高めていただき，「患者に求められる質の高いリハが確実に実施できる」ように成長されることを願う．

第2章

運動器障害

1 肩関節の理学診断・評価

　肩関節を苦手とする治療者は少なくない．これは関節の自由度が高いことや上腕骨がいびつな形をしていること，運動の土台となる肩甲骨自体も動くこと，軟部組織の位置関係が運動中に大きく変化するために3次元的なイメージがつきにくいことに由来することが多い．まずは骨の形状や運動時の肩甲骨と上腕骨の位置関係，それらがどのようになることで肩関節に問題が生じるか，などを考えながら評価および治療を行うことが重要である．

病態（症状）の特徴

　どの関節でも同様であるが，肩関節疾患においても外傷性の症状と非外傷性の症状がある．外傷性の症状は急性に出現するが，石灰沈着性腱板炎や癒着性関節包炎の一部などは非外傷であっても急性に症状があらわれる場合がある．よって，目の前の症状が急性的な問題であるのか慢性的な問題であるのか，その原因が外傷性であるのか非外傷性であるのか，さまざまな可能性を念頭に置きながら評価を進めていく必要がある．

1. 癒着性関節包炎（凍結肩）

　急性に発症する場合と慢性に発症する場合がある．夜間痛と肩関節下垂位外旋の制限が特徴的といえる．慢性に発症する場合，インピンジメント症候群や腱板に由来する問題と間違えられることもしばしばあるため，理学療法に抵抗する場合，この疾患も考えておく必要がある．この疾患が疑われる場合は，患者への病態の説明が重要である．

2. 腱板断裂

　外傷による受傷など,いくつかの場合では早期に手術療法を選択することが勧められる可能性もあることは知っておくべきである[1]. 有病率は年齢と関連し,加齢変化としての断裂も多い. 特徴的な症状は筋力低下であるが,完全断裂でも自動挙上が可能な場合もある. また,自動挙上が不可能な場合でも,理学療法により自動挙上が可能となる場合も多い. 断裂サイズが大きくなると手術療法が選択された場合に術後成績は悪い傾向があるが,近年,人工材料などの開発が進んでいることから今後は治療可能となる可能性もある. 腱板断裂は自然経過として増悪する可能性が指摘され,受診時点で手術が必要ないと考えられたとしても継続したチェックは必要である.

　ただし,疼痛を伴わない場合などは患者が自己判断で受診を中断することもあり,再度,症状が出現した際には大断裂以上となっている場合もあるので患者への説明には注意が必要である. また,術後に再断裂しても患者満足度や自動挙上角度は高い[2].

3. 上腕二頭筋長頭炎

　腱板損傷にもよく合併する. 腱板損傷と関連する場合は,腱の扁平化が特徴である. 上腕骨頭の上方変位を押さえる役割をもつため,腱板損傷による上腕骨頭の上方化や回旋時の摩擦なども受傷に関連する可能性が考えられる. また,投球障害の1つとしてもチェックする必要がある.

4. インピンジメント症候群

　基本的には上腕骨と肩峰の衝突である肩峰下インピンジメントを指す場合が多い. ただし,関節窩と大結節が衝突するインターナルインピンジメントや時に烏口突起と上腕骨の衝突する烏口突起インピンジメントもあるので混同しないように注意する必要がある.

5. 石灰沈着性腱板炎

急激に発症する激痛が特徴である．

6. ベネット損傷

投球障害の1つ．上腕三頭筋の牽引により関節窩の起始部に過剰な骨形成が起こり，疼痛が生じることがある．無症候性のベネット骨棘もある．

診断と分類

診断は問診，理学所見，画像評価，術中所見などから行われる．理学所見では，さまざまな検査方法が検討され，その診断の正確性などが検討されている．報告によってその信頼性にはばらつきがあり，方法や結果など多岐にわたるため成書に譲る．

医学的治療ポイント

肩関節に限らないが病態のはっきりとしている問題とそうでない問題がある．まずは病態の理解に努め，その治療法にどのようなものがあるのか，予後や治療法の変更が必要な時期などを医師と常に相談する必要がある．

基本的には器質的な問題が可逆的なものか否か，可逆的であれば炎症の時期や組織修復の過程，不可逆的であればその自然経過や保存療法の有効性と限界，手術療法の有効性と限界など多角的に議論したうえで患者に情報を提供し，最終的には患者が判断する必要もある場合があることも理解するべきである．

理学療法評価とその解釈

1. 主観的情報（subjective information）

主訴，疼痛，受傷機転，現病歴などが主で，問診で情報を収集する．とりわけ「なぜ病院に来たのか」，そのきっかけとなった事象については注意深く問診する必要がある．治療者の先入観により患者が重要だと考えていることを見誤る場合がある．

1）問診

問診は，肩関節のどこに問題が生じているのか，なぜそれが起こったのかを推測し，どのような評価を行うか決定するために重要である．現病歴では時系列を意識しつつ，問診を行う．社会的活動や趣味などの聴取はゴール設定に役立つ．

① 主訴（表2-1）：主訴のほとんどは疼痛であることが多い．その疼痛がどの肢位で起こるのか，どのようなときに困るのかを詳細に聴くことが必要である．その他にはROM制限，筋力低下，不安定感，感覚障害などを訴える場合がある．
② 疼痛（表2-2）：経過（急性か慢性か），部位，性質，程度，場所，誘発動作．
③ ニーズ．
④ 患者情報：年齢，性別，職業，スポーツ歴，趣味やよく行う活動．
⑤ 現病歴：受傷機転，損傷部位，経過など．
⑥ 既往歴：手術歴，肩の問題のみならず，頸部，腰部，下肢，心疾患などの整形外科疾患以外も聴取する．

2. 客観的情報（objective information）

ROM，筋力，感覚，姿勢，アライメント（静的・動的），各種特殊検査などに加え，主観である疼痛を客観的にとらえる必要がある．これは，一貫して疼痛が出現する肢位や動作があるか否か，特殊検査各種で疼痛を誘発したり，減弱させたりできるかどうかを評価することによって機械的なストレスと症状の因果関係を明らかにする

表 2-1 主訴と想定される疾患

主　訴	想定される疾患
肩前方に自発痛，夜間痛がある．	急性期癒着性関節包炎
挙上・外旋時の運動痛．	慢性期癒着性関節包炎
肩外転，下垂位外旋，肘屈曲時の運動痛（結節間溝部）．	上腕二頭筋長頭腱炎
急に激痛が出た．	石灰沈着性腱板炎
腕を挙げると途中に痛みがある．	腱板不全損傷
肩に引っかかりがある． 不安感がある．	関節唇損傷
物を投げるときに後方痛や投げ終わったとき後方から外側の痛みがある．	Bennet lesion
物をもつと腕が抜けそう． だるい． 肩がこる．	動揺性肩関節症 胸郭出口症候群
自力では腕が挙がらないが，支えると挙がる． 夜間痛がある．	entrapment neuropathy（絞扼性神経障害）

ことが可能である．疼痛については関連痛や心因性の疼痛などもあるため客観的にとらえる必要があるが，機械的刺激のみに固執すると重大な見落としがある可能性があるので注意が必要である．

1）視診

アライメント（静的・動的）や筋萎縮，皮膚色などを観察する．

a．静的アライメント

鎖骨，肩甲骨，上腕骨，肋骨，胸骨，脊椎の位置関係（前彎，後彎，側彎）など．

b．動的アライメント

肩甲骨や上腕骨，脊椎，肋骨などの動きの特徴（例：外転時に過度に水平外転してしまう，上肢挙上時に肩甲骨の上方回旋や胸椎の伸展が少なく腰椎の伸展で代償している，など）．

2）触診

腫脹や熱感，浮腫，感覚障害など組織の状態，傷害部位の推測の

表 2-2　各疾患と疼痛の特徴

疼痛の特徴	各疾患名
急性期：疼痛が強い．夜間痛がある．自発痛と運動時痛が主訴のことが多い． 慢性期：外旋時の著明な運動制限，挙上時の疼痛，挙上制限．	癒着性関節包炎（凍結肩）
肩挙上・肘屈曲動作，下垂位外旋でみられる運動時痛．上肢オーバーユース（特に伸展位・水平外転位での作業）で起こる．圧痛部は結節間溝．	上腕二頭筋長頭腱炎
強い激痛．発症は急性．患者は上肢を抱え込んでくることが多い．	石灰沈着性腱板炎
挙上時の痛み，肩関節伸展＋内転位で大結節部の圧痛を認める．	腱板損傷（断裂）
外転筋力の低下，ドロップアームサイン陽性．	腱板断裂
肩鎖関節直上で，前後に圧痛．90°以上の挙上で疼痛を認める．	肩鎖関節炎

一助となる（図 2-1，表 2-3）．

3）反射・感覚テスト

　肩の症状が頸部の神経由来か否かに加え，腱板損傷の診断の一助ともなる．

4）ROM

　ROM の制限を確認する．その結果からどの組織による ROM 制限かを判断する．自動運動によるテストと他動運動によるテストによって，筋力や筋由来の痛みなどを判断する1つの材料になる．肩関節の症状であっても，その他の関節の ROM 制限が原因となっている可能性がある．例えば，上肢挙上時に脊椎の伸展制限により肩関節の担う屈曲角度が過度になり，傷害に至る可能性などは典型である．肩の主な動きと制限因子を表 2-4 に示す．

　肩に関係する ROM の評価では以下の項目に留意する必要がある．

① 自動・他動可動域の相違

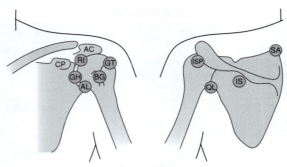

図2-1 圧痛点

CP：烏口突起，AC：肩峰，RI：腱板疎部，GH：関節裂隙，AL：関節唇前下方部，BG：結節間溝，GT：大結節，ISP：棘下筋腱付着部，QL：外方四角腔，IS：棘下筋，SA：肩甲骨内上角

表2-3 圧痛点と障害の把握

圧痛点	考えられる疾患
結節間溝	腱板断裂，癒着性関節包炎，上腕二頭筋長頭腱炎
大結節部	腱板炎，腱板損傷（断裂），癒着性関節包炎，石灰沈着性腱板炎
quadrilateral space（上腕骨，大円筋，小円筋，上腕三頭筋長頭腱に囲まれた腔隙）の圧痛	腋窩神経絞扼
骨端線	リトルリーグ肩
棘下筋	インターナルインピンジメントによる場合，overhead throwerに起こることが多いが，後方の物を取るなどの反復した水平外転でも生じることがある

表 2-4 肩の運動要素と制限因子

運動方向	運動要素	運動制限要素
屈曲	・三角筋前部線維 ・烏口腕筋 ・上腕二頭筋 ・棘上筋 ・前鋸筋	・三角筋後部 ・上腕三頭筋 ・大円筋 ・広背筋 ・肩甲挙筋 ・小胸筋 ・後方関節包
外転	・棘上筋 ・棘下筋 ・三角筋中部線維 ・僧帽筋上部線維 ・前鋸筋	・三角筋前部線維 ・三角筋後部線維 ・大円筋 ・広背筋 ・肩甲挙筋
伸展	・三角筋後部線維 ・大円筋 ・広背筋 ・三角筋後部線維 ・小円筋 ・上腕三頭筋長頭	・上腕二頭筋 ・三角筋前部線維 ・前方関節包 ・烏口腕筋 ・大胸筋
外旋（下垂位）	・棘下筋 ・小円筋	・大胸筋 ・肩甲下筋 ・前方関節包 ・烏口上腕靱帯
外旋（90°外転位）	・棘下筋 ・小円筋 ・三角筋後部線維	・大胸筋 ・肩甲下筋 ・前方関節包
内旋（下垂位）	・肩甲下筋 ・大胸筋	・棘下筋 ・小円筋
内旋（90°外転位）	・大胸筋 ・肩甲下筋 ・三角筋前部線維 ・広背筋 ・大円筋	・棘下筋 ・小円筋 ・三角筋後部線維
水平外転	・三角筋後部線維 ・棘下筋 ・上腕三頭筋	・大胸筋 ・上腕二頭筋 ・三角筋前部線維 ・前方関節包
水平内転	・大胸筋 ・上腕二頭筋 ・三角筋前部線維	・三角筋後部線維 ・棘下筋 ・上腕三頭筋 ・後方関節包

② 肩甲上腕関節と肩甲胸郭関節の可動域の関係
③ 体幹・下肢可動性

5）筋力検査

　筋力検査により筋自体の問題か，神経の問題かに大別できる．筋自体の問題であれば疼痛が誘発され，その運動を責任する筋の炎症や損傷を疑う．本書で詳述はしないが，各筋のモーメントアームが各肢位で研究されているため，どの肢位でどの筋の責任が大きいなどの情報を得ることが可能である．神経の問題では筋力低下が認められた場合，他の神経学的所見もあわせて評価する必要がある．神経学的な問題による筋力低下の場合は，筋萎縮が明らかであることが多いので視診も重要である．

6）特殊テスト

　肩の症状が頸部由来であるかは，前述した評価に加え，特殊テストにおける再現性を確認する．
① 頸部テスト（Spurling テスト，Jackson テストなど）．
② 胸郭出口症候群テスト（Adson, Wright, Eden, Roos テスト）．
③ 肩関節評価：肩は複合関節であるがゆえに病態もさまざまで，どこにどのような問題があるか（インピンジメント，肩鎖関節・肩甲上腕関節の不安定性，関節唇損傷，肩甲帯，筋腱病変など）を評価によって同定する（表 2-5）．

理学療法治療のポイント

　肩関節の運動は肩甲上腕関節のみならず他の関節との複合的な運動で構成される．肩関節複合体の一般的な構成要素は肩甲上腕関節と肩甲胸郭関節，第2肩関節であらわされることが多いが，肩鎖関節や胸鎖関節，肋骨や脊椎の運動も含まれるため，それらの運動も重要である．上腕骨は肩甲骨と連結し，解剖学的な関節による体幹との連結は鎖骨を介して胸骨に接続する．肩関節の評価では症状が生じている部位を特定し，その原因を明らかにする必要がある．各関節の特徴を理解し，それぞれの関節がどのような状態であるかを

表 2-5 **肩関節の評価項目**

検査名	原因	肢位	備考
Painful Arc サイン	インピンジメント症候群	座位または立位	60°～120°の範囲で痛み．170°～180°の範囲の痛みは肩鎖関節機能異常．
Neer テスト	棘上筋損傷	座位または立位	検者の一方の手で被検者の肩甲を固定し，もう一方の手で上腕骨を把持し，肩関節を最大挙上し，内旋させた際に疼痛あり．
Full Can テスト	棘上筋損傷	座位または立位	肩関節 90°外転位で母指を天井に向け内転方向の力に抗せない，または疼痛があれば陽性．
Empty Can テスト	棘上筋損傷	座位または立位	肩関節 90°外転位で母指を床に向け内転方向の力に抗せない，または疼痛があれば陽性．
External Rotation Lag サイン	棘下筋損傷		被検者の上肢を軽度外転位で他動的に外旋し，その場で保持させる．保持できずに内旋すれば陽性．
Drop-arm Sign	腱板損傷	立位	検者が被検者の上肢を 90°外転位とし，ゆっくりと体側まで内転するように指示する．ゆっくりと内転できない，または重度の疼痛があれば陽性．
Hawkins-Kennedy テスト	腱板損傷	座位または立位	肩関節 90°屈曲位で内旋した際に疼痛あり．
Belly press テスト (Napoleon サイン)	肩甲下筋損傷	座位または立位	腹部に両手を置き，肘が前方に突出するように腹部を押す．腹部を押した際に肘が前方に出ない．
Bear-hug テスト	肩甲下筋損傷	立位	検査側の手を対側の肩関節に当てる．検査者はその手を引き，その位置を保持できなければ陽性．
Internal Rotation resistance strength テスト (IRRST)	インターナルインピンジメント	立位または座位	検査側の肩関節を 90°外転位，80°外旋位とし，検査者は内旋方向に抵抗を加える．この際に疼痛がある場合は陽性．
External Rotation resistance strength テスト (ERRST)	インピンジメント症候群	立位または座位	検査側の肩関節を 90°外転位，80°外旋位とし，検査者は外旋方向に抵抗を加える．この際に疼痛がある場合は陽性．
Speed テスト	上腕二頭筋長頭腱炎	立位または座位	肩関節外旋位で 90°屈曲し，伸展方向に抵抗を加え，疼痛が誘発されれば陽性．

表 2-5 肩関節の評価項目（つづき）

検査名	原因	肢位	備考
Yergason テスト	上腕二頭筋長頭腱	座位	被検者は肘関節 90°屈曲位前腕回内位, 上肢は体側に保持させる. 次に前腕回外肩関節外旋するよう指示. 検者はそれに抵抗を加える. 疼痛で陽性.
O'Brien テスト	SLAP 損傷	立位	肩関節 90°屈曲位かつ 15°水平内転位で母指が床に向かうように内旋位とし, 伸展方向に抵抗を加える. 次に同様の肢位で手掌が天井を向くように回旋角度を変えて伸展方向に抵抗を加える. 内旋位で疼痛があり, 外旋位で疼痛がなければ陽性.
Load and Shift テスト	前方不安定性	座位	検者の一方の手で肩甲骨を固定し, もう一方の手で上腕骨頭を把持する. 関節窩に対する上腕骨の前後動揺性を評価する.
Anterior apprehension テスト	前方不安定性	座位または背臥位	外転・外旋・水平外転で不安感が誘発されるかを評価する.
Fulcrum テスト	前方不安定性		Anterior apprehension テストに加え, 前方へのストレスを与え, 不安感が誘発されれば陽性.
Relocation テスト	前方不安定性	背臥位	Anterior apprehension テストで誘発された不安定感が骨頭を後方へ押し戻すことで消失すれば陽性.
Sulcus テスト	下方不安定性	座位	上肢を脱力させ, 下方へ牽引する. 肩峰の遠位に窪みを認めれば陽性.
Jerk テスト	後方不安定性	座位	肩関節を 90°屈曲位で内旋し, 後方へ押し込みながら水平内転/水平外転をさせると不安定性を認めれば陽性. 元の 90°屈曲位に戻すと安定する.
Clunk テスト	関節唇損傷	背臥位	片手を骨頭の後方へ, もう片方の手を上腕へあてがい, 骨頭を前方へ押しつつ外旋させる. 引っかかり, クリック音があれば陽性.

把握すること，それらがどのように関連し，問題が生じているのかを把握することが重要である．

肩甲上腕関節は自由度が高い分，骨性には不安定な関節であり，安定性は軟部組織によって担保される部分も多い．静的な安定化要素には骨，関節唇，関節包，靱帯がある．肩甲関節窩と上腕骨頭の骨性の適合性は乏しいが，関節唇によって適合性が向上する．また，関節包や靱帯は各種の運動により責任するそれぞれの線維が緊張することによって安定化に作用する．関節包は，関節内の陰圧を保つ役割もあり，この陰圧自体も安定化要素の1つといえる．

肩関節の運動は複数の関節運動の複合であり，代表的なものに肩甲上腕リズムなどがある．過去にいくつかの検討がされたが，2分の1の割合で上腕骨と肩甲骨が運動すると概ねコンセンサスが得られている．肩関節に問題が生じるとこの肩甲骨運動に異常をきたす場合があるため，正常肩の肩関節運動時に上腕骨の運動に対して肩甲骨がどのように動くか把握しておく必要がある．

以下に時期ごとの理学療法の概要を示すが，あくまでも肩になんらかの病態があるものに対する治療方針であり，癒着性関節包炎のような病態の明らかでない問題では適応できないこともあるので留意されたい．

1. 急性期（発症後1〜3日）

病態の理解と同時に炎症の管理を行う．受傷機転は特に重要で，明らかな受傷機転がない場合はいつもと異なる作業や職場の変更，職務内容の変更，家庭内環境の変化などを理解する必要がある．病態や受傷機転が明らかであれば，同様のストレスをかけないように留意し，炎症管理をする．

2. 回復期（発症後3日〜3週）

炎症の管理と拘縮予防，機能回復に努める．圧痛や運動時痛が軽減し，ストレッチや運動で疼痛が増悪しない場合は徐々にストレッチやトレーニングを開始する．この頃からは特に肩関節のみでなく，その症状が起こった原因を全身的にとらえて解決する必要がある．

典型的な例では，胸椎の伸展制限がある患者で挙上時に疼痛を訴えている場合，胸椎の問題を解決しないことには同様のことが起こることは容易に想像できる．

3. 慢性期（発症後3週以降）

炎症が落ち着き症状は緩解に向かっていると考えられる時期である．この時期でも疼痛が続く場合や増悪する場合は日常生活で症状に直結する問題がないかどうか，治療方針の変更も考えるべきである．症状が改善傾向にあれば同様の問題が起こらないようにコンディショニングを整える必要がある．そして，各疾患にあわせた治療を展開する必要がある．

EBMの活用

近年，国内外で各疾患のガイドラインが作成され，治療環境が整備されつつある．情報は常に更新され，よりよいものとなる．そのため,最新の知見を取り入れる努力を惜しまないことが重要である．

まとめ

各疾患の概要と評価方法をまとめた．病態の理解と各種テストが陽性となるメカニズムの理解が重要である．具体的には骨の解剖学的な構造，およびその3次元的動態を理解すること，加えて軟部組織がどのような位置関係にあり，各運動器がどのようにストレスを受けるかを理解し，患者の訴える症状と照合することで，より病態を理解することが可能となる．また，すべてのテストは万能でなく，組み合わせて使う必要があること，複数の病態に対して同一の検査でも陽性となる可能性があることなども頭に入れておかないと責任する病態を見誤る可能性があるため，注意が必要である．

文献

1) Tashjian RZ：Epidemiology, natural history, and indications for treatment of rotator cuff tears. *Clin Sports Med* **31**：589-604, 2012 doi：10.1016/j.csm.2012.07.001
2) Mall NA, et al：Factors affecting rotator cuff healing. *J Bone Joint* Surg Am **96**：778-788, 2014 doi：10.2106/JBJS.M.00583.

☑ チェックリスト

- [ ] 肩関節外転制動要素となる筋には，どのようなものがあるか？
  ☞ P17 へ
- [ ] Full Can テストが陽性の場合，どの組織の問題をまず疑うか？
  ☞ P19 へ
- [ ] Empty Can テストが陽性の場合，どの組織の問題をまず疑うか？
  ☞ P19 へ
- [ ] External rotation lag サインが陽性の場合，どの組織の問題をまず疑うか？
  ☞ P19 へ
- [ ] Bear-hug テストが陽性の場合，どの組織の問題をまず疑うか？
  ☞ P19 へ

2 上腕骨近位端骨折

病態（症状）の特徴

　上腕骨近位端骨折は，上腕骨外科頸より中枢，すなわち上腕骨頭から大胸筋付着部までの骨折を指し，骨頭骨折，解剖頸骨折，大結節骨折，小結節骨折，外科頸骨折がある．受傷者のほとんどは高齢者であり，若年者ではスポーツや交通事故などによる受傷である．全骨折の5〜8％で全上腕骨骨折の45％を占め，転倒による受傷は85％と報告された．受傷後に遷延治癒もしくは癒合不全は1〜7％，骨壊死は21.6％，腋窩神経損傷は30週で30％に生じると報告された．癒合不全により行われた手術は3％であった．受傷側は利き手が48％と大きな差はない．危険因子として骨の脆弱性がある．飲酒者や喫煙者はリスク因子としては考えられていない．着地した手・肘からの介達外力によって発生することが多いが，肩外側からの直達外力による受傷もある．

診断と分類

　受傷機転，局所症状と単純X線やCTによる画像所見により診断が可能である．分類は，Neer[1]のfour-segment classificationが代表的である（図2-2）．Neerは近位端を，骨頭，大結節，小結節，骨幹の4部分に分け，各部分の転位のない非転位型骨折（minimal displacement fracture）と各部分が他の部分に対し45°以上，1cm以上転位している転位型骨折（displaced fracture）とに分け，後者をさらに主要骨折の数により2パート，3パート，4パート骨折および脱臼骨折に分類した．

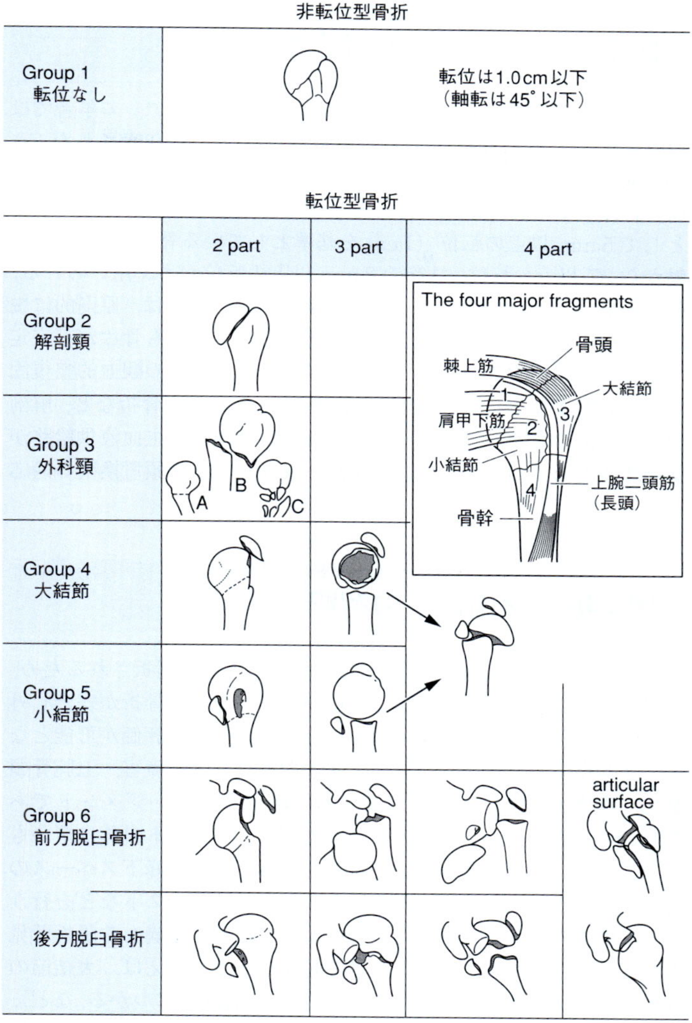

非転位型骨折

Group 1 転位なし		転位は1.0cm以下 (軸転は45°以下)

転位型骨折

	2 part	3 part	4 part
Group 2 解剖頸			The four major fragments — 棘上筋, 骨頭, 大結節, 肩甲下筋, 小結節, 上腕二頭筋(長頭), 骨幹
Group 3 外科頸	A B C		
Group 4 大結節			
Group 5 小結節			
Group 6 前方脱臼骨折			articular surface
後方脱臼骨折			

図 2-2 上腕骨近位端骨折の分類 (four-segment classification) (Neer の分類)[1]

医学的治療ポイント（表 2-6）

　非転位型骨折や1パート骨折は，保存療法の適応で，若年者では少々の転位でも保存療法の適応がある．2012 年に発表された Cochrane review では，さまざまな理学療法介入が検討されたが，治療の根拠となるには情報が不十分であると結論づけた．手術の基準として 5 mm 以上の転位（1 cm を基準としている報告もある），長軸から 20°以上の転位，結節の 2 mm 以上の転位がよく用いられる．転位のある Neer 分類の 2～4 パート骨折・脱臼骨折は，原則的に脱臼や骨折の整復を要する．しかし，整復が得られても骨片が不安定で整復位を保持することができない場合，なんらかの観血的整復固定術が必要となる．また，解剖頸骨折や 3～4 パート骨折など，解剖頸より近位の骨頭が結節部から離れると，骨頭への主血液供給路が途絶するため骨頭壊死の可能性が高くなり，人工骨頭置換術の適応となる．

理学療法評価とその解釈

　急性期は，ほとんどの骨折型において安静固定が選択されるため，廃用症候群や患部以外に対する評価が中心となる．骨折が安定し外固定が除去されれば，自動運動が許可されて詳細な評価が可能となる．保存療法が選択された場合，主な問題は ROM 障害，上腕骨頭壊死，疼痛，変形や転位に由来する肩峰下インピンジメントである[2]．また，プレート固定が選択された場合，プレート自体は薄いものの，肩峰下に入り込むことが難しくなる場合や肩峰下スペースの狭小化により症状が惹起される場合がある．特殊テストなどを行う場合にはこのような変形や人工物によって通常とは異なる陽性所見のあらわれ方があることに留意する必要がある（例えば，大結節の変形治癒によって，通常より早期に大結節と肩峰がぶつかる，など）．なお，本稿では，安静固定期間が終了した後のリハビリを中心に解説する．

表 2-6 　骨折型と治療方針

非転位型骨折	基本的に保存療法の適応であり，整復の必要はなく外固定のみ．骨折部の安定性を確認しながら，早期より ROM 練習を開始する．
転位型骨折 　解剖頸骨折	頸体角（正常 135°）の 20°以上のずれは，徒手で整復位を獲得する．整復が困難な場合はスクリューなどの観血的整復固定術の適応となる．脱臼骨折の場合は骨頭壊死の可能性も高く，高齢者では人工骨頭置換術の適応を考慮する．
外科頸骨折	骨頭は棘上筋，棘下筋の作用で外転・外旋位を，上腕は大胸筋の作用で内転・内旋位をとりやすい．徒手で整復位を獲得する．整復位の保持が困難な場合は経皮的ピン固定やプレート固定術の適応となる．
大結節骨折	骨片は棘上筋，棘下筋の作用により後上方へ転位する．骨片の転位が 2 mm 以上ある場合は手術療法の対象となる．骨片と肩峰がインピンジして挙上障害を生じる可能性がある．
小結節骨折	骨片は肩甲下筋に牽引されて前内側へ転位する．骨片の転位が 2 mm 以上ある場合は，観血的整復固定術の適応となる．
2 パート骨折	解剖頸骨折と小結節骨折で転位の小さい場合は，保存療法で機能的な ROM は獲得できる．それ以外は手術適応である．転位のない 2 パート骨折では固定よりも早期の理学療法が推奨された．
3 パート骨折	頻度が高いのは，大結節と外科頸に骨折のある型で，骨頭は肩甲下筋の作用で内旋位をとりやすい．徒手で外科頸骨折部の整復は可能であるが，大結節骨折部が完全な整復位をとれないことがあり，骨片の転位が 5 mm 以上ある場合は，プレート固定などの観血的整復固定術の適応となる．
4 パート骨折	解剖頸，大結節，小結節骨折を伴い，骨頭は外反または外下方に転位して，その関節面は肩甲関節窩と対向しない．骨頭への主血液供給路が途絶するため骨頭壊死の可能性が高く，人工骨頭置換術の適応となる．
2 パート脱臼骨折	頻度が高いのは前方脱臼に大結節骨折のある型で，挙上位での持続牽引により整復を獲得するが，骨片の転位が 5 mm 以上ある場合は観血的復位固定術の適応となる．
3 パート脱臼骨折	頻度が高いのは前方脱臼に大結節および外科頸骨折のある型で，60 歳未満では観血的整復固定術の適応であるが，60 歳以上では安定性の面から人工骨頭置換術の適応である．
4 パート脱臼骨折	骨頭壊死の頻度が高く，早期に人工骨頭置換術の適応となる．
骨頭陥凹骨折	肩関節後方脱臼で骨頭の欠損率が 20％以下の場合は，整復のみで脱臼はしない．骨頭欠損率が 20～45％になると骨頭欠損部に肩甲下筋を移行する McLaughlin 法を行って，再脱臼を防止する．45％を超えた場合は人工骨頭置換術の適応となる．

1. 主観的情報 (subjective information)

1) 医学的情報

受傷機転や他部位の損傷など全身状態を確認する．通常，理学療法士が急性期（安静が必要な時期）に患側肩のリハビリを実施することはない．固定期間を脱し，リハビリが処方された上腕骨近位端骨折患者に対しては，骨折の転位や骨癒合の状況など骨折部の適合性，治療計画について主治医に確認する．

挙上制限をきたすことがしばしばあるため，挙上が要求される家事動作や趣味などを問診で聴取する必要がある．受傷早期は固定による制限が多いが，合併症がなく，固定の解除後に挙上制限が改善すれば問題はなくなることがほとんどである．

2) 疼痛

一般的な疼痛評価（疼痛の質，度合い，部位など）に加え，骨折に由来する痛みかどうかを判断する必要がある．リハビリを進めるうえでは，介入により増悪するのか否か，それが一過性か否かで治療計画を見直す必要がある．

2. 客観的情報 (objective information)

1) 視診，触診

急性期では，患肢の浮腫の有無や皮膚の色調の変化および熱感などについて観察し，合併症の有無を確認する．安静固定解除後は肩関節や肩甲帯周囲，前腕筋群の筋萎縮や拘縮の程度を確認する．

2) ROM 検査

急性期は患部外の ROM 制限を確認する．関節運動ができる状態となれば，自動・他動 ROM を検査し，end feel などにより ROM の制限因子を確認する．

3) 特殊テスト

上腕骨近位端骨折に対する特殊テストはないが，関節運動が許可された後に行う関節の評価は二次的に出現する症状を特定するため

に重要である．腱板や上腕二頭筋など，問題となる可能性がある組織を同定するのに有用である．

4）神経学的検査
合併症に腋窩神経損傷をきたす可能性があるので，三角筋や小円筋の筋力低下，肩外側の上外側上腕皮神経領域の知覚など同神経の症状については留意して診療する必要がある．

理学療法治療のポイント

前述のとおり，理学療法介入についてゴールドスタンダードはまだない．転倒による受傷が多く，高齢者の受傷割合が高いために，骨折受傷前から無症候性もしくは症候性腱板断裂や変形性関節症が存在している可能性が否定できない．よって症状や経過は個人差が大きい．骨折による変形などの影響にこれらを加味しつつ，まずは他動的な関節可動性の獲得が重要である．

上腕骨近位端骨折受傷直後の治療方針は，その受傷機転や骨折型により整形外科的治療方法が異なるため，主治医との密な連絡が必要である．固定時期は骨癒合を最優先とし，理学療法は患部外の拘縮防止と全身的な活動量の維持により，できるかぎり全身の廃用を予防する．骨癒合が得られれば，積極的に ROM の拡大をはかり，患者自身も安全かつ積極的な運動ができるように指導する．状態にもよるが，完全な ROM の獲得は難しいこともあるため，理学療法の開始当初よりその点を理解させることも重要である．

1. 受傷・術直後〜3, 4 週まで，もしくは外固定除去まで

目的：肩甲帯周囲筋の筋緊張緩和と患部以外の拘縮・浮腫の予防．
1）疼痛・炎症管理
① 物理療法〔アイシング，低出力パルス超音波，非温熱超音波，マイクロカレント（微弱電流療法），TENS など〕．
② 肩甲帯周囲筋のマイルドマッサージ．

2) ROM 練習
① 肘関節以遠の ROM 練習.
② 姿勢チェック.
③ リンパドレナージ.

3) 患者教育
患部安静の指導（禁忌を理解させる）.

4) 禁忌
① 自動および他動 ROM 練習.
② 筋力強化練習（患側肩周囲：ただし，骨折形態によって等尺性収縮は許可される場合があるので医師と要相談）.
③ 患側上肢による患部への荷重.

2. 受傷・術後 3, 4〜6 週まで，もしくは骨折部の安定性獲得まで

目的：肩甲帯周囲筋の筋緊張緩和と患部の ROM 改善.

1) 疼痛・炎症管理
① 物理療法（アイシング，ホットパック，低出力パルス超音波，非温熱超音波，マイクロカレント，TENS など）.
② 肩甲帯周囲筋のマッサージ.

2) ROM 練習
主治医の指示のもと，愛護的な他動 ROM 練習を開始する.

3) 自主トレーニングの指導
重力を利用したコッドマン体操から指導を開始し，自動介助運動による挙上練習なども骨折の安定度によって行う.

4) 患者教育
自主練習以外では積極的に患肢を使わない.

5）禁忌
① 筋力強化練習（ただし，骨折形態によって等尺性収縮は許可される場合があるので医師と要相談）．
② 患部への荷重．

3. 受傷・術後6週以降

目的：患部のROM改善と筋力強化，動作遂行能力の向上．

1）疼痛管理，軟部組織柔軟性の向上
① 物理療法（温熱療法，超音波療法，干渉波治療，TENS）．
② ストレッチ，マッサージなど．

2）ROM練習
主治医の指示のもと，徐々に積極的な他動ROM練習を行う．関節の副運動なども確認しつつ進めるが，脱臼骨折などで不安定性が残存する場合があるので，その点に留意する必要がある．

3）筋力強化練習
自動運動が許可されていれば徐々に行う．骨変形などによるインピンジメントなどに留意し，必要に応じて方法を変える必要がある．

4）自主トレーニングの指導
コッドマン体操や自動介助運動によるストレッチに加え，自動運動を用いたROM練習も指導する．

5）患者教育
肩関節の疼痛にあわせた積極的な運動．

EBMの活用

・現時点で有効な理学療法の介入は明らかでない．
・非転位型骨折では早期からの理学療法は有効である可能性がある．

まとめ

上腕骨近位端骨折は分類によって，保存療法に抵抗する場合も少なくない．また，手術療法が選択された場合でもROMが障害される場合もある．理学療法士が直接かかわる場面においても合併症を考える必要がある．どのような骨折形態か，どのような合併症があるかを医師とよく相談をして治療を進める必要がある．

文献

1) Neer CS 2nd：Displaced proximal humeral fractures. Part 1. Classification and evaluation. *J Bone Joint Surg* Am **52**：1077-1089, 1970
2) Burkhart KJ, et al：The treatment of proximal humeral fracture in adults. *Dtsch Arztebl Int*；**110**：591-597, 2013　doi：10.3238/arztebl.2013.0591.
3) Hodgson SA, et al：Rehabilitation after two-part fractures of the neck of the humerus. *J Bone Joint Surg* **85**：419-422, 2003
4) Handoll HH, et al：Interventions for treating proximal humeral fractures in adults. Cochran Database Syst Rev 2012.12CD000434

✅チェックリスト

- [ ] Four-segment classificationでは近位端をいくつの部分に分類したか？　　　　　　　　　　　　　　　　　☞ P24へ
- [ ] Four-segment classificationで転位型骨折に分類される転位の角度と距離はそれぞれいくつか？　　　　☞ P24へ
- [ ] 非転位型骨折，1 part骨折の初期治療では手術療法もしくは保存的治療どちらの適応か？　　　　　　　　　☞ P26へ
- [ ] 上腕骨近位端骨折では挙上制限は起こるか否か？　☞ P26へ
- [ ] 上腕骨近位端骨折に合併する可能性のある神経障害は何神経由来か？　　　　　　　　　　　　　　　　　☞ P24へ

3 肩関節周囲炎(癒着性関節包炎・凍結肩・五十肩)

病態（症状）の特徴

　肩関節周囲炎は shoulder periarthritis の訳語だと考えられるが，特定の疾患を示さない．ただし，近年，腱板の血管線維症が認められたという報告や関節包の肥厚を認めたという報告もあり，今後病態が解明される可能性はある．近年の報告を見ると adhesive capsulitis（癒着性関節包炎）や frozen shoulder（凍結肩）であらわされることが多いため，本稿では癒着性関節包炎について解説する．

　癒着性関節包炎は肩関節の疼痛と ROM 制限を主徴とするが，基本的に基質的な問題はなく，確定診断のできない症状を指すと考えられている．中年以降に発症することが多く，いまだに原因・病態が明らかでない．凍結肩や五十肩とも呼ばれるが，非医療者のいう五十肩の多くは腱板損傷など確定診断の可能な疾患である場合が多く，問診で得られる「五十肩だ」という訴えには注意が必要である．リスク因子には糖尿病や甲状腺の疾患，中年以降（40～65歳），女性，過去に対側の癒着性関節包炎を罹患したことがある，などがある．進行期には疼痛や ROM 制限が進み，理学療法が奏功しないこともある．そのため，病院を転々とする患者も少なくない．よって，患者教育も重要で，自然経過を説明することが必要である．長期間（12～18カ月，報告によっては24カ月）中等度の症状が残ることもある．

診断と分類

　癒着性関節包炎は基本的には基質的な問題がない疾患を指すために，画像所見で異常を認めない．近年，血管線維症や関節包の肥厚が報告されたが，まだ結論には至っていないと考えられ，今後検討されるべき課題である．病期は4期に分類される．1期は3カ月程

度であり，運動最終域での鋭い痛みや睡眠障害が認められる．2期は"疼痛期（painful stage）"または"凍結進行期（freezing stage）"と呼ばれ，すべての運動方向制限と疼痛が1期に続いて発症から3〜9カ月程度認める．3期は"凍結期（frozen stage）"と呼ばれ，疼痛とROM制限が特徴で発症から9〜15カ月に認められる．4期は"解凍期（thawing stage）"と呼ばれる．疼痛とROM制限が改善していく時期であるが，明らかな硬さ（stiffness）は発症から15〜24カ月続く．注意すべき点は罹患期間が長期間であることであるが，実際にはこれらの病期が早く進んでいくこともあるため，定期的な評価が必要なことである．

診断は現病歴と身体機能の評価で可能である．画像所見は癒着性関節包炎以外の疾患を除外するのに有用である．典型的な訴えは徐々に進行する痛みと夜間痛，運動最終域での疼痛やROM制限である．

基本的に画像所見で癒着性関節包炎の確定診断は難しい．近年，MRIや超音波によって得られた新しい異常所見があるが，現在はまだ一般的ではないといえる．そのため，画像所見は他の疾患を除外するために役立つ．

医学的治療ポイント

癒着性関節包炎は保存療法によって改善することがほとんどである．稀に手術療法も行われる．短期的な保存療法に抵抗しても長期間（12〜24カ月程度）で疼痛，ROMともに日常生活上問題がない程度には改善することがほとんどであるが，患者の希望により手術療法が選択されることがある．

保存的治療は4〜6週の短期間であれば，関節のモビライゼーションやストレッチのみよりも，それらに関節内へのステロイド注射を加えたほうが機能は改善されるため，強いエビデンスで推奨された．ストレッチは治療者により，組織の過敏性（irritability）を考慮した強度であれば中等度のエビデンスで推奨された．患者教育も中等度のエビデンスで推奨された．具体的には自然経過を説明すること，疼痛のない範囲の可動域で行える活動に変えること，患者の過敏性

にあわせたストレッチを促すことである．弱いエビデンスで推奨された介入は超短波や超音波，疼痛や可動域を改善させるための肩関節に対するストレッチに加えた電気刺激（electrical stimulation），肩甲上腕関節に対する直接的な関節モビライゼーション，麻酔下で行われるマニピュレーションである．

手術療法はROM制限に対して関節包リリースが行われることが多いが，術後の不安定性や再度の拘縮に気をつける必要がある．現時点では，自然経過については比較的理解されているものの，その原因や成因など不明なことは多い．治療者が自然経過をよく理解し，患者に対して理解してもらうことや患者にあったストレッチを処方することが重要である．

理学療法評価とその解釈

評価は他の関節と大きく違わない．"肩関節周囲炎"という診断名でリハビリ処方がされた場合には損傷部位を特定する必要がある．そのためには各種の特殊テストを用いる．癒着性関節包炎では，さまざまな特殊テストで陽性所見が認められるが，経過や治療に対する反応が他の疾患（腱板損傷や上腕二頭筋長頭炎など）とは異なるので，ある程度判別が可能である．下記に評価項目を述べる．具体的な評価方法については「肩関節の理学診断・評価」（p10）を参考にされたい．

1. 主観的情報 （subjective information）

1）問診
現病歴や主訴，ニーズなどを聴取する．

2）疼痛
どのようなときにどのような痛みがあるかを確認する．特に夜間痛や下垂位外旋時の疼痛が特徴的である．

3) ADL

基本的動作だけでなく，結髪・結帯動作，口に手が届くか，患側を下に寝られるか，上着のサイドポケットのものを取ることができるかなどを聴取する．

2. 客観的情報（objective information）

1) 視診，触診

炎症所見（疼痛や腫脹）や筋萎縮（特定の筋萎縮は筋腱断裂や神経障害を疑う）の有無，姿勢などを確認する．

2) ROM

全方向に起こるが特に外旋制限が著明である[1]．

3) 特殊テスト

腱板や上腕二頭筋，関節唇などを評価する．

4) 神経学的所見

通常，神経学的所見は陰性である．陽性の場合は，頸椎由来の傷害を疑う．

理学療法治療のポイント

癒着性関節包炎の理学療法は病期を考慮しながら治療を進める必要がある．初診では癒着性関節包炎なのか，腱板損傷などの明らかな病因があるかの判断ができないことも多いため，治療に抵抗する可能性があることを患者に説明し，理解を得ることも必要である．癒着性関節包炎ではない場合，保存療法によって症状の改善を認めるが，癒着性関節包炎であった場合には保存治療に抵抗することも多い．まずは1～2回/週で来院してもらい，治療に抵抗するか否かを判断する．また，このときに医師と相談し，ステロイドの関節内注射も併用するか検討する．短期的なステロイド関節内注射は中等度推奨されているためである．保存治療に抵抗しない場合はそのま

ま治療を継続し，疼痛の増悪など，保存治療に抵抗する場合は治療頻度を少なくすることも考慮する．多くの場合，この見極めができずに高頻度の来院を促し，短期的な保存治療に抵抗した結果，「あの病院に行っても治らなかった」と他の医療機関や民間療法へ再受診する．癒着性関節包炎は自然経過が長いことをよく理解させ，定期的なチェックをある程度の間隔（1〜2回/月）を空けて来院させることで患者の負担感も減る．症状の改善を認める時期（凍結期以降）には再度，リハビリの頻度を多くすることが必要である．

1. 1期

目的：疼痛軽減，ROM改善，筋力維持．

1）疼痛軽減

疼痛の推移を注意深く観察する．この時期に受診して改善する場合もあるが，癒着性関節包炎の場合は保存治療に抵抗することも多い．初診からしばらくは頻回の介入を行い，理学療法が奏功しない場合はある程度の期間を空けてチェックを行い，疼痛とROM制限の憎悪が一段落する3期以降に頻度を増やして機能改善に努める．
① 物理療法（寒冷療法，温熱療法，TENS，ジアテルミーなど）．
② ストレッチ．
③ マッサージ．

2）ROM改善

ROMの改善と維持が目的．ROMの改善が認められるか否かをチェックすることも重要．
① 関節モビライゼーション．
② ストレッチ．
③ 胸郭可動性（胸椎，肋骨，鎖骨の動き）の改善．

3）筋力維持

筋萎縮予防を目的に疼痛のない範囲で腱板筋の等尺性筋力運動を行う．

4）自主トレーニングの指導

疼痛が出ない範囲でコッドマン体操や制限を認める運動方向へのストレッチを指導する．

5）患者教育

自然経過が長くなる可能性について理解させる．

2. 2～4期

目的：ROMや筋力の回復，ADLの改善．

1）疼痛軽減

物理療法（温熱療法，TENS，ジアテルミーなど）．

2）ROM改善

① ストレッチ．
② 関節モビライゼーション．
③ 胸郭可動性（胸椎，肋骨，鎖骨の動き）の改善．

3）筋力強化

腱板筋だけでなく，肩の運動に関連する全身の筋力強化を行う．

4）自主トレーニング指導

① 自主ストレッチング．
② 姿勢矯正体操（肩甲骨セッティング，胸椎モビライゼーション）．

EBMの活用

理学療法では以下が推奨される．
- 患者教育．
- 治療者により過敏性が考慮されたうえで行われるストレッチ．
- 物理療法．

まとめ

　癒着性関節包炎の病態はいまだ明らかとはいえない．日常診療でよく処方される"肩関節周囲炎"については腱板の問題やその他の解剖学的な損傷を伴うものが多く，理学療法士がその損傷メカニズムを明らかにすることで治療効果を上げられる可能性が大いにある．しかしながら，治療に抵抗する癒着性関節包炎である場合は，理学療法による積極的治療も考えつつ，病態の説明を十分に行うなど，ガイドライン[1]を参考にすることも重要である．

文献

1) Kelley MJ, et al：Shoulder pain and mobility deficits：adhesive capsulitis. *J Orthop Sports Phys Ther* **43**：A1-31, 2013　doi：10.2519/jospt.2013.0302

☑チェックリスト

- [ ] 癒着性関節包炎で推奨されるのは誰に何を説明することか？　☞ P35 へ
- [ ] ステロイド注射が強く推奨される期間はいつか？　☞ P34 へ
- [ ] 凍結肩の病期4つを答えよ．　☞ P34 へ
- [ ] 症状が改善する期間はどの程度か？　☞ P33 へ
- [ ] 特徴的な ROM 制限はどの方向の運動に起こるか？　☞ P36 へ

4 腱板損傷

病態（症状）の特徴

1. 疫学

腱板損傷の有病率は若年者で低く，高齢で高いと報告されたが，報告間でそのばらつきも大きい．生体では19～36歳で完全断裂はなく，部分断裂は4％と報告された．60歳以上の部分断裂は28％，完全断裂は26％（合計54％）と報告された[1]．無症状の肩にも34～51％に腱板断裂は認められた[1,2]．

2. リスクファクター

喫煙や高コレステロール血症，遺伝などがリスクファクターとして考えられた．特に喫煙は酸素供給に影響を与え，腱板損傷好発部位の損傷リスクを高める．また，治癒も阻害する．よって，腱板修復術後の喫煙は受動喫煙も含めて控えるべきである．

3. 受傷メカニズム・病態

受傷のメカニズムは，慢性と急性に受傷するタイプがある．特に慢性受傷の場合は，クリティカルゾーンでの損傷がよく取り上げられる．クリティカルゾーンとは棘上筋の付着部で血流が疎になる部分を指し，烏口肩峰アーチや肩鎖関節の下面で退行性に損傷するものや関節側で退行性に変化するものなど多岐にわたる．よく上腕骨頭の上方変位が問題視されるが，実はその結論は出ていない．腱板損傷により結果的に肩峰下スペースの狭小化が報告された程度である．全例が上方変位するかというと，その限りではない．そのため，病態をサブグループ化するべきであるが，まだ明らかになっていないことも多いことは事実である．

診断と分類

1. 診断方法

　診断方法は問診に加えて，特殊テストと画像診断が有用である．特殊テストは empty can テストや full can テスト，Neer テストなど，インピンジメント症候群と同様の検査が多いが，腱板損傷患者では筋力低下が明らかな場合が多いため，drop arm サインが陽性か否かは重要である．

1）画像診断
① 単純 X 線撮影：肩峰–上腕骨頭距離 7 mm 以下が腱板損傷の可能性が高いとされ，古くから診断基準に用いられている[3]．
② 関節造影・滑液包造影：関節造影および滑液包造影は，その診断精度についてばらつきがある．
③ MRI：MRI の正確性は低かったが，近年の関節造影 MRI や斜位冠状断脂肪抑制画像ではそれぞれの感度が 84％，96％ と改善されている[4]．
④ 超音波画像：近年，整形外科領域で多く使われるようになった．その感度および特異度はそれぞれ 41～94％，91～94％ と高く[5)6)]，腱板損傷の診断に有用であると考えられる．

2. 分類

　病態はいくつかに分類される．断裂面が表層のものは滑液包側断裂，腱内のものは腱内断裂，深層のものは関節側断裂とされ，断裂が完全か否かで不全断裂と完全断裂に分けられる．断裂サイズや形態によるが，詳細は成書に譲る．

　病態はいくつかに分類される．断裂面が表層のものは滑液包側断裂，腱内のものは腱内断裂，深層のものは関節側断裂とされ，断裂が完全か否かで不全断裂と完全断裂に分けられる．断裂サイズや形態によるが，詳細は成書に譲る．腱板損傷の自然経過について完全に解明されてはいない．症状があってもなくても半数程度は断裂サ

イズが拡大するが，保存療法でも満足度は高い．また，有症の腱板損傷では無症状の腱板損傷と同じ動作をした際の腱板筋の活動度がより高く[7]，腱板損傷を拡大する可能性がある[8]ことは考慮する必要がある．断裂が進むと脂肪変性（浸潤）も進行する．この分類にはGoutallia分類がよく用いられる．

医学的治療のポイント

腱板関連疾患に対する治療アルゴリズム[9]を**表2-7**に示す．

1. 保存療法

保存療法の成功率は低くない．完全断裂に対する保存療法でも約60％の成功率が認められる．保存療法では安静，活動度の変更，NSAIDsの服用，理学療法によるROMの獲得が行われる．近年はステロイド関節注射の効果について疑問視される場合もあるが，必要に応じて使用すると奏功することもある．ROMが獲得できたら腱板や肩甲骨周囲筋の筋力強化を行う．

腱板の自然修復能は低い．動物を用いた検討でその修復能が低く，損傷するとその後に力学的脆弱性が残存することが認められた．ヒトを用いた検討のほとんどで自然治癒は見込めず，むしろ損傷の拡大を認める場合があった．

以上より，保存療法により組織自体の修復は難しいが疼痛やROMの改善は見込め，結果的に得られる患者満足度はそう低くない．よって，腱板損傷患者に対する第1選択は保存療法でよいと考えられるが，断裂の進行がないかを定期的に確認する必要がある．後述するが，損傷サイズが大きいことは再断裂のリスク因子であるため，定期的な診察を受けるように患者を教育することも重要である．

2. 手術療法

保存療法に抵抗する場合，手術療法が行われることがある．近年，肩関節鏡の発達により，より低侵襲な手術療法が可能となった．こ

表 2-7 治療アルゴリズム

グループⅠ―保存療法が第1選択
- 腱板症
- 腱板部分断裂(滑液包側の大きな断裂を除く)
- 小断裂(<1cm)完全断裂

グループⅡ―早期の観血的修復術を考慮
- 急性腱板完全断裂(<1cmの小断裂は除く)
- 65歳以下の慢性腱板完全断裂(<1cmの小断裂は除く)

グループⅢ―保存療法が第1選択
- 高齢者(>65もしくは70)の慢性腱板完全断裂(<1cmの小断裂は除く)
- 修復不可能な断裂(腱の損傷サイズ,引き込み,質,変位)

の関節鏡視下腱板修復術は近年,発達し修復方法はいくつもある.そのバイオメカニクス的検討も比較的多くされており,再断裂率も低くなってきており,満足度も高くなっている[10].再断裂率は近年の報告で10%-30%程度,満足度は90%程度と報告された[10].面白いことに,術後に再断裂を起こしていたとしても可動域は保たれている場合,満足度は低くないことも多い.再断裂の場合にみられる所見は筋力低下が特徴的である.再断裂のリスク因子は術前,大断裂であったこと,手術時に高齢であること,脂肪変性が進んでいること,腱板修復によりフットプリント(腱板付着位置)まで引き出せて覆うことが出来ないこと,である.また,再断裂の時期はそのほとんどが26週までに起こる[11]とされており,術後早期の管理が非常に重要である.

理学療法評価とその解釈

1. 主観的情報(subjective information)

1)問診

問診では主訴,現病歴,既往歴,利き手,職業,スポーツ(スポーツの参加レベル,頻度),趣味は必ず聴取する.

a. 主訴

疼痛と筋力低下が多い.疼痛はいつ,何をすると痛いのか,

それが再現可能か否かを問う．これによりメカニカルストレスによる疼痛とその発生部位を特定する一助になる．腱板に問題がある場合，水平内転で肩前方に，挙上で肩峰付近や肩外側に，水平外転で肩後方に疼痛を訴えることが多い．

水平内転では烏口突起と上腕骨が接近し，肩甲下筋にストレスを受けることがある．また，これに内旋が伴うと Hawkins-Kennedy テストと同様の肢位となり，烏口肩峰アーチの下面での圧上昇により疼痛が発症していることが推察される．挙上ではいわゆる肩峰下インピンジメントが疑われ，棘上筋に由来する疼痛である可能性が推察できる．水平外転の場合はインターナルインピンジメントを疑い，棘上筋や棘下筋の損傷を疑う．筋力低下の場合，痛みを伴うか否か，痺れが常時あるか否かを問う．痛みによる逃避性の反応として筋力低下が起こる場合があるので経過観察が必要である．痺れや広汎な筋力低下については頸部疾患や末梢神経障害，中枢神経障害を疑う必要がある．

b．現病歴

受傷機転が明確か否か，明確な場合はそれがいつか，不明確な場合は痛みを感じた頃にいつもと異なる活動をしていないか，同じ活動でもその量が増えたなどはないか，を聴取する．明確な場合は表 2-7 に示したように早期の腱板修復術の適応となるため，医師とよく相談し，経過観察および治療計画の立案が必要となる．不明確な場合でもよく聴取するきっかけが見つかることも多い，具体的には上述のように，いつもと異なる活動の質や量があり，それが疼痛と関連している可能性を探る．

c．職業・趣味

同様の動きを反復することが多いため，注意が必要である．特に職業上の動作が問題である場合，安静が保ちにくいことがある．患者とよく相談し，問題となる反復動作（過度角度で反復される挙上・水平内転・水平外転など）をなんらかの方法で一時的に代償し，炎症を鎮めることが必要となる．

2. 客観的情報（objective information）

1）触診
触診は「肩関節の理学診断・評価」の図 2-1（p16）を参照.

2）特殊テスト
腱板病変とその他を鑑別するための肩関節の特殊テストを列挙する（表 2-8）.

3）その他
肩関節腱板損傷の慢性受傷はその受傷機転や受傷後の肩関節キネマティクス，有症と無症状の分岐点などわかっていない点もある．現在も多くの研究が進行中である分野であり，議論が集約していない部分もある．最新の知識を得る努力をすることが重要である．

理学療法治療のポイント

どの組織が損傷しているのか，それがなぜ起こったのかという症状の原因分析および病態の理解が重要である．そのためには肩関節の解剖学的構造を理解し，運動に伴う骨や筋，靱帯の位置関係を3次元的にとらえること，先行研究などで明らかにされている病態を理解することが必要である．まずは肩関節に焦点をあてて原因分析をし，先行研究で明らかにされた発症機序と類似するか否かを判断する．それにより，どの組織が損傷しているのかを同定することが可能となる．その後，運動連鎖などを考慮してどのようなメカニカルストレスがどのようにしてその組織を損傷させたのかを考察する．

具体的には，胸椎の伸展角度が不足している場合や肩甲骨の上方回旋が不足したために肩関節挙上時に肩甲上腕関節に過度な屈曲角度が要求されて関節窩と上腕骨の衝突が起こっている場合，肩甲骨の内転角度が不足したために肩甲上腕関節の水平外転が過度に要求され，後方の関節窩と上腕骨が衝突する，などがある．原因組織と原因動作が同定できれば，安静を指示したり，ROM や筋力の改善により動作の修正を行ったりすることで，症状改善へと導くことが

表 2-8 **特殊テスト**

テスト名	対象疾患部位	Sens. (%)	Spec. (%)	PPV (%)	NPV (%)	+LR	−LR	正確性 (%)
Neer	インピンジメント	75-89	32-49	21-75	55-96	1.30-1.69	0.39-0.53	54-71
	腱板損傷	59-83	47-51	40-41	68-89	1.12-1.69	0.33-0.86	52-59
	SLAP lesion	33-57	41-60	27-40	71-53	0.97	1.04	46-48
Hawkins	インピンジメント	76-92	24-45	17-73	56-93	1.20-1.65	0.30-0.55	49-71
	腱板損傷	69-88	43-48	38-45	71-90	1.33-1.52	0.29-0.65	50-66
Cross Body Adduction Test	インピンジメント	35	80	15	89	1.25	0.94	73
Painful Arc	インピンジメント	69-71	47-55	12-78	44-94	1.50-1.33	0.60-0.63	49-65
	腱板損傷	76	62	61	76	1.98	0.39	68
	SLAP lesion	48	55	33	70	1.07	0.95	53
Drop Arm	インピンジメント	14-37	77-87	8-87	38-86	0.60-2.80	0.7-1.11	52-69
	腱板損傷	35	88	56	67	2.79	0.74	67
Speed	インピンジメント	33-80	70-97	14-99	69-88	1.10-3.10	0.90-0.98	65-87
Yergason	インピンジメント	32	82	80	41	1.70	0.80	47
Supraspinatus Press Test	インピンジメント	62	54	55	52	2.13	0.71	54
	腱板損傷	41	70	41	70	1.37	0.84	60
Lift-off	腱板損傷	62	100			30.80	0.40	
Empty Can	腱板損傷	84	58			2.00	0.30	
Jobe-Pain	腱板損傷	63-94	55-94	31-46	82-94	1.40-15.39	0.70-0.07	57-62
Jobe-Weakness	腱板損傷	76-77	68-71	44-56	86-90	2.40-2.60	0.30-0.34	73
Full Can-Pain	腱板損傷	66-71	67-68	37-55	83-85	1.80-2.22	0.42-0.50	64-69
Full Can-Weakness	腱板損傷	77	68-74	54-79	86-91	2.41-3.00	0.30-0.33	71-75
External Rotation Lag Sign	腱板損傷	70	100			34.80	0.30	
Internal Rotation Lag Sign	腱板損傷	97	96			23.20	0.00	
Rent test	腱板損傷	96	97	96	97	30.10	0.00	96
O'Brien test[12]	SLAP lesion	54	60	52	62			57
Sulcus Sign	SLAP lesion	17	93	67	58	2.49	0.89	59

Sens.：感度, Spec.：特異度, PPV：陽性的中率, NPV：陰性的中率, +LR：陽性尤度比, −LR：陰性尤度比
(AAOS ICC[13] より作成)

可能である．

1. 急性期（発症後1〜3日）

外傷性の腱板断裂の場合は，まずは消炎がメインとなる．具体的には安静と冷却で経過を観察し，疼痛が改善するか否かを確認する．慢性断裂の場合も急激に増悪した場合には急性損傷に準ずる．

2. 回復期（発症後3日〜3週間）

治療法の決定が必要である．外傷性腱板断裂の場合は予後がよいことから手術適応となることも念頭に置く必要がある．そのうえで，保存的にはROMの改善を目指す．腱板がストレスを受ける外転や外転＋回旋は疼痛がない範囲で行う．

3. 慢性期（発症後3週間以降）

保存療法が選択された場合，現病歴を精査する必要がある．慢性の断裂であり，急に肩関節の挙上ができなくなったケースなどでは疼痛がなくなれば徐々に自動挙上が可能となることが少なくない．

急性の断裂の場合は，疼痛が持続するか否か，腱板断裂以外の可能性はないかを十分に調査する．疼痛の強くない範囲でのROM練習や筋力訓練をはじめ，徐々に受傷前の活動に戻す．

EBMの活用

・保存療法と観血的治療の見極めはある程度可能である．
・観血的治療後の満足度は高い．
・腱板修復術後の再断裂率は30％程度である．

まとめ

- 腱板断裂は加齢により無症候性にも起こり得る．
- 治療方法の選択に関して議論は収束していない．
- 保存療法でも満足度は低くないが，断裂の進行が問題である．

文献

1) Sher JS, et al: Abnormal findings on magnetic resonance images of asymptomatic shoulders. *J Bone Joint Surg Am* **77**: 10-15, 1995
2) Tempelhof S, et al: Age-related prevalence of rotator cuff tears in asymptomatic shoulders. *J Shoulder Elbow Surg* **8**: 296-299, 1999
3) Golding FC: The shoulder-the forgotten joint. *Br J Radiol* **35**: 149-58, 1962
4) Meister K, et al: MR arthrography of partial thickness tears of the undersurface of the rotator cuff: an arthroscopic correlation. *Skeletal Radiol* **33**: 136-141, 2004
5) Wiener SN, et al: Sonography of the shoulder in patients with tears of the rotator cuff: accuracy and value for selecting surgical options. *AJR Am J Roentgenol* **160**: 103-107, 1993
6) Brenneke SL, et al: Evaluation of ultrasonography as a diagnostic technique in the assessment of rotator cuff tendon tears. *Am J Sports Med* **20**: 287-289, 1992
7) Kelly BT, et al: Differential patterns of muscle activation in patients with symptomatic and asymptomatic rotator cuff tears. *J Shoulder Elbow Surg* **14**: 165-171, 2005
8) Mall NA, et al: Symptomatic progression of asymptomatic rotator cuff tears: a prospective study of clinical and sonographic variables. *J Bone Joint Surg Am* **92**: 2623-2633, 2010
9) Tashjian RZ: Epidemiology, natural history, and indications for treatment of rotator cuff tears. *Clin Sports Med* **31**: 589-604, 2012
10) Dwyer T, et al: Full-thickness rotator cuff tears in patients younger than 55 years: clinical outcome of arthroscopic repair in comparison with older patients. *Knee Surg Sports Traumatol Arthrosc* **23**: 508-513, 2015
11) Iannotti JP, et al: Time to failure after rotator cuff repair: a prospective imaging study. *J Bone Joint Surg Am* **95**: 965-971, 2013
12) Nakagawa S, et al: Forced shoulder abduction and elbow flexion test: a new simple clinical test to detect superior labral injury in the throwing shoulder. *Arthroscopy* **21**: 1290-1295, 2005
13) American Academy of Orthopaedic Surgeons: AAOS ICL 268-making the

clinical diagnosis in shoulder injury：integration of history/physical, imaging, and arthroscopic findings. 2008. 5. 6.

✓ チェックリスト

- [ ] 腱板損傷の場所による分類はどのようなものがあるか？
  ☞ P41 へ
- [ ] 60 歳以上の腱板断裂の有病率は？　　　　　　　　☞ P40 へ
- [ ] 早期に手術療法が選択されるのはどのような場合か？ ☞ P43 へ
- [ ] 65 歳の小断裂の場合，第一選択は保存療法と手術療法のどちらか？
  ☞ P43 へ
- [ ] 腱板修復術後，再断裂が起こるのは何週までが多いか？
  ☞ P43 へ

5 肘関節の理学診断・評価

病態（症状）の特徴

　肘関節に疼痛を生じる疾患としては，過用性症候群（上腕骨外側上顆炎，野球肘など），外傷（骨折，脱臼など），上腕骨顆上骨折などの外傷後の変形治癒による神経障害，関節炎（関節リウマチ，肘頭滑液包炎など）が挙げられる．また，肘関節やその周辺組織に関連する痛みは頸部，肩関節や手関節に関連している可能性があることを考慮する必要がある．そのため，的確な理学診断が重要となる．

診断と分類

1. 診断

　鑑別診断のために問診，視診，触診（圧痛），神経学的検査，ROMや筋力の評価，疼痛誘発テスト，画像診断，血液検査などの総合的判断が必要とされる．

2. 分類

　肘関節に疼痛を生じる疾患の解剖学的部位による診断分類を示す（**表 2-9**）．

医学的治療ポイント

　治療は大きく分けて，① 保存療法と ② 手術療法に大別される．
① 保存療法
・薬物療法（経皮鎮痛薬の湿布，非ステロイド系抗炎症剤，ステロ

表 2-9 解剖学的部位による診断分類[1)]

前面部	内側部
前方関節包損傷	肘部管症候群
上腕二頭筋腱障害	上腕骨内側上顆炎
痛風	内側側副靱帯損傷
関節遊離体	上腕骨内側上顆骨端線障害
変形性関節症	上腕骨内側上顆骨折
円回内筋症候群	
関節リウマチ	
外側部	**後面部**
上腕骨外側上顆炎	肘頭滑液包炎
離断性骨軟骨炎	肘頭疲労骨折
滑膜ヒダ障害	変形性関節症
後外側回旋不安定症	後方インピンジメント
橈骨神経管症候群	上腕三頭筋腱障害
上腕骨外顆骨折	

イド局所注射など).
・理学療法(各種物理療法,徒手療法,運動療法など).
・その他(体外衝撃波治療,多血小板血漿療法など).
② 手術療法(靱帯再建術,関節遊離体の摘出術,滑膜切除術,骨穿孔術,神経移行術など).

理学療法評価とその解釈

1. 主観的情報(subjective information)

1)問診
① 疼痛:表 2-10 参照.
② 患者情報:年齢,性別,職業,余暇活動など.
③ 現病歴:受傷機転,損傷部位,経過など.

表 2-10　問診で聞くべき症状（痛み）の内容[2]

1. 時間：いつから痛くなったのか，痛みの経過．
2. 誘因，原因：何を契機に痛くなったのか．
3. 部位：どこが痛むのか．
4. 質：どのような性質の痛みか．
5. 痛みの強度/程度（Numerical Rating Scale：NRS）．
6. 痛みはどのような時間，環境で起こるのか．
7. 改善あるいは増悪させる因子があるか．
8. 随伴する症状があるか．

④ 既往歴：肘の既往損傷の有無を確認する．上腕骨外顆骨折後の外反肘では遅発性尺骨神経麻痺などを引き起こす可能性がある．また頸椎症，肩関節障害など他関節の既往歴も重要である．

⑤ スポーツ歴：上肢を多用するスポーツ（テニス，ゴルフ，野球など）について確認する．

2. 客観的情報（objective information）

1）視診

① 姿勢：耳垂-肩峰-肘関節の位置関係を見る．
② carrying angle：上腕軸に対する前腕軸のなす角度．正常は男性10～15°，女性15～20°である．肘完全伸展位で評価し，個人差があるため必ず左右を確認する．
③ 上腕骨外側上顆-上腕骨内側上顆-肘頭の位置関係：肘伸展時は一直線上に位置する（ヒューター線）．90°屈曲位では二等辺三角形（ヒューター三角）となる．
④ 軟部組織（関節炎の確認）：皮下の肘頭滑液包の突出を確認する．肘頭の滑液包炎は外傷，痛風，感染によって引き起こされる．

2）触診

① 炎症所見の有無（腫脹，熱感）．
② 圧痛部位による障害局所の把握（**図 2-3**）．

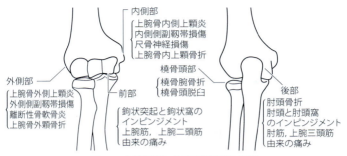

図 2-3　圧痛部位による障害局所の把握

3）神経学的検査
① 表在感覚：感覚低下は髄節に一致するか，または末梢神経支配に一致するのか．
② 深部腱反射：上腕二頭筋（C5），腕橈骨筋（C6），上腕三頭筋（C7）．

4）ROM—関節運動と end feel（表 2-11）

5）筋力検査
　通常肘関節の伸展筋力は屈曲筋力の 70％であり，回外筋力は回内筋力より 25％強いといわれている[3]．個々の筋力のみならず，拮抗筋とのバランスも重要である．できるだけ代償運動を起こさないように行う．

6）特殊テスト
　症状が頸部または肩関節由来であるか，鑑別を行う．
① 頸部テスト（spurling テスト，jackson テストなど）．
② 胸郭出口症候群テスト（Adson テスト・Wright テスト・Eden テスト・Roos テスト）．
③ 肩関節評価．
④ 肘関節評価（表 2-12）．

7）ADL
　ADL が可能かどうか，動作による疼痛増悪の有無を確認する．日

表 2-11 関節運動と end feel

		主動作筋	補助筋	通常の end feel
肘	屈曲	上腕二頭筋 上腕筋 腕橈骨筋	円回内筋 手関節屈筋群	軟部組織の近接
	伸展	上腕三頭筋	肘筋 手関節伸筋群	骨性(肘頭と上腕骨肘頭窩との接触)
前腕	回内	円回内筋 方形回内筋	腕橈骨筋 肘筋 手関節屈筋群	軟部組織の伸張感
	回外	回外筋	上腕二頭筋 腕橈骨筋 長母指外転筋	軟部組織の伸張感

常生活で支障なく活動するためには伸展 -30°から屈曲 130°, 回内外 50°が必要である[4].

8) 動作分析

動作分析より肘関節機能障害を引き起こした原因を分析することが必要である.

9) 臨床評価指標(各種スコアなど)

肘関節の臨床評価指標として, 肘機能評価を行う.

10) 肘機能評価

関節リウマチや外傷, スポーツ疾患など, 疾患に応じた『日本整形外科学会-日本肘関節学会肘機能スコア』[6]を用いて肘機能の全体像を把握する.

理学療法治療のポイント

治療では, 病態を的確に把握したうえで治療方法を選択することが重要である. 障害されている組織に対する局所的な治療では, ROM や筋機能の改善などの可逆的要素に対してアプローチを行っ

表 2-12 肘関節評価テスト[1)5)]

疾患名	検査名	検査方法	結果
遠位上腕二頭筋腱断裂	フックテスト	肘90°屈曲，前腕最大回外位にさせて，検者の指を上腕二頭筋腱の外側縁に引っかける．	指を1cm引っかけることができれば陰性．指が腱に引っかからない場合は陽性．
上腕骨外側上顆炎	chairテスト	前腕回内，肘伸展位で椅子をもち上げる．	外側上顆部に痛みが出現すれば陽性．
	Thomsenテスト	手関節を握りこぶしのまま背屈させておき，検者が抵抗を与える．	同上
	中指伸展テスト	肘完全伸展位，中指伸展位におき，検者が中指に抵抗を与える．	同上
上腕骨内側上顆炎	Wrist flexionテスト	肘伸展位で抵抗下に手関節掌屈する．	内側上顆部に痛みが出現すれば陽性．
	forearm pronationテスト	前腕を抵抗下に回内させる．	同上
内側側副靱帯損傷	外反ストレステスト	肘20〜30°屈曲位にて，肘関節の外側を固定し，前腕内側を押して外反ストレスを加える．	肘内側の痛み，関節弛緩度を確認する．
	Milkingテスト	検者は母指を握り外側に牽引しつつ肘を最大屈曲させる．	肘内側の痛みが出現すれば陽性．
	Moving valgus stressテスト	肩関節外転・外旋90°，検者が肘外反ストレスをかけた状態で，すばやく肘を屈曲・伸展させる．	肘内側の痛みが出現すれば陽性．（屈曲70〜120°で陽性となることが多い）
外側側副靱帯損傷	内反ストレステスト	肘20〜30°屈曲位にて，肘関節の内側を固定し，前腕外側を押して内反ストレスを加える．	肘外側の痛み，関節弛緩度を確認する．
肘部管症候群	Tinel徴候	尺骨神経溝を軽く叩く．	前腕以遠の尺骨神経領域にチクチクした感覚が出現すれば陽性．

表 2-12 肘関節評価テスト（つづき）

疾患名	検査名	検査方法	結果
肘部管症候群	肘屈曲テスト	肘最大屈曲位，手関節背屈位を保持する．	環・小指のしびれ感が出現すれば陽性．
後外側回旋不安定症	lateral pivot-shift テスト	背臥位とし，肘伸展位で前腕を回外し，外反と同時に軸圧を加えつつ屈曲する．	屈曲 20〜30°でガクッとしたクリックとともに腕橈，腕尺関節が後方へ亜脱臼する場合を陽性．
	プッシュアップテスト	立位で肘伸展，前腕回外位で手掌を机の上につき，前腕回外位で体重を乗せながら肘を屈曲させる．	屈曲 20〜30°でクリックとともに橈・尺骨が後方へ亜脱臼する場合を陽性．
肘後方インピンジメント	肘過伸展ストレステスト	肘関節の過伸展を強制する．	肘後方の痛みが出現すれば陽性．

ていく．また，損傷部位へのストレスを軽減させるために隣接関節を含めた全身的アプローチや動作指導も必要となってくる．

一方で，靱帯機能の低下に伴う関節不安定性などの不可逆的要素に対しては，筋機能改善や補装具の使用などによる補償を考慮する必要がある．

1. ROM 練習

ROM 練習では，損傷された組織へのストレスを配慮しながら生理的範囲内での ROM 獲得を目指していく．

2. 筋力強化練習

疼痛や患部の組織治癒状態に応じて肘関節周囲筋の筋力トレーニングを実施する．

また，隣接関節である肩関節周囲筋の筋力トレーニングや競技の特性にあわせた全身的アプローチも考慮する必要がある．

3. 物理療法

物理療法は対象とする原因組織と期待する効果によって，使用する機器を選択する．

4. 装具療法

上腕骨外側上顆炎に対してはテニスエルボーバンドが用いられる．また，外傷性の内側・外側側副靱帯損傷や肘関節脱臼後などの関節不安定性に対しては，外内反制動および角度制限機能付きエルボーブレースなどを用いることもある．

5. 生活指導

急性期のように疼痛が強い状態であれば，疼痛を誘発する動作・スポーツを避けるよう指導する．

6. 手術後の理学療法

術後の理学療法は，術部の治癒を阻害せずになるべく早期に肘関節機能の改善をはかることが重要となる．ただし，手術の種類によって固定期間や禁忌となる運動が異なるため，必ず医師の指示を確認したうえで，プログラムを実施する．

EBMの活用

・内側側副靱帯損傷が疑われる場合，内側関節裂隙の開大量・外反ストレス時のエンドポイントの抵抗感・痛みについて，健側と比較する必要がある（エビデンスレベルC）[1]．
・肘部管における尺骨神経障害の徴候を有する患者において，頸椎と上肢の理学検査は，その他の絞扼性神経障害の影響を鑑別するために不可欠である（エビデンスレベルC）[1]．

まとめ

肘関節周囲に疼痛を生じる疾患は多く存在し，疾患に応じた適切な治療を行うためには，詳細な問診と的確な理学所見が重要である．また，頸部・肩関節などに関連している症状の可能性もあるため，それらの鑑別も必要である．

文献

1) Kane SF, et al：Evaluation of Elbow Pain in Adults. *Am Fam Physician* **89**：649-57, 2014
2) 阿部宗昭：肘関節痛の診察法．関節外科 **25**：18-23，2006
3) Askew LJ, et al：Isometric elbow strength in normal in individuals. *Clin Orthop* **222**：261-266, 1987
4) Morrey BF, et al：A biomechanical study of normal functional elbow motion. *J Bone Joint Surg* **61A**：872-876, 1981
5) Hsu SH, et al：Physical Examination of the Athlete's Elbow. *Am J Sports Med* **40**：699-708, 2012
6) 日本整形外科学会-日本肘関節学会肘スコア．http://www.elbow-jp.org/kinouhyouka/score.pdf〔Accessed 2015 Mar 18〕
7) Anakwenze OA, et al：Posterolateral Rotatory Instability of the Elbow. *Am J Sports Med* **42**：485-91, 2014
8) 岩崎倫政：肘関節靱帯の解剖とバイオメカニクス．臨床スポーツ医学 **28**：493-495，2011

✅ チェックリスト

- ☐ 解剖学的部位による診断分類がわかる． ☞ P51 へ
- ☐ 各特殊テストを理解している． ☞ P55 へ
- ☐ 詳細な問診と的確な理学所見をとることができる． ☞ P51-54 へ

● one point コラム　lateral pivot-shift テストってなに？

1991年にO'Driscollは肘関節後外側回旋不安定症（Posterolateral Rotatory Instability：PLRI）という概念を提唱した．肘外側側副靱帯（lateral collateral ligament：LCL）の構成要素の1つであるlateral ulnar collateral ligament（LUCL）の機能不全により橈尺骨が正常な解剖学的関係を維持したまま上腕骨に対して後外側方向へ回旋転位が生じることであるとされた（**Fig. 1**）．その後の研究で，PLRIはLUCLを含むLCLと肘外側の筋および筋膜組織の機能不全が原因で生じると報告された．また，これらに加え肘内反変形に伴うPLRIも報告されている．このような後外側不安定症の誘発テストの1つがlateral pivot-shiftテストである（**Fig. 2**）．

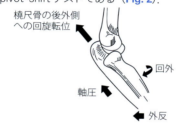

Fig. 1　**PLRIの発生機序**（文献1）より引用）
外反，回外，軸圧方向への外力が加わることにより，橈尺骨は正常な解剖学的関係を維持したまま上腕骨に対して後外側方向へ回旋転位する

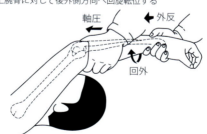

Fig. 2　**lateral pivot-shiftテスト**（文献2）より引用）

1）岩崎倫政：肘関節靱帯の解剖とバイオメカニクス．臨床スポーツ医学　28：493-495，2011
2）阿部宗昭：肘関節痛の診察法．関節外科　25：18-23，2006

6 上腕骨外側上顆炎

病態（症状）の特徴

　上腕骨外側上顆炎の病態は，上腕骨外側上顆に起始をもつ手関節および指伸筋群のうち，特に短橈側手根伸筋の腱付着部症（enthesopathy）とする説が一般的である．この伸筋群の使いすぎにより筋起始部の変性や微小な断裂が生じた結果，運動時痛や自発痛をきたすと考えられる．

　上腕骨外側上顆炎はテニスのバックハンドにより発症することも多く，「テニス肘」と呼ばれることもある．一般的に 30～50 歳代に好発し，やや女性に多い傾向があるとの報告もある．また，スポーツに関係のない主婦などにも発症することから，発生要因として，筋・腱の退行変性などの加齢的変化が基盤にあるとも考えられている．

診断と分類

　上腕骨外側上顆炎は伸筋群腱起始部障害と考える．伸筋腱起始部の障害のうち，腱付着部症ととらえる．腕橈関節の病変は完全に除外することは不可能であるが，少なくとも後骨間神経の絞扼性神経障害とされる橈骨神経管症候群は除外する．骨付着部炎以外の原因が確定したときは本障害から除外する．

1. 診断基準[1]

① 抵抗性手関節背屈運動で肘関節外側に疼痛が生じる．
② 上腕骨外側上顆の伸筋腱起始部に最も強い圧痛がある．
③ 腕橈関節の障害など伸筋群起始部以外の障害によるものは除外する．

医学的治療ポイント

上腕骨外側上顆炎の治療予後については，治療内容に関係なく 6 カ月以内に約 90〜95％ で改善が得られると考えられている[1]．理学療法，薬物療法ともに有効と考えられており，手術療法に関しては十分な期間の保存療法を行った後に検討するべきである．

また，まだ十分な科学的根拠は証明されていないが，体外衝撃波治療や多血小板血漿（PRP：Platelet-Rich Plasma）療法も外側上顆炎の治療の 1 つとして有用性があると考えられている．

1. 薬物療法

① 経皮鎮痛消炎薬の使用．
② 非ステロイド系抗炎症剤の内服．
③ ステロイド剤の局所注射．

2. 手術療法

6〜8 カ月以上の保存療法に反応しない例や極めて強い自発痛を訴える場合は手術適応となる．

一般的には短橈側手根伸筋起始部の変性や肉芽組織を切除し，上腕骨外側上顆に鋼線を用いてドリリングを施す Nirschl 法や腕橈関節内の処置を行い，短橈側手根伸筋付着部を末梢側に移動し再縫着する Boyd 法が行われる．

また，低侵襲手術である肘関節鏡を用いて，短橈側手根伸筋付着部のデブリドマンおよび腕橈関節内に挟まり込む滑膜ヒダを切除する．

3. その他の治療

① 体外衝撃波治療．
② PRP 療法．

理学療法評価とその解釈

1. 主観的情報（subjective information）

1）問診
① 疼痛：「肘関節疾患の理学診断・評価」の表 2-10（p52）を参照．
② 患者情報：年齢，性別，職業，余暇活動（スポーツ含む）など．
③ 現病歴，既往歴．
④ 手の相対的な過度使用の有無について．

2. 客観的情報（objetive information）

1）圧痛
上腕骨外側上顆周囲の圧痛の有無．

2）特殊テスト（図 2-4）
① Thomsen テスト．
② Chair テスト．
③ 中指伸展テスト．

3）ROM（柔軟性）
① 手関節，肘関節，前腕の ROM の評価．
② 前腕伸筋・屈筋群の柔軟性テスト（図 2-5）．

4）筋力
① 肘関節屈曲・伸展，前腕回内・回外の評価．
② 手関節伸筋・屈筋のバランスの評価．
③ 握力を測定して低下の有無，左右差を確認．

5）隣接関節の評価
① 肩関節の柔軟性．
② 腱板・肩甲帯周囲筋の筋力評価．

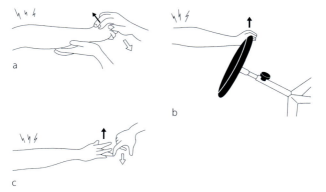

図 2-4 上腕骨外側上顆炎の誘発テスト
a：Thomsen テスト，b：chair テスト，c：中指伸展テスト

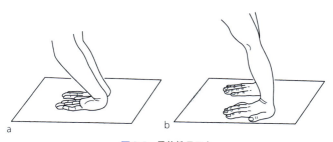

図 2-5 柔軟性テスト
a：掌屈，b：背屈

6）ADL

疼痛誘発動作の確認をする（例：重い物をもつ，タオルを絞る，ドアノブを回す動作など）．

7）動作分析

特にスポーツ動作（テニスなど）．

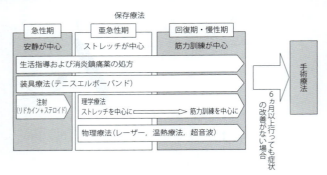

図 2-6 **治療フローチャート**(文献 2) より引用)

理学療法治療のポイント

上腕骨外側上顆炎に対し理学療法は有効であるが[1]、病期と疼痛の程度を考慮する必要がある。治療フローチャートに沿って説明する (**図 2-6**)[2]。

1. 急性期

この時期は肘関節外側部の疼痛が強く、腫脹・圧痛が著明な場合もある。したがって、炎症を抑えるための安静が治療の主体となる。患者には疼痛誘発動作の回避やスポーツを一時休止するなどの指導を行う。同時に非ステロイド系抗炎症剤の内服、外用薬を併用する。肘関節の固定は関節拘縮を招くため行わない。また、必要に応じてテニスエルボーバンドを装着する (**図 2-7**)。

スポーツ活動への復帰を考えている患者に対しては、競技特性も考慮した患部外の筋力トレーニングなどもあわせて実施することも重要である。

2. 亜急性期

この時期には肘関節外側部の疼痛が軽減してくるため、前腕伸筋

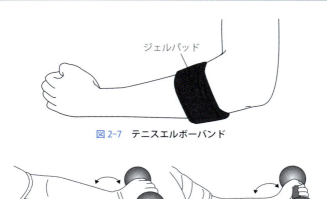

図 2-7 テニスエルボーバンド

図 2-8 筋力強化 (文献 2) より引用)

a：伸筋群に対する筋力強化．前腕を回内してダンベルをもち手関節をゆっくり掌屈・背屈させる．b：屈筋群に対する筋力強化．前腕を回外してダンベルをもち手関節をゆっくり掌屈・背屈させる

群のストレッチを中心とした運動を開始する．ストレッチは健側の手で患側の手部を挟むように保持し，手関節をゆっくり掌屈・尺屈させる．同時に物理療法（レーザー，温熱療法および超音波）を追加するとよい．

3. 回復期・慢性期

疼痛が消失し等尺性運動でも疼痛を生じなければ，等張性運動を開始し筋力強化をはかる．再発予防のためにも重要である．前腕の伸筋群・屈筋群の双方の筋力強化を行う（図 2-8）．この時期にも物理療法を加えて行うと効果的である．

EBM の活用

- 理学療法（パルス超音波，深部マッサージ，エクササイズ）とステロイド剤局所注射の効果を比較した研究では，短期的にはステロイド剤局所注射がよかったが，長期的（3 カ月以降）には理学療法が良好であった．6 カ月では理学療法と wait-and-see（経過観察）群との差はわずかであった[3]．
- 6 カ月以上疼痛が続く慢性の上腕骨外側上顆炎に対して PRP 療法を実施．2 年経過において，コントロール群（ステロイド注射群）と比較して疼痛・機能評価においていずれも PRP 群が有意に良好な成績であったと報告されている[4]．

まとめ

- 上腕骨外側上顆炎は伸筋群腱起始部障害である．伸筋腱起始部の障害のうち，腱付着部症（enthesopathy）といわれている．
- 予後は比較的良好で，治療内容に関係なく 6 カ月以内に約 90～95％で改善が得られると考えられている．また，理学療法，薬物療法ともに有効である．
- 理学療法は病期にあわせて行う必要がある．

文献

1) 日本整形外科学会診療ガイドライン委員会, 他（編）：上腕骨外側上顆炎診療ガイドライン. 南江堂, 2006
2) 佐々木浩一, 他：上腕骨外側上顆炎に対する治療. 臨床スポーツ医学 **28**：559-564, 2011
3) Smidt N, et al：Corticosteroid injections, physiotherapy, or a wait-and-see policy for lateral epicondylitis：A randomized controlled trial. *Lancet* **359**：657-662, 2002
4) Gosens T, et al：On going positive effect of platelet-rich plasma versus corticosteroid injection in lateral epicondylitis：A double-blind randomized controlled trial with 2-year follow-up. *Am J Sports Med* **39**：1200-1208, 2011

5) 内田淳正（監）：標準整形外科学　第11版．医学書院，p437，2011
6) 吉岡友和，他：スポーツ傷害からの早期復帰のための新しい治療法．多血小板血漿の可能性．臨床スポーツ医学　28：1189-1193，2011

✅チェックリスト

- [ ] 上腕骨外側上顆炎の診断基準を理解している． ☞ P60 へ
- [ ] 医学的治療内容を理解している． ☞ P61 へ
- [ ] 上腕骨外側上顆炎に対する特殊テストを説明できる． ☞ P63 へ
- [ ] 病期に応じた理学療法を理解している． ☞ P64, 65 へ

one point コラム　多血小板血漿療法（PRP）ってなに？

　PRP治療は採血した自己血から血小板が豊富に含まれる部分（血漿）を抽出し，患部に注射することで，血小板に含まれる成長因子により慢性化した組織の炎症や損傷の治癒を促進する治療方法である．

　まだ十分な科学的根拠をもって証明されていないが，PRP治療は，①自己血液由来であること，②生体内でのバランスを保った種々の成長因子を複合的に作用させ治療過程を促進させようとする治療であること，③いくつかの病態において組織修復・鎮痛効果が示唆されていることから，臨床に即した生物学的治療である．

　今後のさらなる研究が進み，臨床応用が発展していくことが期待される．

7 股関節の理学診断・評価

　股関節は人体の中で最大の荷重関節であり，寛骨臼と大腿骨頭の適合は関節唇や関節包，靱帯，殿筋群により補強され安定した関節である．股関節の役割は，二足歩行における推進力や立位の重心の制御を行う．

病態（症状）の特徴

　股関節の先天的な構造の異常，退行変性によるもの，炎症によるもの，循環障害，外傷によるものに区分できる．以下に，代表的な疾患についての概要を示す．

1. 変形性股関節症

　変形性関節症は関節軟骨の退行性変化を原因として，進行性に可動関節，特に荷重関節を侵す疾患である．変形性股関節症の主な症状は，股関節痛，股関節 ROM 制限（特に屈曲・内転拘縮），中殿筋の筋力低下，Trendelenburg 徴候，歩行距離の制限，しゃがみ込み動作や靴下の着脱などの ADL 制限をきたし，時間の経過とともにX線所見や股関節痛が悪化する傾向にある．本症の治療の目的は，疼痛除去，症状の進行予防，障害の発生を減少させることである．治療法は保存療法と手術療法があり，その治療成績を左右する因子は，病期，両側性か片側性か，年齢，職業，筋力の有無，リハビリに対する意欲などである．

2. 大腿骨頭壊死症

　血流障害によって引き起こされる大腿骨頭部の骨壊死．アルコール多飲やステロイド剤の使用に関連して生じる．原因のはっきりしないものは特発性大腿骨頭壊死と呼ぶ．大腿骨頭壊死の症状は比較

的急速に発生する疼痛である．軽症例では，局所の安静や免荷，消炎鎮痛剤の投薬を行う．大腿骨頭の変形が進行する可能性が高い場合には手術療法（大腿骨内反骨切り術，大腿骨頭回転骨切り術，人工股関節全置換術など）を行う．

3. 大腿骨頸部骨折

大腿骨頸部骨折は高齢者に多発し，骨折による直接的な機能障害に加え廃用性の二次的合併症を引き起こし，生命予後を左右することも少なくない疾患．大腿骨頸部骨折の骨折型は股関節関節包内の内側骨折と関節包外の外側骨折に大別できる．治療戦略として，本疾患は高齢者に多いため，できるだけ早期に離床させることが二次的合併症の防止をするうえで重要となる．そのため，基本的治療方針は手術療法を行い，早期離床を目指していく．

診断と分類

股関節痛を主訴とする疾患の鑑別方法について，股関節痛診断のフローチャートに示す（図 2-9）．

医学的治療ポイント

股関節は，成長・発達そして退行変性と経年的に形態や構造が変化をするため，患者の年齢特有の疾患や障害にあわせた治療が必要となる．次に，股関節は荷重関節であり，日常生活の中で荷重ストレスにさらされている．そのため，患部の状態にあわせた荷重ストレスをコントロールすることと（免荷，部分荷重など），また，荷重ストレスを受けとめることができる構築学的な強度や運動機能（ROMや筋力）を確保することである．

第2章 運動器障害

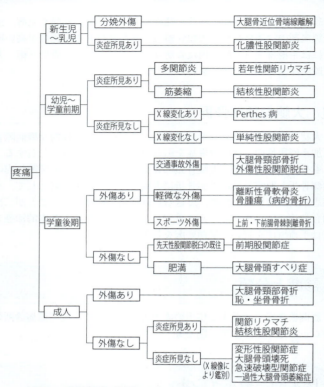

図2-9 股関節痛の診断のフローチャート（文献1）より引用）

理学療法評価とその解釈

1. 主観的情報（subjective information）

1）問診

問診の主要な項目と解釈について**表2-13**にまとめる．

表 2-13 問診のポイントと解釈

主訴	股関節の運動制限	股関節屈曲拘縮などの ROM 制限の存在が考えられる.
	股関節痛	股関節疾患の主訴の多くは疼痛であるため疼痛に関する問診は重要である. どのようなときに疼痛が生じるのか？ 例) 安静時, 運動時, 荷重時, 特定の動作時 ・安静時痛が強い場合→転移性骨腫瘍も疑う ・股関節の屈伸運動に際して弾発音が生じ痛みを伴う →弾発股を疑う ・長く歩いたときに痛む→股関節疾患の初期を考える 疼痛の生じる場所はどこか？ 例) 鼠径部, 大転子部, 坐骨部など 安楽な姿勢はどれか？ 例) 側臥位, 椅子座位, 股関節屈曲位など
	跛行	跛行の原因として以下のものがある. ① 疼痛 (有痛性跛行, 逃避性跛行：患側の立脚期の短縮) ② 下肢短縮 (墜落性跛行：患肢立脚時に身体全体が下がる) ③ 関節変形, 拘縮 ④ 筋力低下 (Trendelenburg 徴候：患肢立脚時に反対側の骨盤が下がる, Duchenne 現象：患肢立脚時に対側の骨盤下降を防ぐため体幹を患側に傾ける) ⑤ 麻痺 (麻痺性跛行：大殿筋麻痺の場合は体幹, 股関節を立脚時に過伸展させる. 腓骨神経麻痺の場合は, 膝を高く挙上し足関節背屈を代償する鶏歩を呈する) ⑥ 痙性 (痙性跛行：痙性麻痺に起因したはさみ脚歩行) ⑦ 失調 (小脳障害などで運動失調にみられる跛行で, 歩隔を広くとりふらついている歩容).
家族歴	家族構成や遺伝性疾患の有無	先天性疾患の診断, 遺伝性の関与や遺伝様式が判断できる.
既往歴	新生児～乳幼児	化膿性関節炎：未熟児に多く, しばしば股関節前面からの採血が誘因となる. 分娩骨折：先天性股関節脱臼整復時：Riemenbugel 整復直後に発生することが多い.
	幼児～思春期	Perthes 病, 大腿骨頭すべり症：外傷が契機となる.
	思春期以降	変形性股関節症：乳幼児期の股関節疾患 (臼蓋形成不全, Perthes 病, 大腿骨頭すべり症, 感染症など) に注意する. 大腿骨頭壊死：ステロイドの使用が関連する.
職業歴	潜水作業, 高圧下での作業従事者	大腿骨頭壊死の可能性がある.

表 2-13 問診のポイントと解釈（つづき）

現病歴	非外傷性の場合	患者が病院を訪れる契機となった症状や歩容や姿勢の異常を他人に指摘された時期を聴取する.
	外傷の場合	受傷機転とその初期治療の聴取をする.
	炎症の場合	関節リウマチ，化膿性関節炎，悪性リンパ腫などの発現の場でもあるため，炎症は全身症状と合わせて聴取する.

2）疼痛

a．部位[1]

- 鼠径部の痛み：股関節疾患（変形性股関節症や大腿骨頭壊死）を疑う．
- 大腿部の痛み：前面の痛みなら上位腰椎疾患，後面の痛みなら下位腰椎疾患と股関節疾患との鑑別を要する．
- 腰殿部の痛み：腰椎疾患との鑑別が必要．
- 膝関節の痛み：股関節の関連痛か，膝疾患かを見分ける．
- 他の関節（膝，肩，手）の痛みを伴う：多発性関節炎，関節リウマチを疑う．

b．動作と痛みの関連

安静時でも痛いのか，運動時に痛いのか，また，動作によって痛みが増悪するのか，痛みが軽減する場合があるのか，を聴取する．

2. 客観的情報（objective information）

1）視診

視診のポイントについて観察方向別に**表 2-14** にまとめる．

2）触診

a．触診のポイント

局所の疼痛，熱感，腫脹，皮膚と皮下の異常の有無を確認する．また，左右差を比較する．

b．手順

一般的に，まず立位にて上前腸骨棘→腸骨稜→腸骨結節→大

表 2-14　視診のポイント

観察方向	観察ポイント
正面	・左右の上前腸骨棘，大転子，膝蓋骨，腓骨頭，足関節外果は水平か. ・左右の膝蓋骨の向きはどうか（下腿の回旋をみる）. ・立位において，脚長差をつま先立ちや，膝をわずかに屈曲して代償していないか. ・大腿四頭筋の筋萎縮はどうか.
側面	・骨盤の前後傾の程度はどうか. ・腰椎の生理的前弯の強弱はどうか. ・股関節に屈曲拘縮はないか.
後面	・殿部のひだ（gluteal fold）は対照か. ・左右の上後腸骨棘は水平か. ・腰椎の側弯はないか.

転子→恥骨結節の順で触診する．背臥位ではスカルパ三角（鼠径靱帯，縫工筋，長内転筋に囲まれた部分）を触診する．スカルパ三角に圧痛がある場合，股関節自体の病変の可能性がある．側臥位では大転子，坐骨結節，坐骨神経（坐骨結節と大転子の中間）を触診する．

3）ROM

日本整形外科学会による ROM 測定方法が一般に用いられている．理学療法治療プログラムにつなげるためには，ROM 制限の因子（骨性の制限なのか，筋の短縮による制限なのか，痛みによる制限なのか，筋力低下によるものなのか，など）を同定することが重要である．また，疾患により特徴的な ROM 制限をきたすことがある．例えば変形性股関節症では股関節内旋制限の存在が特徴的であり，他疾患との鑑別で有用となる[2]．

4）筋力

量的な評価方法として代表されるのが，MMT である．また，質的には，筋活動バランスの評価として，同じ外転運動でも肢位を変えたり，運動中の軌道や代償運動を観察したりする方法もある[3]．

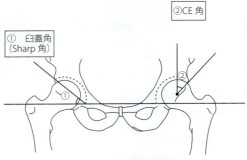

図 2-10 　**臼蓋骨頭指数**

5) 下肢長

股関節疾患においては，脚長差が骨盤の左右傾斜によるみかけ上の下肢短縮なのか，大腿骨頭の上方偏倚や関節裂隙の狭小化による実際の脚長差なのかを以下の測定方法を組み合わせて判別する．

① 棘果長（SMD：Spina Malleolar Distance）：上前腸骨棘と脛骨内果までの距離．
② 転子果長（TMD：Trochanter-Malleolar Distance）：大転子と腓骨外果の距離．
③ 大腿長：大転子と膝外側関節裂隙の距離．
④ 下腿長：膝外側関節裂隙と腓骨外果の距離．

6) 歩行

- 歩行可能な距離と時間，歩行補助具の有無，坂道や階段昇降で痛みがどのように変化するのかを確認する．
- 股関節に異常がある患者では，一般的に歩行周期は遅く健側に比較して片脚支持期は短くなり，正常歩行とは異なる周期やリズム，非対称性を示す（表 2-13）．

7) 画像所見

股関節単純 X 線写真をもとに，各臼蓋骨頭指数を計測する（図 2-10）．

a．臼蓋角（Sharp 角）

臼蓋外上縁と涙痕下端を結ぶ線と両側の涙痕下端を結ぶ線のなす角度をいう．成人では平均35°である．45°以上は臼蓋形成不全といわれる[1]．

b．CE角（Center-Edge Angle）

大腿骨頭中心と臼蓋縁を結ぶ線と垂直線のなす角度をいう．成人では25°以上になる．15°以下は臼蓋形成不全といえる[1]．

8）股関節機能評価の注意点

腰椎や骨盤の代償運動に注意する．以下に例を示す．
① 股関節伸展運動の代償：腰椎伸展と骨盤前傾で代償する．
② 中殿筋筋力の代償：右股関節屈曲・外転・外旋運動させて腸腰筋や大腿筋膜張筋にて代償する．
③ 見かけ上の脚長差：左右の転子果長は同一であるが，左右どちらかの骨盤が挙上しており挙上側の下肢が短縮しているように見える．

理学療法治療のポイント

患者の病態を把握し，理学療法の適応なのか否かを判断する．さらに，必要な介入が運動なのか，消炎なのか，安静なのかを医師の指示，患者の訴え，理学所見から判断する．そして，患者の機能を高める戦略（例えば，股関節のROM改善，筋力改善）と代償的な戦略（脊柱や膝，足関節などの隣接関節のへのアプローチ，杖などの補助具の使用，畳からベッドへの生活の変更）の2つの視点から理学療法プログラムを立案する．

まとめ

・股関節の役割は，二足歩行における推進力や立位の重心制御にあり，股関節の機能低下はさまざまな異常歩行の原因となる．
・股関節疾患の病態は，先天的な構造の異常，退行変性，炎症，循

環障害，外傷によるものがある．
・股関節機能評価では，腰椎や骨盤の代償運動に注意して実施する．

文献
1) 越智隆弘，他（編）：整形外科外来シリーズ6　股関節の外来．メジカルビュー社，pp18-44，1998
2) 日本整形外科学会診療ガイドライン委員会，変形性股関節症ガイドライン策定委員会（編）：変形性股関節症診療ガイドライン．南江堂，pp58-60，2008
3) 対馬栄輝：股関節の運動機能と変形性股関節症の新たな評価：PTジャーナル　48：577-584，2014

✓チェックリスト

- [ ] 股関節を安定化させる組織には，どのようなものがあるか． ☞ P68 へ
- [ ] 股関節疾患の病態にはどのようなものがあるか． ☞ P68 へ
- [ ] 股関節由来の異常歩行と，その原因を述べよ． ☞ P71 へ
- [ ] 股関節機能評価の注意点は何か． ☞ P75 へ

8 変形性股関節症

病態（症状）の特徴

変形性関節症（OA：Osteoarthrosis）は関節軟骨の退行性変化を原因として，進行性に可動関節，特に荷重関節を侵す疾患である．わが国の変形性股関節症は，なんらかの原疾患があって発症する二次性関節症が多い（図 2-11）．

日本人における変形性股関節症のリスクファクターとして，職業（重量物の作業従事者），臼蓋形成不全が明らかにされている[1]．

主な症状は，股関節痛，股関節 ROM 制限（特に屈曲・内転拘縮），中殿筋の筋力低下，trendelenburg 徴候，歩行距離の制限，しゃがみ込み動作や靴下の着脱などの ADL 制限をきたす．

診断と分類

「股関節の理学診断・評価」の股関節機能評価の「股関節痛の診断のフローチャート」（図 2-9，p70）を参照．病期については，股関節 X 線像をもとに表 2-15 のように分類される．X 線の観察ポイントは，関節裂隙の狭小化，関節面の不適合，軟骨下骨の硬化，骨嚢包，

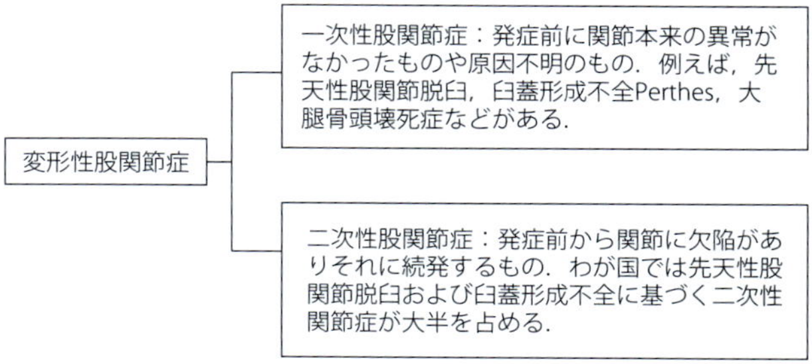

```
変形性股関節症 ─┬─ 一次性股関節症：発症前に関節本来の異常がなかったものや原因不明のもの．例えば，先天性股関節脱臼，臼蓋形成不全Perthes，大腿骨頭壊死症などがある．
                └─ 二次性股関節症：発症前から関節に欠陥がありそれに続発するもの．わが国では先天性股関節脱臼および臼蓋形成不全に基づく二次性関節症が大半を占める．
```

図 2-11　変形性股関節症の分類

表 2-15 変形性股関節症の病期分類

病期分類	前股関節症	初期股関節症	進行期股関節症	末期股関節症
特徴	股関節に臼蓋形成不全や骨頭扁平化など，なんらかの変形が見られる．	関節裂隙は一部で狭小化し，荷重部の骨頭や寛骨臼に骨硬化像を認める．	関節裂隙の狭小化や，骨硬化像は部分的に増強し，嚢胞形成や骨棘形成を認める．	関節裂隙は全体的にほとんど消失し，骨硬化は広範になり骨棘形成も著しくなる．
症状	長時間歩くと疲れる．跛行が出てくる．	疼痛がやや持続的に出現し，日常生活も少し障害される．	疼痛持続的で跛行，内転拘縮，筋萎縮，筋力低下が出現．	疼痛が強く，安静時にも認められる．股関節内転・屈曲拘縮が著しい．
X線像	臼蓋形成不全（前期）	骨硬化（初期）	嚢胞形成（進行期）	骨棘形成（末期）

骨棘形成である．

医学的治療ポイント

本症の治療目的は，痛みをとり，症状の進行を予防し，障害の発生を少なくすることで，QOL を高めることにある．治療法は保存療法と手術療法がある[2]．

1. 保存療法

1）薬物療法[3]
① 鎮痛消炎剤：非ステロイド性抗炎症鎮痛剤（NSAIDs）が使用される．
② 関節内注入療法：ステロイドホルモン剤やヒアルロン酸の関節内注入が初期関節症に有効である．

2. 手術療法

1) 適応

手術療法は年齢，X線学的な病期，疼痛やROM制限などの臨床症状，生活環境を考慮して決定される．

2) 術式の選択[4]

一般的には50歳以下の患者に対しては関節温存手術が第一選択である．関節軟骨が多く残存している前・初期関節症では寛骨臼回転骨切り術，Chiari骨盤骨切り術が選択され，進行期・末期股関節症に対しては大腿骨外反伸展骨切り術，寛骨臼回転骨切り術，Chiari骨盤骨切り術およびそれらの組み合わせ手術が選択されることが多い．一方，関節温存手術の適応がない場合には人工関節置換術が適応される．しかし，人工関節の耐用年数を考慮する必要がある．

a. Chiari骨盤骨切り術（図2-12）

骨切りを下前腸骨棘より大坐骨切痕に向けて10～20°の切り上げ角にて骨盤を完全に横断する．骨切り後，遠位部を内方に移動させキルシュナー鋼線2本で両骨片を固定する．

b. 大腿骨外反伸展骨切り術（図2-13）

骨切り部は小転子のレベルで行い，30°前後の外反と10～20°の伸展がつくように骨切りを行う．

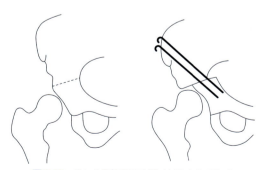

図2-12 **Chiari骨盤骨切り術**（文献4）より引用）

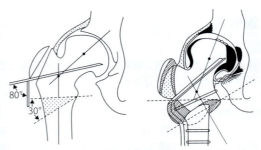

図 2-13 **大腿骨外反伸展骨切り術**（文献 4）より引用）

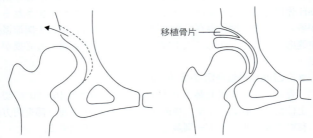

図 2-14 **寛骨臼回転骨切り術**（文献 4）より引用）

c．寛骨臼回転骨切り術（図 2-14）

 田川式彎曲ノミで寛骨臼全体を丸く球状にくり抜くように骨切りした後，寛骨臼を前外方に回転移動し，大腿骨頭を被覆する．

d．人工股関節全置換術

 術前の作図に従って骨切りを行い，インプラントを挿入する．

理学療法評価とその解釈

1. 主観的情報（subjective information）

1）現病歴
発症は急性か慢性か，明らかな受傷機転はあるのかを確認する．

2）既往歴
二次性関節症の誘因となる乳幼児期の先天性股関節脱臼，臼蓋形成不全の既往の有無を問診する．また，股関節や骨盤の骨折，脱臼の有無を確認する．

3）疼痛
疼痛の部位，強度，性状，増悪因子，軽減因子，疼痛の性状，疼痛強度の経過を確認する．

2. 客観的情報（objective information）

1）ROMテスト
関節変性の進行例では屈曲，内転，外旋拘縮をきたす．

2）筋力テスト
中殿筋の筋力をはじめとする股関節周囲筋の筋力の評価および隣接関節である体幹筋や膝関節周囲筋を評価する．

3）下肢長
棘果長（SMD），転子果長（TMD）を測定し，骨盤の左右傾斜による見かけ上の脚長差と股関節関節裂隙の狭小化や外方偏倚による実際の脚長差を判別する．

4）歩容
疼痛や筋力低下，脚長差の影響による異常歩行パターンの確認．股関節外転筋の筋力低下が生じるとtrendelenburg徴候が出現する．

5）ADL

歩行可能距離，歩行補助具の有無，階段昇降，立ち上がり，しゃがみ込み，靴下の着脱，爪切り，あぐらといった動作制限のチェックを行う．

6）臨床評価指標（スコアリング）

わが国で最も普及している臨床評価指標は日本整形外科学会股関節機能判定基準（資料 a-9）である．これは，疼痛，歩行能力，ROM，ADL の 4 領域で構成されている．また，国際的に最も普及している基準には Harris hip score がある．

理学療法治療のポイント

1. 保存療法症例に対して

1）疼痛除去

a．物理療法

ホットパック，低周波，超短波，極超短波，股関節牽引などを用いる．

2）ROM 練習

拘縮の起因組織にあわせ手技を選択する．

a．伸張運動

股関節疾患では股関節屈曲，内転，外旋拘縮，膝関節屈曲拘縮をきたしやすい．

b．関節 mobilization

関節包内運動の改善，関節構成組織の柔軟性改善目的に行う．

3）歩行練習

歩行補助具（杖）の使用を勧める．

4）筋力強化練習

a．水中運動
浮力による股関節への荷重負荷軽減下での筋力強化練習，ROM 練習，歩行練習，バランス練習を行う．

b．等尺性筋収縮運動
一般的に関節運動時に疼痛が出現する際には，大腿四頭筋セッティングを行う．

c．closed kinetic chain（閉鎖運動連鎖）の筋力強化練習
立ち上がり動作や踏み込み動作を通して，体幹，骨盤，股・膝・足関節の筋群の再教育を行う．

d．open kinetic chain（開放運動連鎖）の筋力強化練習
重錘やゴムチューブを使用し筋力強化練習を行う．股関節への荷重ストレス軽減には外転筋強化が重要とされている．

5）体重のコントロール（減量）
標準体重を超えている場合には，体重 1 kg の増加が股関節に歩行時で 3.5～4 kg 増の負担をかけることを説明し，減量を指導する[5]．

6）患者教育
股関節疾患の病態や疼痛とのつきあい方，自宅練習メニューについての教育を行い，患者が自己管理できるように促す．

2. 術前・術後症例に対して

1）術前理学療法
術前後の比較をするための股関節機能評価，患者への術前後リハビリプログラムの説明，術後の体力消耗に対して予備力をつけることを目的に行う．また，術後に免荷期間が予測される場合には，車いすや松葉杖の使用方法の練習を事前に行っておく．

2）術後合併症予防
深部静脈血栓（DVT：Deep Vein Thrombsis）の予防をする．足関節自動運動や間欠的空気圧迫法，弾性包帯を下肢に行う．

3）ROM 練習

術後の炎症や疼痛の程度，また，過緊張となっている筋の部位や強度を評価しながら行う．

4）筋力強化練習

手術による侵襲で股関節外転筋の筋力低下は避けることができないため，術前から外転筋をはじめとした股関節周囲筋の筋力強化を行う．

5）疼痛緩和

物理療法（寒冷療法，温熱療法）や創部周囲の軟部組織のマッサージを行う．

6）荷重歩行練習

立位での荷重負荷を利用し，筋力強化，歩行能力の向上を目指す．この際に，症例の疼痛や筋力にあわせた歩行補助具の選択が必要となる．

7）ADL 練習

患者の生活様式や家庭内役割にあわせて指導を行う．
基本的には椅子やベッドを使用した生活が安楽であるが，畳の生活を切望する患者も少なくない．本人の希望と運動機能，自宅環境，さらに福祉機器の活用を総合して退院後の生活像を設定する．

8）退院後の生活指導

脱臼肢位予防，杖の指導を行う．

EBM の活用

・運動療法は短期的な疼痛，機能障害の改善に有効であるというエビデンスが報告されている（グレード A）．しかし，最適な運動療法のプログラム内容と運動の頻度，強度，期間については不明である[1]．

・患者教育は股 OA の症状の緩和（特に疼痛）に関して有効であり，行うべきである（グレード A）[1].

まとめ

- わが国の変形性股関節症は，なんらかの原疾患があって発症する二次性関節症が多い.
- 本症の治療の目的は，疼痛軽減，症状の進行予防，障害の発生を軽減し，QOL を高めることである.
- 本症の理学療法のポイントは，股関節の疼痛改善，運動機能の改善（ROM，筋力），体重のコントロール，ADL の工夫（股関節への力学的なストレスを減らす，股関節機能の代償）である.

文献

1) 日本整形外科学会診療ガイドライン委員会，変形性股関節症ガイドライン策定委員会（編）：変形性股関節症診療ガイドライン．南江堂，pp20-22, pp77-79, 2008
2) 勝又壮一（監）：変形性股関節症のリハビリテーション　第2版．医歯薬出版，pp5-6, 2012
3) 越智隆弘，他：整形外科外来シリーズ6　股関節の外来．メジカルビュー，pp116-121, 1998
4) 久保俊一，他：股関節障害の手術療法とリハビリテーション I　変形性股関節症．臨床リハ　9：575-580, 2000
5) 田中清介，他：変形性股関節症　病態・診断・治療．メジカルビュー，p87, 1997

☑チェックリスト

☐ 変形性股関節症の病態を述べよ．　　　　　　　　　☞ P77 へ
☐ 変形性股関節症の主な症状は何か．　　　　　　　　☞ P77 へ
☐ 変形性股関節症に対する臨床評価指標を2つ述べよ．☞ P82 へ

9 大腿骨頸部骨折・転子部骨折

病態（症状）の特徴

大腿骨頸部骨折・転子部骨折は，主として高齢者の転倒による低エネルギー損傷で生じる．わが国における年間発生数は，2007年では約15万症例あり，老年人口の増加とともに発生数の増加が予想されている[1]．

すべての症例が受傷前の歩行能力を獲得できるわけではなく，受傷前の歩行能力まで改善するのはおよそ半分との報告もあり[2]，最終的な歩行能力は受傷前歩行能力や認知症の有無，年齢，骨折型（不安定型が不良）などが影響するといわれている[1]．生命予後を左右することも少なくなく，1年以内の死亡率は約10％である[1]．

本疾患は高齢者に多い疾患であり，医学的治療・評価・介入は高齢者を対象とした内容で記述する．

診断と分類

1. 診断

高齢者が転倒後に股関節痛を生じ歩行困難となった場合，本疾患を疑う．ただし，高度の骨粗鬆症患者は転倒がなくても生じる場合がある．転位のある症例では，患側が短縮・外旋位して著しい運動時痛と運動制限を認める．転位のない症例では痛みを訴えるものの，歩行可能な場合もある．

骨折の診断は単純X線像にてなされる．骨折が強く疑われるにもかかわらず，単純X線像で診断ができない場合は，MRIが第一選択として実施される．

表 2-16　大腿骨頸部骨折・転子部骨折の特徴

大腿骨頸部骨折 （関節包内骨折）	・栄養血管が乏しく，かつ大腿骨頭への血流が障害されやすい． ・骨膜性仮骨が形成されず骨折部に滑液が流入する． ・骨折部に剪断力が作用しやすい． 以上より，骨癒合しにくい．
大腿骨転子部骨折 （関節包外骨折）	・血流が豊富な海綿骨からなるため比較的癒合しやすい． ・頸部骨折に比べてより高齢者での発症頻度が多い．

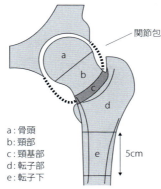

a：骨頭
b：頸部
c：頸基部
d：転子部
e：転子下

図 2-15　**大腿骨頸部骨折・転子部骨折の部位**（文献 1）より引用）
頸基部骨折は明確な定義がなく頸部・転子部骨折のどちらにも分類できない部位である．ガイドラインでは少なくとも骨折線の一部が関節包外にあると思われる場合を頸基部骨折としており，転子部骨折の亜型として扱っている

2. 分類

　大腿骨頸部骨折・転子部骨折は，骨折が股関節の関節包内か関節包外かで分類される（図 2-15）．大腿骨頸部骨折は関節包内骨折，大腿骨転子部骨折は関節包外骨折である．大腿骨頸部骨折は骨癒合しにくく，偽関節や骨頭壊死のリスクが大きいため，治療方法が異なる（表 2-16）．

　大腿骨頸部骨折の分類は Garden の Stage 分類（1961 年），大腿骨転子部骨折の分類は Evans の分類（1949 年）が最も多く採用されている（図 2-16, 17）．

第2章 運動器障害

Stage I	Stage II	Stage III	Stage IV
不完全骨折 内側骨皮質が残存	完全骨折 転移なし	完全骨折 部分的な転位	完全骨折 完全な転位

図 2-16 Garden の Stage 分類（文献 3）より一部改変引用）

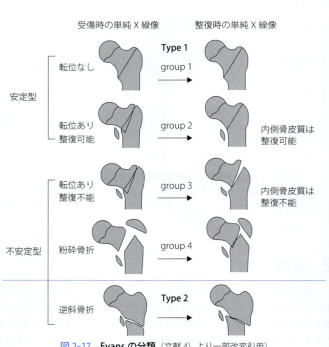

図 2-17 Evans の分類（文献 4）より一部改変引用）

Evans の分類は牽引治療後の整復状態から 5 群に分類している.

医学的治療ポイント

臥床による二次的合併症防止のため手術療法を行い,早期離床を目指すことが基本的な治療方針となる.

1. 保存療法

全身状態不良で手術が不可能な症例に対して,選択される.

2. 手術療法(図 2-18)

1)大腿骨頸部骨折
a.Garden Stage Ⅰ型・Ⅱ型
大腿骨頭への栄養血管が温存されており骨頭壊死の頻度が少ないため骨接合術(ピンニング法)が行われる.
b.Garden Stage Ⅲ型・Ⅳ型
骨の癒合率が悪く人工骨頭置換術が行われる.

2)大腿骨転子部骨折
骨接合術が行われる主な手術法は髄外固定(CHS タイプ:Com-

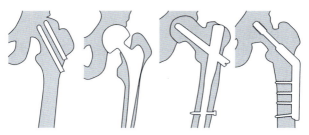

ピンニング法　人工骨頭置換術　髄内固定　　　　髄内固定
　　　　　　　　　　　　　　　(Gamma nailタイプ)　(CHSタイプ)

図 2-18　**骨接合術と人工骨頭置換術**

Pression Hip Screw）と髄内固定（Gamma nail タイプ）の2つに分かれ，不安定型を除いて多くの症例で術後全荷重となる．

理学療法評価とその解釈

1. 術前評価

1）主観的情報（subjective information）
a．現病歴・併存疾患

受傷機転を把握する．慢性疾患を有した虚弱高齢者が多いため，併存疾患を把握しリスク管理する．

b．受傷前生活の把握

受傷前生活から，リハビリ目標設定・リハビリ計画策定の参考とする．収集すべき情報は，受傷前歩行能力や ADL，認知機能，家族の介護力，介護保険の有無・使用サービス，経済状況，住環境などである．必要に応じて住環境調査目的に訪問指導を早期に実施する．

2）客観的情報（objective information）
a．認知機能

MMSE などを使用して評価する．せん妄は術前より出現するため，受傷前からの認知症との混同に注意する．

b．患部外の運動機能

患部外の筋力および ROM を評価し，身体機能を把握する．

c．合併症の有無

DVT や腓骨神経麻痺，肺炎，褥瘡，感染症，せん妄などが合併症として挙げられる．

（1）腓骨神経麻痺

足関節・母趾背屈運動の可否や足背部，特に第1趾と第2趾の間の触覚や痛覚の有無を確認する．

（2）DVT

腫脹，大腿・膝窩・下腿部での把持痛，皮下静脈怒張の有無，Homans 徴候（足関節を背屈させた際に生じる腓腹筋の疼痛）

を確認する．上記所見で疑われる場合は医師に報告する．

2. 術後評価

1) 主観的情報 (subjective information)

a. 疼痛

VAS や NRS などを使用し定期的に評価する．遷延，または急速に増悪する場合などは過負荷や有害事象の発生を考慮する．

2) 客観的情報 (objective information)

a. 運動機能

患側の筋力低下および ROM 制限を評価する．

b. 視診・触診

患部の腫脹・発赤・熱感の状態を把握する．疼痛同様に定期的な評価から負荷量などの目安とする．

c. 合併症の有無

術前評価と同様．術後はせん妄が高頻度に発生し，発生率 16〜62％との報告もある[5]．せん妄は意識変容の一種であり，急速に発症し日内変動する認知機能障害に注意する．

d. パフォーマンス

TUG（Timed Up And Go Test）などのパフォーマンステストを効果判定に使用する．転倒リスクを評価し ADL 拡大の参考とする．

e. ADL

FIM や BI を定期的に使用して ADL 評価を行い，プログラムを見直す．

理学療法治療のポイント

1. 術前介入

1) 廃用の予防
受傷後のベッド上安静により廃用症候群が進行するため、ベッド上で患部外の筋力練習を実施する。人工骨頭置換術施行予定の大腿骨頸部骨折症例は、術前から疼痛の少ない範囲で離床を行うことも検討する。

2) 合併症の予防
肺合併症や腓骨神経麻痺、DVTなどを予防する。

a. 肺合併症予防
肺炎・無気肺予防にヘッドアップ座位をとらせ、深呼吸練習や腹式呼吸練習などの呼吸理学療法を行う。

b. 腓骨神経麻痺予防
腓骨頭部外側が圧迫されないように、膝蓋骨を真上に向けて下肢の肢位を保ち下肢外旋を防止する。

c. DVT予防
予防策として早期離床(術後)、弾性ストッキングや間欠的空気圧迫法、下肢の運動、脱水予防が挙げられる。足関節底・背屈自動運動とこまめな水分補給を指導する。

2. 術後介入

1) 医学的情報の収集
術後の画像所見・手術記録・後療法指示を確認する。

2) 早期離床
合併症予防のために術後翌日から車いす座位まで行う。

3) 合併症予防
離床が進んでいない患者に対しては特に注意し、術前からの評

価・介入を継続する.

4）運動療法

患側中心に ROM 練習や筋力強化練習を行い，荷重・歩行練習を患部の炎症・疼痛状態，患側下肢の支持性を見ながら，平行棒，歩行器，杖歩行，無杖と段階的に進めていく.

5）病棟リハビリ・ADL 練習

作業療法士や看護師と協力して病棟での ADL を拡大していく. 病棟での歩行練習やトイレ動作，更衣動作練習を進める.

6）患者教育

人工骨頭置換術症例に対しては脱臼肢位予防の指導を行う. 脱臼肢位は主に股関節屈曲・内転・内旋である. 靴着脱などの動作方法指導や，股関節深屈曲防止のための住環境指導を行う.

3. 退院後

1）再発予防

転倒予防が最大の再発予防である. 転倒予防のためには，リハビリを継続させて身体機能を維持・向上させるだけでなく，家屋環境の調整や介護サービスの利用など，環境面への介入を行う.

EBM の活用

・人工骨頭置換術患者において，TUG が術後 3 週で 26 秒以下の場合，受傷前の状態まで改善が期待できる[6].
・強力な筋力強化練習，電気刺激などの特別な介入は通常のリハビリと比較して効果があるというエビデンスはなく，歩行能力を高める最もよい介入方法は確立されていない[7].
・メタアナリシスでは，通常の期間を超えたリハビリ継続は通常のケアと比較して膝伸展筋力やバランス能力，歩行速度，TUG などにおいて改善効果があると報告している[8]. ガイドラインではリ

ハビリを術後最低6カ月まで継続することが推奨されている[1].

まとめ

- 大腿骨頸部骨折・転子部骨折は主に高齢者の転倒で起こる.
- 運動機能だけでなく，生命予後にも影響を与える疾患である.
- 術後は二次的合併症予防のために早期離床を行う.
- 再発予防のためにリハビリ継続や環境面への介入を行う.

文献

1) 日本整形外科学会, 他（監），日本整形外科学会診療ガイドライン委員会, 他（編）：大腿骨頸部/転子部骨折診療ガイドライン　改訂第2版. 南江堂, 2011
2) Fukui N, et al：Predictors for ambulatory ability and the change in ADL after hip fracture in patients with different levels of mobility before injury：a 1-year prospective cohort study. *J Orthop Trauma* **26**：163-171, 2012
3) Garden RS：Low-angle fixation in fractures of the femoral neck. *J Bone Joint Surg* **43**B：647-663, 1961
4) Evans EM, et al：The treatment of trochanteric fracture of the femur. *J Bone Joint Surg* **31**：190-203, 1949
5) Bitsch MS, et al：Pathogenesis of and management strategies for postoperative delirium after hip fracture. *Acta Orthop* **75**：378-389, 2004
6) Laflamme GY, et al：The timed up and go test is an early predictor of functional outcome after hemiarthroplasty for femoral neck fracture. *J Bone Joint Surg Am* **94**：1175-1179, 2012
7) Handoll HHG, et al：Interventions for improving mobility after hip fracture surgery in adults. Cochrane Database Syst Rev 2011：CD001704
8) Auais MA, et al：Extended exercise rehabilitation after hip fracture improves patients physical function：a systematic review and meta-analysis. *Phys Ther* **92**：1437-1451, 2012

☑チェックリスト

- [ ] 大腿骨頸部骨折・転子部骨折の分類方法をそれぞれ説明できる．
 ☞ P87 へ
- [ ] 大腿骨頸部骨折が骨癒合しにくい理由を挙げられる． ☞ P87 へ
- [ ] 大腿骨頸部骨折・転子部骨折の医学的治療について説明できる．
 ☞ P89 へ
- [ ] 術前介入時に行うべき合併症予防を3つ挙げられる． ☞ P92 へ
- [ ] 大腿骨頸部骨折・転子部骨折で推奨されているリハビリ継続期間を答えられる． ☞ P93 へ

◎ one point コラム　カットアウトって？

- 大腿骨転子部骨折に対しては行われる骨接合術では，重篤な術後合併症の1つとしてラグスクリューが骨頭穿破して起こるカットアウトがある．
- 用いられるラグスクリューは，髄内釘もしくはプレートとの接続部にスライディング機構を有している．荷重に伴い骨折部が短縮する場合，スクリューも遠位へ移動して近位骨片と遠位骨片とがかみあったところで安定するため，カットアウトを防止，かつ頸体角もあわせて維持される．スクリューが移動しても，近位骨片が内反転位を生じて遠位骨片とかみあわない場合などは，荷重とともにカットアウトが発生する．
- ラグスクリューの挿入位置が，Tip-apex distance（TAD）で20 mm以下になるとカットアウト率が下がるといわれている．TADはX線単純像の正面像および側面像で骨頭の頂点からラグスクリュー先端までの距離を測定し算出される（**Fig.**）．

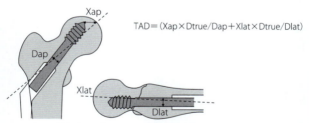

$$TAD = (Xap \times Dtrue/Dap + Xlat \times Dtrue/Dlat)$$

Fig. 適切なラグスクリューの挿入位置（文献1）より引用）

---

1) 日本整形外科学会，他（監），日本整形外科学会診療ガイドライン委員会，他（編）：大腿骨頸部/転子部骨折診療ガイドライン　改訂第2版．南江堂，2011

10 膝関節の理学診断・評価

膝関節は3つの関節から構成されており，1つは大腿脛骨関節であり，伸展・屈曲（0～135°）運動に加えて，脛骨の内旋（30°）と外旋（45°）の運動が可能である．2つ目は，膝蓋大腿関節であり，膝蓋骨の遠位方向への滑りと内外側方向への可動性をもつ．3つ目は，脛骨と腓骨から構成される近位脛腓関節であり，この関節は体重を支持する役割はないが，筋肉や靱帯の付着部として他の関節運動や安定性に関与している．

膝関節を構成するこれらの関節は，関節包や靱帯によって相互に連結・補強されており，また大腿骨と脛骨の間には半月板が存在し，関節の安定化と衝撃吸収の役割を担っている．膝関節は，正座やしゃがみ動作では大きな可動性を求められる一方で，歩行時には体重の3倍，階段昇降では体重の4～5倍の重量を支持する能力が求められる．このように，可動性と支持性という，相反する役割を担う関節であるにもかかわらず，骨同士による安定性に乏しく，関節の強度や安定性のほとんどを靱帯や筋肉などの軟部組織に依存している．

そのため，力学的な障害を被りやすく，外傷やリウマチ性疾患，変形性関節症において，障害が出現する代表的な関節である．

病態（症状）の特徴[1)2)]

膝関節疾患には，軟骨損傷や滑膜炎など関節内の器質的障害に伴う疾患と，靱帯損傷や腱の炎症などの関節外の器質的障害に伴う疾患に大別され，さらに，発生機序から外傷と障害とに分類される．

表2-17, 18に，臨床でよく遭遇する疾患の概要を挙げる．

診断と分類

膝疾患の診断は，問診と理学所見，画像検査を組み合わせながら

表 2-17 **大腿脛骨関節の疾患**

疾患名	特徴
変形性膝関節症	膝関節を構成する組織の退行性変化と増殖性変化を示す疾患で、X線画像では軟骨の摩耗、骨棘形成、関節の変形などが見られる。原因として、肥満や筋力不均衡などの力学的因子が指摘されている。中年以降の年齢層に多い。治療は初期には保存療法が選択されるが、症状が進行した場合には手術療法が行われる。
半月板損傷	半月板が損傷された状態。外傷による断裂の他、慢性的なストレスによる退行性変化として生じる場合もある。保存療法が中心となるが、断裂部位やタイプにより手術療法が選択される場合もある。
靱帯損傷	膝関節にある各種靱帯が損傷された状態。靱帯によって受傷機転が異なるが、基本的には外傷によって関節に過度な運動が強いられ、靱帯が過度に伸張されることで損傷する。不全断裂と完全断裂があり、損傷程度や靱帯の種類などによって保存療法または手術療法が選択される。
離断性骨軟骨炎	関節面の一部が軟骨下骨の部分で分離した状態で、進行すると脱落して遊離体を形成する。大腿骨内側顆の、顆間窩よりの関節面に好発する。活発なスポーツ少年に多く、繰り返す圧迫ストレスが誘因と考えられている。診断を行うための特殊テストに Wilson's test があるが、感度が低いために画像検査が確実である。 病巣が分離していない時期では症状が軽いが、病巣が不安定になると疼痛によって走行や階段昇降が困難となる。治療は、10歳前後では原則として運動制限を中心とした保存療法、13〜15歳以上で遊離体が出現した場合などには手術療法が検討される。
Osgood-Schlatter 病	脛骨粗面部の骨端炎により、疼痛が出現した状態。発育期のスポーツ障害とされており、好発年齢は 10〜15歳とされている。ジャンプや走行を繰り返す競技で多く発生し、大腿四頭筋による伸張ストレスが膝蓋腱を介して脛骨粗面部に加わることが発症の主たる要因と考えられている。X線検査で脛骨粗面に異常骨陰影を認める。治療は大腿四頭筋のストレッチを中心とした保存療法が主体に行われる。
ジャンパー膝	膝蓋腱部に炎症が生じた状態。バレーボール、バスケットボールなどジャンプを繰り返すことで膝蓋腱の付着部に微少断裂が生じ、痛みが出現するとされている。出現部位は、膝蓋骨の付着部の他、膝蓋上極や脛骨付着部などが多い。診断は圧痛所見、深屈曲時の疼痛など理学所見にて行われる。通常 X 線画像所見では異常を認めないが、圧痛部位に一致して石灰化像を認めることがある。治療は保存療法が中心となる。

表 2-17 **大腿脛骨関節の疾患（つづき）**

疾患名	特徴
腸脛靱帯炎 （ランナー膝）	腸脛靱帯に炎症が生じることで，膝の外側部に疼痛が出現した状態．ランニング障害で頻発し，膝の屈伸を繰り返すことで，腸脛靱帯が大腿骨外側上顆の骨隆起との間で擦れ合い，やがて炎症が出現する．治療は保存療法が中心となる．
鵞足炎	膝の鵞足部に疼痛が出現した状態．ランニング，ジャンプなどで膝の屈伸運動を繰り返すことで，鵞足（薄筋，縫工筋，半腱様筋）が大腿骨や滑液包と擦れ合い，炎症が生じることで症状が出現する．初期では圧痛のみで無自覚の場合があるが，症状が進行すると運動時に鵞足部に疼痛が出現するようになる．治療は保存療法（消炎，ストレッチなど）が主体となる．

表 2-18 **膝蓋大腿関節の疾患**

疾患名	特徴
有痛性分裂膝蓋骨	膝蓋骨が 2 個または数個に分裂した状態．膝蓋骨部分にある通常 1 個の骨化核が，2 個以上存在する場合で，大腿四頭筋による牽引ストレスによってこの部分の骨癒合が妨げられることで生じる．無症候性であれば問題にならないが，膝蓋骨部に疼痛が出現することで有痛性分裂膝蓋骨と診断され治療の対象となる．治療は保存療法が主体となるが，分裂部が癒合しない場合は手術療法（骨片摘出術，骨接合術など）が行われる．
膝蓋軟骨軟化症	膝蓋軟骨に軟化，膨化，膨隆，亀裂などの病変が生じ，膝前部に疼痛が出現した状態．膝蓋骨の運動異常に由来することが多く，亜脱臼や脱臼などの過運動性が誘因となる場合や逆に膝蓋骨の可動性が低下している場合に生じる．X 線像上では膝蓋大腿関節の適合性が悪いものが多い．治療は保存療法が中心となるが，難治例では手術療法によるアライメント修正や除圧が行われる場合がある．
滑膜ひだ症候群 （タナ障害）	膝蓋大腿関節の内側部にある滑膜ひだに炎症が生じた状態．その形状が棚（タナ）に似ていることから，タナ障害とも呼ばれることもある．診断は，膝蓋大腿関節内側部の圧痛であるが，関節鏡検査が確実である．保存療法で効果が見られない場合は，関節鏡手術にて滑膜ひだの切離が行われる．
いわゆる膝前部痛	慢性的な膝前部痛（anterior knee pain）のことを指し，関節内に明かな所見が得られない場合の呼称である．痛みは膝蓋大腿関節の，特に内側部に圧痛所見が存在することが多い．膝蓋骨内の循環不全に由来する骨髄圧の上昇や，外側支帯での末梢神経絞扼，関節面の圧異常などが報告されているが，いまだに原因は明らかにされていない．器質的な原因組織が明かではないため，治療は症状にあわせた保存療法が中心に行われる．

表 2-19　主訴から想定される疾患

主訴	想定される疾患例
運動開始時の疼痛（start pain），温熱・入浴で緩解	変形性膝関節症
朝のこわばり	関節リウマチ，変形性膝関節症，炎症性疾患
「お皿が抜けそう」「お皿がずれる」	膝蓋骨亜脱臼
「何かが挟まる」，引っかかり感	半月板損傷，滑膜ひだ障害，関節内遊離体（関節ねずみ）
歩行や階段昇降で「膝がガクッと崩れる」（giving way）	靱帯損傷，半月板損傷，膝蓋骨（亜）脱臼，関節内遊離体
前方への踏み込み・ランニング時の不安感	前十字靱帯損傷
方向転換時の不安定感	内側・外側側副靱帯損傷
階段降下・スクワット・後ろ歩き時の不安定感	後十字靱帯損傷

行われる．問診にて主訴や疼痛部位，受傷機転などを聴取し，理学所見にて圧痛部位の確認，各種特殊テストを行い，疾患の特定を進めていく（表 2-19，図 2-19）．

画像検査では X 線検査にて骨構造を，MRI や CT 検査にて軟部組織を含めた構造的問題を検査する．膝関節疾患は，部位別では半月板損傷や軟骨損傷など関節内の器質的障害に伴う疾患と靱帯損傷や腱の炎症などの関節外の器質的障害に伴う疾患に大別される．さらに，発生機序から外傷による急性発症と慢性的な障害とに分類される．

医学的治療ポイント

膝関節疾患の治療では，保存療法と手術療法がある．保存療法では理学療法と薬物療法が中心となる．理学療法では物理療法や徒手療法，各種運動療法が行われる．薬物療法では消炎鎮痛剤の服薬や貼付，注射などが行われる．

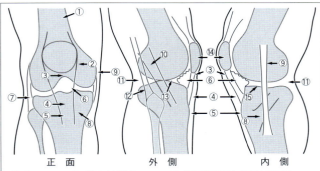

図 2-19 膝関節周辺の圧痛点とその病態
〔冨士川恭輔:診断法総論-問診,整形外科痛みへのアプローチ 膝と大腿部の痛み(寺山和雄,片岡修監修),p.42,1996,南江堂より許諾を得て転載〕

保存療法で効果が得られない場合や靱帯断裂などの構造的破綻をきたしている場合には手術療法が考慮される.

理学療法評価とその解釈

1. 主観的情報(subjective information)

1) 医学的情報

疼痛の原因となる構造的問題を確認する.特に,関節構成体の変

性や損傷の程度,骨棘の存在を確認することで臨床症状を推測できるとともに,そこに加わるメカニカルストレスを推測することができる.また,X線画像にてアライメント異常の有無を確認することも重要である.

2) 問診

患者の主訴を確認し,障害されている生活動作やスポーツ動作を確認し,関節機能障害との関連性を考える.主訴が生活動作にある場合は,住環境や生活様式,職業や仕事内容などを聴取する.一方で,主訴がスポーツ動作にある場合は,競技種目やポジション,行うことの多い動作,運動量,用具(靴の形状・重量など),および練習環境(surface)を詳細に聴取する.これらは,障害の発生因子やストレスの特定や目標設定の際の参考となる.また,患者のニーズを具体的に確認することは,ゴール設定をする際の参考となる.

3) 現病歴・既往歴

受傷した時期を聞き出すことで,病期(急性期～慢性期)がわかる.一般に,1～3日を急性期,3日～3週間を亜急性期,3週以降を慢性期とする.

また,外傷の場合は受傷機転を聞き出すことで,受けたストレスの大きさや,疼痛が出現する動作を推測することができる.一方で,受傷機転がはっきりしない場合は繰り返されるストレスが原因で出現する障害であるため,ストレスが加わっている動作の特定と詳細な分析が必要となる.

また,過去の膝関節疾患に関する既往歴を聴取し,後遺症として残存していた痛みや機能障害の有無を確認する.

4) 疼痛

部位や症状より障害されている組織を推測する.また,増悪する条件と軽減する条件を確認することで,症状出現の原因となったストレスを推測し,生活指導や治療を進めるうえでのヒントとする.

2. 客観的情報 (objective information)

1) 視診

　静的・動的なアライメントを評価し，症状が出現している組織に伸張ストレスが加わっているのか，圧迫ストレスが加わっているのかを推測する．

　アライメント異常が確認された場合は，その原因が膝関節そのものにあるのか，隣接関節からの影響によるものなのかを推測していく．特に，膝のアライメント不良では隣接関節である股関節と足関節の影響が大きいため，股関節であれば内外旋や内外転を骨盤も含めて評価を行い，足関節では回内外や toe in，toe out の有無を確認する．同様に膝蓋骨の偏位でも，膝蓋骨単独の偏位であるのか，近隣関節のアライメント不良からの影響なのかを3次元的に評価する必要がある．膝蓋骨の偏位は膝蓋大腿関節障害の原因となるため，膝前面に痛みがある場合は必須の評価事項である（表2-20）．

2) 触診

　表層では発赤・熱感・腫脹による炎症所見の有無を確認する．また，冷感や皮膚の異常なつっぱり感では血行障害が示唆される．筋の萎縮は皮下脂肪厚や筋収縮時の硬度で把握することができ，筋弛緩時に筋の硬さが確認される場合は，筋スパズムの存在が推測される．

　膝蓋跳動（ballottement of patella）は関節内水腫の特徴的な症状であり，膝蓋骨前方の波動は膝蓋前滑液包炎を，膝蓋靱帯周囲の波動は浅・深膝蓋下滑液包炎を疑う．その他，関節裂隙狭小，大腿骨内外顆の鋭突は進行した変形性膝関節症に特徴的であり，関節に生じる特徴的な音，あるいは擬音で表現される独特な症状も関節内部の変性を推測する貴重な情報である．

3) ROM

　膝外傷後急性期や関節内水腫が存在する場合には，膝蓋大腿関節および大腿脛骨関節が複合的に制限され，膝関節 ROM 制限が見られる．膝蓋骨の可動制限が触知される場合には膝蓋大腿関節の機能不全が，大腿脛骨関節に限局した ROM 制限や過剰可動域が触知さ

表 2-20 **静的アライメント異常とその要因**

アライメント不良	要因
外反膝	大腿骨前捻角の増大. 腸脛靱帯の短縮. 足部回内異常. 膝外側部関節構成体の退行変性（軟骨や半月板など）.
内反膝	大腿骨後捻角増大. 脛骨内弯の増大. 膝内側部関節構成体の退行変性（軟骨や半月板など）.
膝過伸展	骨盤前傾・腰椎前弯の増強. 関節弛緩性. 下腿三頭筋の異常筋緊張（痙性など）.
膝屈曲位	膝伸展制限. 骨盤後傾・腰椎後弯, 後方重心. 腓腹筋短縮による足背屈制限を膝屈曲位で代償. 膝屈筋群の短縮.
膝蓋骨高位	大腿四頭筋の短縮.
膝蓋骨低位	膝蓋腱の短縮.
膝蓋骨の内側偏位 (squinting patella)	大腿脛骨角 (FTA) の増大. 膝蓋骨内側部組織の短縮（内側膝蓋大腿靱帯, 内側膝蓋支帯など）.
膝蓋骨の外側偏位	Q-angle の増大. 膝蓋骨外側部組織の短縮（外側膝蓋大腿靱帯, 外側膝蓋支帯など）. 腸脛靱帯, 外側広筋の短縮.

れる場合には半月板損傷や靱帯損傷など大腿脛骨関節の機能不全が疑われる．また，膝関節に加え，隣接する関節の評価も併せて実施することが重要である．

4）筋力検査

筋力検査では，MMT によって各筋の筋力を測定する．特に，大腿四頭筋の評価では，膝関節の安定性に関与する広筋群の評価が重要であり，骨盤前傾位で大腿直筋を抑制した状態での筋力や筋ボリュームの評価を行う．ハムストリングでも，抵抗を加える位置を

下腿の内側と外側に分けることで，それぞれ内側ハムストリングと外側ハムストリングを優位に評価することができる．

膝関節運動に関連する筋群の他にも，隣接する関節の筋群も併せて評価を行うことで，動的な不良アライメントの原因を推測することに役立つ．

5) 特殊テスト

特殊テストにて疼痛が誘発される条件を確認し，次に主訴となる動作を行わせて動的場面における症状の誘発を確認する（表 2-21）．特殊テストで確認された誘発条件が，主訴となる動作場面でも生じているはずであり，これを知ることは，治療を進めるうえでのリスク管理や動作指導を行う際の重要な情報となる．

しかし，障害部位にストレスが加わる評価であるため，テスト施行時には細心の注意が必要である．特に，受傷および術後の急性期など，安静期間中である場合は実施自体が禁忌である．

6) 関節の遊び (joint play)

関節の遊びが過大な場合は，靱帯機能の低下による構造的な関節不安定性が存在することを意味する．大腿脛骨関節では，膝の過伸展や内外反の動揺性，下腿の過剰な回旋や前後方向のゆるみを確認し，膝蓋大腿関節であれば内外側の亜脱臼の有無を確認する．

一方で，関節の遊びが少ない場合には，関節拘縮の原因となり，インピンジメントに伴う疼痛の要因となる．

7) パフォーマンス検査

競技復帰の指標として実施する．triple jump test（3段跳び），stair-hopple test（階段跳び），one leg hop test（片脚跳び）などがある．

8) 臨床評価指標（各種スコアなど）

客観的スコアには，膝靱帯損傷治療成績判定基準（JOA score）（資料 a-13）や，IKDC スコア，Lysholm knee scoring scale, Cincinnati knee score, KSS (knee sociaty clinical rating system), KOOS (Knee Injury and Osteoarthritis Outcome score) などがあり，

表 2-21 **特殊テスト**

	テストの種類	方法・結果	鑑別
膝蓋大腿関節	apprehensionテスト	膝伸展位で力を抜かせ，膝蓋骨を外側へ圧排する．膝蓋骨が脱臼するような不安感を患者が自覚したら陽性．	膝蓋骨亜脱臼，膝蓋骨不安定症．
	膝蓋骨圧迫テスト	膝伸展位にて膝蓋骨を大腿骨へ圧迫するように griding する．疼痛が出現したら陽性．	膝蓋大腿関節障害，膝蓋軟骨軟化症．
靱帯	各種靱帯に対するストレステスト	靱帯が伸張される方向へ徒手的にストレスを加える．疼痛が出現したり，関節の過可動性を認めた場合，靱帯損傷を疑う．	前方引き出しテスト：前十字靱帯損傷．後方引き出しテスト：後十字靱帯損傷．内反ストレステスト：外側側副靱帯損傷．外反ストレステスト：内側側副靱帯損傷．
半月板	McMurray テスト（外旋手技）	下腿に外旋＋内反ストレスを加えたまま，膝屈曲位から伸展していく．内側裂隙部に疼痛やクリック音が出現したら陽性．	内側半月板損傷．
	McMurray テスト（内旋手技）	下腿に内旋＋外反ストレスを加えたまま，膝屈曲位から伸展していく．外側裂隙部に疼痛やクリック音が出現したら陽性．	外側半月板損傷．
	Apley 圧迫テスト	患者に腹臥位をとらせ，膝屈曲 90°の状態で踵を把持し，下腿の長軸方向へ圧迫を加えながら内外旋を行う．疼痛が出現したら陽性．	外旋で内側に疼痛が出現したら内側半月板損傷．内旋で外側に疼痛が出現したら外側半月板損傷．
腱	grasping テスト	大腿骨外側上顆よりやや近位で腸脛靱帯を押さえ，その状態で膝を屈伸する．大腿骨外側上顆部に疼痛が出現したら陽性．	腸脛靱帯炎．
	ober テスト	患者を患側を上にした側臥位にし，脱力させる．検者が一方の手で骨盤を固定し，もう一方の手で股外転，膝屈曲 90°（または，伸展位）で保持をする．検者が下肢から手を離しても，股関節が外転位にとどまる場合に陽性とする．	腸脛靱帯・大腿筋膜張筋の短縮．
骨	Wilson's test	膝を 90°屈曲させ，脛骨を内旋させながら，ゆっくりと伸展させていく．もし膝関節屈曲の 30°前後で関節内の痛みが増大し，その状態から脛骨を反対方向へ外旋させることで疼痛が消失すれば陽性．	離断性骨軟骨炎．

表 2-22 医学的治療および理学療法ポイント

疾患名	発症関連因子	医学的治療	理学療法ポイント
ジャンパー膝（膝蓋腱炎,膝蓋腱付着部炎,大腿四頭筋付着部炎）	急な身長の増加,オーバーユース,大腿四頭筋の短縮,筋力低下,動的な不良アライメント（knee in）.	抗炎症剤.	疼痛部位に対しては消炎治療（RICE）を徹底する．患部への伸張ストレスを軽減するために，大腿四頭筋のストレッチを徹底して実施する．また，Knee in が見られる場合は，大腿筋膜張筋と大殿筋，下腿三頭筋のストレッチを実施するとともに，ジャンプの着地動作などでの knee in 改善に向けた運動療法を実施する．また，大腿四頭筋の遠心性トレーニングが有効とされている．Osgood-Schlatter 病に対しては，膝蓋腱を圧迫するオスグッドバンドやテーピングも有効である．
Osgood-Schlatter 病	骨端線閉鎖前,急な身長の増加,オーバーユース,大腿四頭筋の短縮,筋力低下.	抗炎症剤,脛骨粗面部に遊離骨片がある場合は骨片除去術が検討される．	
腸脛靱帯炎（ランナー膝）	腸脛靱帯・大腿筋膜張筋の短縮,内反膝,回外足,外反膝,回内足,ストライド走法.	抗炎症剤.	疼痛部位に対しては消炎治療（RICE）を徹底する．患部への伸張ストレスを軽減するために，腸脛靱帯炎では腸脛靱帯および大腿筋膜張筋のストレッチを実施し，鵞足炎に対しては縫工筋，半腱様筋，縫工筋のストレッチをそれぞれ徹底して実施する．また，膝内外反の動的マルアライメントがみられる場合は，アライメント改善に向けた運動療法・運動指導を実施する．
鵞足炎	縫工筋・半腱様筋・縫工筋の柔軟性低下,外反膝,回内足.	抗炎症剤.	
離断性骨軟骨炎	繰り返す圧迫ストレス．	抗炎症剤,ヒアルロン酸局注,軟骨片摘出術．	疼痛が誘発される条件を特定し，その運動を制動するように動的アライメントを修正する．
滑膜ひだ症候群（タナ障害）	滑膜ひだの肥厚．	抗炎症剤,関節鏡視下滑膜ヒダ切除術	膝蓋骨のアライメント異常が見られる場合は，テーピングやサポーターなどでアライメントを修正し，疼痛が改善する肢位を探索する．次に，その肢位へ誘導するために，短縮している組織の伸張と，誘導する作用のある筋の強化を行う．膝蓋骨の内側誘導は内側広筋の特に斜走線維，外側誘導は外側広筋が主体となる．
膝蓋軟骨軟化症	膝蓋骨 medial facet の形成不全,膝蓋大腿関節の不適合,膝蓋骨の偏位．	膝蓋腱移行術ヒアルロン酸局注．	
有痛性分裂膝蓋骨	分裂膝蓋骨がベースに存在,外側広筋や大腿筋膜張筋による牽引ストレス増大（柔軟性低下，過用）．	抗炎症剤,骨片摘出,分裂部の掻爬と骨接合,大腿外側広筋の切離術．	骨の分裂部位に対する牽引ストレスを軽減することがポイントとなるため，外側広筋，大腿筋膜張筋と大殿筋へのストレッチを徹底して実施する．テーピングの併用も考える．

治療効果判定として使用する．

理学療法治療のポイント

治療では病態を的確に把握したうえで治療方法を選択することが重要である．障害されている組織に対する局所的な治療では，ROMや筋機能の改善などの可逆的要素に対してアプローチを行っていく．特に，靱帯機能の低下に伴う関節不安定性などの不可逆的要素に対しては筋機能改善や補装具の使用などによる補償を考える．

動作中のメカニカルストレスの除去も同時に考えていく必要があり，隣接関節からの影響を考えた全身的なアプローチを考えることが重要である．前述した代表的疾患に対する理学療法ポイントを表2-22にまとめた．

1. ROM 練習

ROM練習では，損傷された組織へのストレスに配慮をしながら生理的範囲内での可動域獲得を目指していく．隣接関節である股関節や足関節に対するROM練習も十分に行う．関節の遊びが低下している場合は，関節モビライゼーションを実施する．

2. 筋力強化練習

膝関節周囲筋の強化は膝関節の動的安定性を改善し，靱帯などの関節構成体への負担を減らす効果が期待できる．特に，大腿四頭筋の中でも広筋群のトレーニングが重要であり，骨盤前傾位で大腿直筋を抑制した状態での膝最終伸展位でのトレーニングや，膝屈曲60°以上でのスクワッドなど，広筋群が優位に働くとされている条件下でのトレーニングを考慮する．

また，大腿四頭筋とハムストリングの筋バランスも重要であり，ハムストリングスと大腿四頭筋の比率（HQ比：Hamstring/Quad）と障害発生との関連性が指摘されている．

3. 物理療法

物理療法は，対象とする原因組織と期待する効果によって使用する機器を選択する．例えば，関節周囲筋のリラクゼーションを目的とする場合は温熱療法や電気療法の適応となり，創部の癒着剝離や消炎をはかるのであれば，超音波療法が適応となる．

4. 装具療法

・装具は，ストレスの原因となる関節運動を制動し，靱帯や半月板などの関節構成体への負担を減らす目的で使用される．疼痛が強い場合や患部の安静を保つ必要がある場合，膝機能改善が不十分な状態でストレスが大きい生活動作・作業を行わなければならない場合などに装具の使用を考慮する．
・装具の種類によって制動効果は異なるため，目的や膝機能に応じて種類を選択する必要がある．

5. 生活指導

ADL 動作では，疼痛が増悪する動作を避けるように指導する．特に，半月板損傷や関節の屈曲制限が残存している症例では，正座や胡座，しゃがみ動作などは組織への負担が大きいため，代償動作の指導とともに，和式生活から洋式生活への変換を考慮する．

6. 手術後の理学療法

・術後の理学療法は，術部の治癒を阻害せずに膝機能の改善をはかることが中心となる．
・手術の種類によって固定期間や禁忌となる運動が異なるため，必ず医師の指示を確認したうえで，プログラムを実施する．

まとめ

・膝関節は大腿脛骨関節，膝蓋大腿関節，近位脛腓関節からなる複合関節である．
・膝関節の疾患には，関節内病変と関節外病変があり，その発生原因により外傷と障害に分類される．
・膝関節疾患の診断は，問診と理学所見，画像所見を組み合わせて行われる．
・理学療法評価では，医学的情報から構造的な問題を把握することと，理学療法評価にて機能的な問題を把握することが重要である．
・膝疾患に対する理学療法では，膝関節自体への局所アプローチと，隣接関節からの影響を考慮した全身的なアプローチを行うことが重要である．

文献

1) 内田淳正，他：標準整形外科学第 11 版．医学書院，2011
2) 寺山和雄，他（監），鳥巣岳彦，他（編）：膝と大腿部の痛み．南江堂，p42，1996

☑チェックリスト

- [ ] 膝関節は，どのような関節から構成されるか．3 つ答えよ． ☞ P97 へ
- [ ] 主観的情報で評価すべき項目を挙げよ． ☞ P102 へ
- [ ] 客観的情報で評価すべき項目を挙げよ． ☞ P103 へ
- [ ] 膝関節疾患における臨床評価指標にはどのようなものがあるか． ☞ P105 へ
- [ ] 膝関節疾患に対する装具療法の目的は何か． ☞ P109 へ
- [ ] 膝疾患に対する理学療法で，隣接関節の影響を考える必要があるのはなぜか？ ☞ P103 へ

11 変形性膝関節症

病態（症状）の特徴

日本の大規模疫学調査である「ROAD 研究（Research on Osteoarthritis Against Disability）」によれば，変形性膝関節症（Knee Osteoarthritis，以下，膝 OA）は 40 歳以上で男性 860 万人，女性 1,670 万人の 2,530 万人いると推測されている[1]．

膝 OA の危険因子として，年齢，性別，肥満，職業，家族歴，膝関節外傷，オーバーユース，奇形，関節不安定性，ヘバーデン結節などが報告されており[2)3)]，使用時の膝関節痛，朝の短時間のこわばり，機能制限の 3 症状と膝の軋轢音，動作制限，骨棘の 3 徴候が主な特徴である[2]．

診断と分類

鑑別診断のため，症状，徴候，関節液検査，血液検査，画像検査の総合的判断が必要とされるが，一般的に「K-L（Kellgren-Lawrence）分類」で明らかな関節裂隙狭小化が見られる grade Ⅱで膝 OA と診断される[1)~4)]（図 2-20）．膝 OA の 3 症状，3 徴候に加えて，軟骨下骨硬化，軟骨下囊胞，高度狭窄の画像的変化が見られる場合は進行した膝 OA と判断される．

医学的治療のポイント

基本的な治療方針として，減量および薬物療法と非薬物療法の併用が推奨され，初期段階から自己管理と患者主体の治療に重点を置いて指導が行われる．症候性の膝 OA に関しては理学療法士による適切な ROM 練習，筋力強化練習，有酸素運動などの運動療法およ

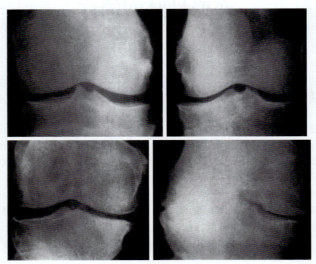

図 2-20 **K-L 分類**（文献 4）より引用）

grade 0：正常
grade I：疑わしいわずかな骨棘（左上）
grade II：微小な骨棘形成あり，関節裂隙の狭小化あり（残存関節裂隙 1/2 以上）（右上）
grade III：骨棘形成あり，関節裂隙の狭小化あり（残存関節裂隙 1/2 以下）（左下）
grade IV：著明な骨棘形成あり，関節裂隙の閉鎖箇所あり（右下）

び指示・助言が有益である．

非薬物療法と薬物療法の併用により疼痛緩和と機能改善が得られない症候性の膝 OA では，高位脛骨骨切り術や人工膝関節置換術が考慮される[5]．

理学療法評価とその解釈

1. 主観的情報（subjective information）

問診時の情報収集項目は，主訴，疼痛情報，活動参加情報，環境情報，自己管理情報である．疾患特異的 ADL・QOL 評価尺度であ

る KOOS を併用することで相互補完的に情報収集を行う[6].

1）主訴
疼痛，筋力低下，ROM 制限，関節安定性，変形などの訴えと活動制限との関連を確認する．

2）疼痛情報
強さと特徴を確認する．強さは，安静時痛，動作時痛，荷重痛を NRS（Numeric Rating Sacle）で数値化する．特徴は部位，増悪因子を確認する．特に強制伸展，深屈曲，荷重ストレスによる症状誘発の程度を把握する．

3）活動参加情報
しゃがみ動作，階段昇降，長距離歩行，生活様式，社会的参加の状況を確認する．

4）環境情報
普段使用する靴，家屋の整備状況，家族の協力度，退院直後の通院手段などについて確認する．

5）自己管理情報
治療目的，手術療法，薬物療法，非薬物療法などの理解度および減量，非薬物療法などの自己管理状況を確認する．

2. 客観的情報 (objective information)

疾患特異的な総合的評価尺度に，関節機能検査，パフォーマンステストを加えて膝関節の客観的検査を行う．理学療法遂行においては，立位アライメント，隣接関節機能も重要であり，立位姿勢および股関節，足関節，足部の検査を追加する．症例ごとに特定方向への運動の起こりやすさと症状誘発の関連について考察することは，理学療法を展開するうえで有益である．

1) Knee society clinical rating system[7]

疼痛,ROM,関節前後安定性,関節内外側安定性,膝関節屈曲拘縮(伸展制限),膝関節伸展不全,アライメント,歩行,階段,歩行補助具使用の総合的尺度である.

2) 日本整形外科学会変形性膝関節症治療成績判定基準(JOA knee score)[8]

疼痛,歩行,階段昇降,ROM,腫脹の総合的尺度である(資料a-12).

3) 関節機能検査

主観的情報で得た疼痛情報を触診で確認する.膝関節屈曲・伸展の構成運動ごとに,自動運動検査,他動運動検査,end feel 検査,関節の遊びの確認,等尺性抵抗運動検査を行う.また,膝関節伸展位・膝関節 30°屈曲位での靱帯検査を行う.

4) パフォーマンステスト

大腿四頭筋筋力を筋力計で計測する.立ち上がりテスト,10 m 歩行検査,TUG を行う.

5) 立位アライメント

前額面では大腿骨頭と足関節中心を結ぶ線(Mikulicz 線)と膝関節中心との距離,矢状面では重心位置と足圧中心を結ぶ線と膝関節中心との距離を確認し,膝関節にかかる関節モーメントを評価する(図 2-21).重心位置は,胸椎後弯の影響を強く受けることを考慮する.

6) 隣接関節機能

股関節伸展・内旋機能,膝伸展位での足関節背屈可動域,距骨下関節可動性,足部形態を確認する.矢状面運動,水平面運動に着目し,股関節と足関節機能を含めて特定方向への運動の起こりやすさを確認する.

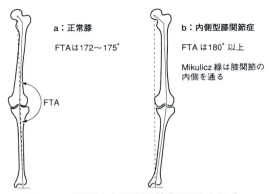

図 2-21 正常膝と内側型膝関節症のアライメント
大腿骨と脛骨のなす角の外側を測定し，これを膝外側角（FTA：Femorotibial Angle）と呼ぶ．破線は Mikulicz 線と呼ばれる股関節と足関節中心を結ぶ線で，この線を荷重線と仮定する

理学療法治療のポイント

　変形性膝関節症に対する理学療法治療では，局所への治療に加えて，足関節や股関節などの隣接関節を含めた全身的観点から評価と治療を行うことが重要となる．

　また，人工膝関節全置換術（TKA：Total Knee Arthroplasty）が選択された場合の周術期管理に関しては，皮切，手術侵入，使用機種，ドレーン留置，ドレッシング材，疼痛管理方法などが施設により異なるため，施設内で各職種の管理手順について情報共有しておくことが重要である．

1. 保存療法

1）ROM 練習

　膝関節に対する ROM 練習では，完全伸展位の獲得が重要となる．これは大腿脛骨関節においては靱帯による関節安定性が最も高まる肢位であり，膝蓋大腿関節障害においては関節内圧が最も低下する

肢位だからである．膝の伸展 ROM 練習では，重錘を使用した持続ストレッチが単純ではあるが有効である．

ROM 練習を行う際には，関節モビライゼーションにて，大腿脛骨関節・膝蓋大腿関節ともに十分な関節の遊びを確保しておくことで，少ない疼痛で ROM を拡大することができる．

隣接関節の ROM 確保も重要であり，特に足関節の背屈 ROM の確保，股関節の伸展 ROM の確保が重要となる．また，骨盤後傾位による重心の後方偏位がある場合には，ハムストリングや大殿筋，中殿筋，大腿筋膜張筋のストレッチング，胸椎の伸展 ROM の改善も考慮する．

2）筋力強化練習

膝関節の安定化に作用する大腿四頭筋強化を十分に実施する．また，歩行時に膝の側方動揺が見られる場合は，足部および股関節周囲筋，体幹の筋力強化を考慮する．

3）装具療法

膝装具には弾性素材を使用したサポーター型膝装具と，よりサポート力の強い支柱付きの機能的膝装具があるため，患者の症状および効果判定にもとづいて選択する．また，足底板を使用することで重心や関節運動を変化させ，疼痛を軽減させる効果が期待できる．内側型膝関節症では，外側楔状板を挿入するのが一般的であるが，厚さや形状については実際に評価を行いながら決定する．

4）物理療法

炎症軽減，疼痛軽減，軟部組織の伸張性改善などの目的にあわせ，温熱療法，寒冷療法，超音波療法を選択し運動療法と併用する．

5）有酸素運動

エアロバイクや水中歩行を行う．エアロバイクは歩行に比べて膝関節への物理的なストレスが少なく，水中歩行も同様にストレスの少ない有酸素運動として有効である．

6）患者教育

変形性膝関節症の病態について患者の理解を得ることは，ストレスコントロールを行ううえで重要である．疼痛程度にあわせた杖の使用や，膝の深屈曲位をとることが少ない洋式生活への変更などを指導する．また，BMI＞25 以上の肥満がある場合には減量が推奨されており，必要であれば栄養士と連携し食事指導を実施する．1 週間に 0.5～1 kg の減量を目標にする（1 日あたり 500～1,000 kcal のマイナス）．

2. 手術療法

当院では TKA で術後 3 週の入院を基本とし，約 1 時間／日で周術期理学療法を提供している．ここでは手術前介入，術後～術後 1 週，術後 1～3 週，術後 3～12 週，術後 12 週以降の 5 期に分けて TKA 術前後の理学療法治療と患者教育のポイントについて記載する．

1）手術前介入

手術への不安軽減と深部静脈血栓症，腓骨神経麻痺の予防策習得を目指す．術後理学療法を円滑に進めるためのオリエンテーションを行う．膝蓋骨モビライゼーション，膝関節伸展 ROM 練習，内側広筋収縮練習は手術前から指導を開始する．

2）術後～術後 1 週

術後全身状態と手術時の ROM を確認し介入する．安静時ポジショニング，深部静脈血栓症予防策を徹底しつつ，安全な環境下でセルフケア自立を目指す．疼痛，腫脹，出血，転倒に注意する．安静時痛 NRS 4 以上であれば疼痛コントロールの再検討を行う．術後 1 日目は，下肢挙上，アイシング指導に加えて，起居移乗動作，排泄関連動作を安全に遂行するための環境調整と動作指導を実施する．病棟で安全にセルフケアができることを確認したうえで，自動屈伸運動，大腿四頭筋収縮の再獲得に向けて指導を行う．

3）術後 1～3 週

術後 3 週で手術前同等のパフォーマンス再獲得を目指す．深部静

脈血栓症，感染徴候に注意を払う．関節機能向上，実用歩行の再獲得，自主練習習得に向けて，ROM 練習，大腿四頭筋強化練習，歩行練習を継続しつつ，理学療法時間以外の自主練習について指導し状況を確認する．術後2週の時点で膝関節屈曲角度90°に達していなければ麻酔下授動術を考慮する．

4）術後 3〜12 週

自己管理を中心に機能維持・改善をはかる．膝関節屈伸運動，大腿四頭筋筋力強化練習を中心とする．退院直後に膝関節機能低下が見られる症例が多いため，退院前に自己管理方法の指導を徹底する．初回外来受診時に膝関節屈曲角度90°未満である場合は，頻回に外来理学療法を行う．

5）術後 12 週以降

人工関節の弛みがなければ，基本的な非薬物療法である減量および ROM 練習，大腿四頭筋筋力強化練習を継続する．また，継続できる有酸素運動を指導する．減量への取り組み，ROM 練習，大腿四頭筋筋力強化，有酸素運動が順守できる症例においては，バランストレーニング，水中運動療法の追加を考慮する[9]．

EBM の活用

- 減量（BMI<25）および薬物療法と非薬物療法の併用が推奨される[5]．
- 初期段階から自己管理と患者主体の治療が重要である[5]．
- 症候性の膝 OA に関しては理学療法士による適切な運動療法および指示・助言が有益である[5]．

まとめ

膝 OA の周術期管理はチーム医療が主体であり，密に多職種と情報共有できる体制を整えることが重要である．術後理学療法を十分

に提供できる体制を確保することも重要である．TKA により疼痛軽減，関節機能向上が見込めるため，手術前以上のパフォーマンス獲得，QOL 向上を目指して理学療法を展開する．

文献

1) Yoshimura N, et al：Epidemiology of osteoarthritis in Japan：the ROAD study. *Clin Calcium* **21**：821-5, 2011
2) Zhang W, et al：EULAR evidence-based recommendations for the diagnosis of knee osteoarthritis. *Ann Rheum Dis* **69**：483-489, 2010
3) Altman R, et al：The American College of Rheumatology criteria for the classification and reporting of osteoarthritis of the knee. *Arthritis Rheum* **29**：1039-1049, 1986
4) KELLGREN JH, et al：Radiological assessment of osteo-arthrosis. *Ann Rheum Dis* **16**：494-502, 1957
5) Zhang W, et al：OARSI recommendations for the management of hip and knee osteoarthritis, Part Ⅱ：OARSI evidence-based, expert consensus guidelines. *Osteoarthritis Cartilage* **16**：137-162, 2008
6) Roos EM, et al：Knee Injury and Osteoarthritis Outcome Sore (KOOS)-development of a self-administered outcome measure. *J orthop Sports Phys Ther* **28**：88-96, 1998
7) Insall JN, et al：Rationale of the knee society clinical rating system. *Clin Orthop Relat Res* **248**：13-14, 1989
8) 腰野富久，他：OA 膝治療成績判定基準．日整会誌 **62**：901-902, 1988
9) Pozzi F, et al：Physical exercise after knee arthroplasty：a systematic review of controlled trials. *Eur J Phys Rehabil Med* **49**：877-92, 2013

✓チェックリスト

☐ 変形性膝関節症の3症状，3徴候がわかる．　　　☞ P111 へ

☐ Kellgren-Lawrence（K-L）分類の5段階グレードが説明できる．
　　　　　　　　　　　　　　　　　　　　　　　☞ P112 へ

☐ 膝関節モーメントを推測するための荷重線の設定ができる．
　　　　　　　　　　　　　　　　　　　　　　　☞ P115 へ

☐ 変形性膝関節症の人工膝関節全置換術後の周術期理学療法について時期別に説明できる．　　　　　　　　　　☞ P117 へ

12 膝半月板損傷

病態（症状）の特徴

　膝半月板は，荷重関節である大腿脛骨関節のショックアブソーバーと関節面潤滑，関節面適合をはかり，関節安定性に寄与しており，膝屈曲位での回旋動作や急な方向転換時に損傷することが多い．

　内側半月板はMCL（内側側副靱帯）に付着しているために可動性に乏しく，MCLおよびACL（前十字靱帯）損傷と合併する可能性が高い．一方で，外側半月板は内側半月板よりも可動性が大きいが，時に円板状半月板となっている場合があり，それによる弾発現象を生じることがある．

　半月板損傷の症状としては，膝関節裂隙の運動時痛があり，症状が強くなると歩行時の膝崩れ（giving way）が生じる．また，損傷が大きいものでは，膝関節の屈伸時に生じる関節の引っかかり感（catching）や，半月板が大腿骨に引っかかることで膝関節の屈伸が困難となるlocking現象が生じる場合がある．半月板が損傷すると，関節軟骨への衝撃吸収能が低下し，加齢的変化以上に軟骨の磨耗が速く進行し，高い確率で変形性膝関節症を呈することがわかっている[1]．治療を行ううえで重要視しておきたいポイントである．

診断と分類

　半月板の診断は，問診および理学所見，そして画像検査にて行われる．問診では受傷機転の聴取や関節裂隙部に出現する疼痛を確認する．理学所見では，裂隙部の圧痛所見の有無やMcMurrayテスト，内外反ストレステスト，Apleyテストなどの特殊テストが行われる（「膝関節の理学診断・評価」（p106）を参照）．

　画像検査では，MRI検査が有用であり，半月板損傷部位や断裂様式，変性部位の同定が可能である．

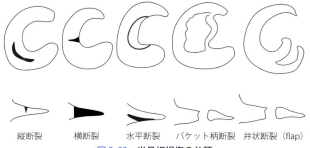

縦断裂　横断裂　水平断裂　バケット柄断裂　弁状断裂（flap）

図 2-22　半月板損傷の分類

半月板損傷は断裂様式によって分類され，縦断裂や水平断裂の他，弁状断裂（フラップ断裂）やバケット柄断裂（バケットハンドル断裂）などがある（図 2-22）．

医学的治療ポイント

半月板の治療には，保存療法と手術療法がある．第一選択は保存療法であり，消炎鎮痛剤やヒアルロン酸の関節内注射などの薬物療法や理学療法が行われる．保存療法が無効な場合や，頻回に catching や locking 現象が起こることで軟骨の摩耗が加速し，変形性膝関節症の出現リスクが高くなることが懸念される状況では，年齢的な要素も考慮しつつ手術療法が選択される．

手術療法には半月板縫合術と半月板切除術がある．半月板縫合術の適応条件は，単独半月板損傷で，断裂部位が血行の存在する半月板外周辺部（red-red zone，もしくは red-white zone）にあり，かつ縦断裂の場合である．縫合が可能な場合には縫合術が選択されるが，一方で縫合が不可能な場合でもまずは保存療法が選択され，可能なかぎり半月板を残すことを試みる．保存療法が無効な場合や頻回な locking 現象に難渋する場合には，関節鏡下に半月板の部分切除や全切除を行うというのが一般的な治療方針である（図 2-23）．

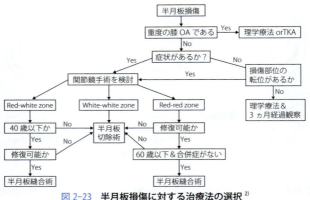

図 2-23 半月板損傷に対する治療法の選択[2]

理学療法評価とその解釈

1. 主観的情報 (subjective information)

1) 問診

問診では,受傷機転となった動作を確認する.外傷の場合は,受傷機転が明確であることが多いが,慢性的なストレスにより生じた障害の場合は,ADL動作の中に要因が存在することが多い.

半月板へのストレスが大きい動作として,外側半月板損傷では膝外反・回旋,内側半月板損傷では膝内反・回旋があり,しゃがみ動作や正座,あぐら,とんび座りなどを生活の中で行っていないかを確認し,生活指導を行う際の参考とする.

2) catching や locking 現象の確認

Catching や locking 現象の有無を確認し,頻回に出現するようであれば医師への受診を促し,手術適応について検討をしていただく.

3) 疼痛

疼痛部位とその大きさを NRS にて評価し,どのような動作で疼

痛が出現するかを確認する.

2. 客観的情報（objective information）

1）視診

a．アライメント評価
静止立位にて，膝の FTA（Femoral Tibial Angle）を確認する．内側半月板損傷は内反膝に，外側半月板損傷は外反膝に発症しやすい．

b．動的アライメント評価
動的場面における，膝の内外反などの不良アライメントの有無を確認する．踏み込み動作やスクワットなどにおける基本動作に加えて，主訴となっている生活動作やランニングやターン動作，ジャンプの着地などの競技動作でも評価を行う．

c．関節水腫の確認
関節水腫の有無と運動前後の変化を確認する．関節水腫の存在は，関節内での炎症を示唆しており，運動負荷などのストレスコントロールのための指標となる．

2）触診

a．筋スパズム
膝周囲の筋スパズムを確認することで過剰収縮，あるいは筋疲労の有無を推察することができる．特に，外側半月板に付着する膝窩筋と，内側半月板に付着する半膜様筋は，半月板の可動性を妨げる可能性があるため，必ずチェックを行う．

b．筋萎縮の有無
膝の安定性に関与する筋群の萎縮の有無を確認する．脱力時での触診の他，臥位や立位時に quadriceps setting を行わせた際の筋のボリュームを確認することも重要である．客観的指標として，大腿周径を計測しておく．

3）ROM
大腿脛骨関節における ROM 制限の有無を評価する．ROM 評価では，単に角度制限のみならず，正常な関節構成運動が生じている

かの評価も重要である．正常では屈曲最終域で下腿内旋，膝伸展最終時には下腿外旋が生じるが，スクリューホームムーブメントといわれるこれらの正常な関節構成運動が生じているかを評価する．

これらの関節構成運動が異常をきたしている場合には，屈曲・伸展の最終域で半月板の挟み込みが生じるなど，半月板に対するストレスの原因となる．

なお，突然出現した著明な屈曲・伸展の制限は，locking が整復されていない状態を示唆している．

4）関節の遊び（joint play）

大腿関節における関節の遊びを確認する．半月板損傷では，大腿脛骨関節の構成運動が異常をきたしている場合があり，その原因の1つとして関節の遊びの低下が考えられる．下腿の前後および側方，そして回旋の可動性を確認し，関節の遊びが減少している場合は，関節モビライゼーションの実施を考える．

一方で，関節の遊びが過剰な場合は構造的な関節不安定性が存在することを示しており，この場合は筋での代償機能獲得をはかるか，装具やテーピングの使用を検討する必要がある．関節の遊びが異常か否かについては，症状のない健側との比較が1つの参考となる．

5）隣接関節の評価

動的な不良アライメントを認めた場合には，その原因が隣接関節にないかを評価する必要がある．まずは，股関節と足関節におけるROMと筋力を評価し，不良肢位となる要因を探索する．

例えば knee in が見られる場合は，股関節では外転・外旋のROM制限や外転・外旋筋力の低下を評価し，足部では足関節の背屈制限や回外筋の筋力低下の有無を評価する．これらに機能低下が見られた場合は，運動療法での機能改善を考慮する．

6）臨床的評価指標（各種スコア）

臨床的評価指標には，半月損傷治療成績判定基準（JOA score）（**資料 a-14**）や，IKDC スコア，Lysholm knee scoring scale があり，治療効果判定として使用する．

7）逃避性（疼痛回避）歩行の有無

逃避性歩行の有無より，症状を推測することができる．例えば，giving way に対する逃避性歩行では，踵接地時に膝を屈曲させて歩いている場合があり，一方で locking 現象がある場合には，全歩行周期で膝が屈曲位となり，つま先立ちで歩いている場合がある．

理学療法治療のポイント

半月板損傷における理学療法のポイントは，正常な膝機能の獲得と，半月板へのストレスコントロールである．

正常な膝機能獲得とは，半月板の正常な可動性の確保と膝関節の構成運動の正常化である．よって，半月板に付着する周囲組織の柔軟性と筋機能改善に加えて，大腿脛骨関節の ROM や筋機能（筋力および協調性）も改善していく必要がある．

また，保存療法，手術療法を問わず，関節面の適合・潤滑・圧拡散といった半月板の機能は受傷前以下となるから，その後の軟骨磨耗の継時的変化および退行性変化を視野に入れ，関節周囲の十分な筋力回復とともに全身的観点からのアライメント修正や減量，生活指導などによって，損傷半月板へのストレス軽減をはかることが重要なポイントである．

1. 保存療法

1）ROM 練習

膝関節に対する ROM 練習では，正常な関節構成運動の獲得を念頭に，正常可動域の獲得を目指す．特に膝関節の完全伸展を獲得することは，立位・歩行動作の改善にとって重要である．これは，大腿脛骨関節において靱帯による関節安定性が最も高まる肢位であり，膝の内外反や回旋運動を制動することができるためである．

ただし，半月板の引っかかりに伴う疼痛がある場合には暴力的な ROM 練習は避け，膝周囲のスパズムの除去や関節の遊び（joint play）の正常化をはかりながら，愛護的に ROM を改善させていく．

2）関節モビライゼーション

関節の遊びが低下している場合に実施する．障害されている関節構成運動を評価し，正常化に必要な可動性を獲得する．

3）その他の徒手療法

半月板の可動性を改善するために，半月板に直接付着する半膜様筋や膝窩筋のリラクゼーションを実施する．また，間接的に半月板の可動性に影響を与える膝蓋下脂肪体など，膝周囲の組織の柔軟性を改善させることも重要である．

4）筋力強化練習

膝関節の安定化に作用する大腿四頭筋強化を十分に実施する．また，歩行時に膝の側方動揺が見られる場合は，足部および股関節周囲筋，体幹の筋力強化を考慮する．

5）装具療法

関節不安定性が見られる場合は，膝装具の使用を考慮する．また，足底板を使用することで重心や関節運動を変化させ，疼痛を軽減させる効果が期待できる．

6）物理療法

物理療法は，半月板に対する直接的な効果を期待するというよりも，周囲筋のリラクゼーションや軟部組織の伸張性改善など運動療法の補助として使用する．炎症軽減，疼痛軽減などの目的にあわせ，温熱療法，寒冷療法，超音波療法などを選択する．

7）運動療法

生活動作や競技動作における動的不良アライメントの修正を行う．内側半月板損傷では内反・外旋運動の制動が，外側半月板損傷では外反・内旋運動の制動がポイントとなり，不良アライメントの原因を全身的な評価から推察しアプローチを行っていく．

臨床で多い例としては，例えば動作時に膝の外反動揺が見られる場合は，股関節の外転・外旋筋力の低下，体幹機能の低下，足部のアーチ機能低下による過回内運動を認める場合があり，一方で膝の

内反動揺が見られる場合は，股関節の外転筋力・体幹機能低下による骨盤の外側シフトを認める場合がある．これらの機能低下の有無を評価し，改善させることで動的不良アライメントの修正をはかる．

8）患者教育

ストレスコントロールを行ううえで患者教育は重要である．しゃがみ動作やあぐら，正座のように膝の深屈曲や回旋運動を伴う動作は行わないように指導をし，必要であれば洋式生活への変更などを提案する．また，肥満がある場合には減量を推奨する．

2. 手術療法

手術後の理学療法では，半月板切除術と縫合術で内容が異なる．特に，縫合術では縫合部が安定するまでに3カ月程度の期間が必要となるため，固定期間や荷重開始時期，ROM練習の範囲にいたるまで，切除術よりも遅れてプログラムが進行する．2015年現在，当院で実施されている各手術後のプロトコールを表2-23，24にまとめる．

半月板の縫合部は瘢痕治癒するため，その力学的強度は弱く，スポーツ活動再開後に再断裂をきたす可能性があることを考慮し，損傷リスクとなる動作の修正や患者指導を十分に行っておく．

EBMの活用

・早期からの膝関節運動は半月板の代謝・栄養に必要な関節液の循環，拡散を促し，半月板の修復・治癒を促す．
・大腿四頭筋の筋力改善により，大腿脛骨関節における荷重圧分布の均一化が改善され，半月板などへのストレス偏在が改善される．
・半月板損傷に対する運動療法は，保存療法および手術療法後のいずれの場合においても，疼痛，下肢機能を改善させる[2)3)]．

表 2-23 **半月板切除術プロトコール**

	ope 前	phase 1	phase 2	phase 3
		1〜6 日	1〜4 週間	1〜2 カ月
組織状態		炎症期	表層組織が修復する過程	半月板組織の修復期間
目的	術後の回復過程を測るための指標として情報を収集.	疼痛の克服, 浮腫の軽減と修復治癒の促進, 筋機能の維持.		スポーツ復帰
	術後のリハビリに対して患者の理解を得る(早期荷重, 禁忌肢位の確認).			再損傷予防
目標	健側同等の ROM・筋力の獲得	完全可動域		スポーツ復帰
		痛みに応じて全荷重開始(正常歩行の獲得).		大腿四頭筋筋力健側比 90%
		痛みと腫れの予防		
治療 (参考プログラム)	ROM 練習 筋力強化練習 OKC CKC 協調性トレーニング スポーツトレーニング	ROM 練習 ────▶ patella setting ─▶ SLR 運動 ──────▶ レッグカール ──────────────────▷ 　　　　レッグエクステンション ──────▷ エアロバイク ───────────▷ 　　スクワット(膝回旋, 深屈曲注意) ────▷ 　　片脚踏み込み(膝回旋注意) ──────▷ 足趾運動 ─ 不安定板 ─ バランススクワット ▷ 　　　　両脚ジャンプ ─ 片脚 ─────▷ 　　　　　　　　ジョギング ─────▷		
備考			関節水腫が増悪する場合は負荷を下げる.	
		膝回旋, 内外反, 深屈曲に注意.	ウェイトトレーニング, 敏捷性トレーニング, スポーツ特性トレーニングの導入.	

表 2-24 半月板縫合術プロトコール

	ope 前	phase 1	phase 2	phase 3	phase 4	phase 5
		1〜6日	1〜4週間	1〜2カ月	3カ月	4〜5カ月
組織状態		炎症期	表層組織が修復する過程	半月板組織の修復期間	組織の修復完了	
目的	術後の回復過程を測るための指標として情報を収集.	疼痛の克服,浮腫の軽減と修復治癒の促進,筋機能の維持.			スポーツ復帰準備	
	術後のリハビリに対して患者の理解を得る(段階的荷重,禁忌肢位の確認).				再損傷予防	
目標	健側同等のROM・筋力の獲得	完全伸展,屈曲90°	完全伸展,屈曲120°	完全可動域	ジョギング可能	スポーツ復帰
		松葉杖歩行(完全免荷.装具装着下)	部分荷重開始(装具装着下)	全荷重開始(正常歩行の獲得)		大腿四頭筋筋力健側比90%
		痛みと腫れの予防				
治療(参考プログラム)	ROM練習	CPM 膝蓋骨モビライゼーション	ストレッチ, ROM練習 ──────▶			
	筋力強化練習	patella setting ──────▶				
		SLR運動				
	OKC	レッグカール ──────▶				
		レッグエクステンション ──────▶				
				エアロバイク ──────▶		
	CKC			スクワット(膝回旋,深屈曲注意) ──────▶		
				片脚踏み込み(膝回旋注意) ──────▶		
	協調性トレーニング	ボール転がし	壁踏み	バランススクワット ──────▶		
	スポーツトレーニング				両脚ジャンプ ── 片脚 ──	
					ジョギング ──────▶	
備考		立位運動時は装具装着	荷重時は装具装着		ウェイトトレーニング,敏捷性トレーニング,スポーツ特性トレーニングの導入	
			膝回旋,内外反,深屈曲に注意			

まとめ

- 半月板損傷は，膝関節の回旋や深屈曲，内外反にてストレスを受け損傷されることが多い．
- 半月板損傷後の理学療法では，正常な膝機能（ROM，筋機能）の獲得と，半月板へのストレスコントロールが重要となる．
- 半月板損傷に対する手術後の理学療法では，半月板切除術と縫合術で進行プログラムが異なる．
- 半月板損傷後は，保存療法・手術療法を問わず，半月板機能の低下に伴う経時的な退行性変化を視野に入れて介入を行う．

文献

1) Engund M：Meniscal tear a feature of osteoarthritis. *Acta orthop scand supple* **75**：1-45, 2004
2) Mordecai SC, et al：Treatment of meniscal tears：An evidence based approach. *World J Orthop* **5**：233-241, 2014
3) Osteras, H：Medical Exercise Therapy is Effective After Arthroscopic Surgery of Degenerative Meniscus of the Knee：A Randomized Controlled Trial. *J clin Med Res* **4**：378-384, 2012

✓チェックリスト

- [ ] 半月板損傷の発生メカニズムを説明せよ． ☞ P120 へ
- [ ] 半月板損傷における，医学的治療方法には何があるか． ☞ P121 へ
- [ ] 半月板損傷における理学療法のポイントを述べよ． ☞ P125 へ
- [ ] 半月板損傷後に変形性膝関節症の発症リスクが高くなる理由を説明せよ． ☞ P120 へ
- [ ] 半月板損傷の手術療法の種類と，その後の後療法（プロトコール）の違いを説明せよ． ☞ P127 へ

13 膝靱帯損傷

病態（症状）の特徴

　膝靱帯損傷は，膝関節亜脱臼・脱臼の結果生じたものであり，半月板，関節軟骨，軟骨下損傷を合併していることが少なくない．また，単独損傷であっても受傷後の機能回復がはかられないまま膝関節を酷使した場合，giving way（膝くずれ）を反復し，上記合併症を誘発，悪化させ，時には若年性二次性変形性膝関節症にまで至る場合がある．

　受傷機転としては，スポーツや事故による外傷で発生する頻度が高く，ノンコンタクトスポーツではジャンプ着地時や切り返し動作などで体勢を崩した際に，膝に過度な運動が強制されるなどの間接的な外力で受傷する場合が多い．一方でコンタクトスポーツでは，ラグビーでのタックルや柔道で技を仕掛けられた場合など，直接的な外力によって受傷する場合が多い．

　前十字靱帯（ACL：anterior cruciate ligament）損傷は，膝軽度屈曲・外反・外旋位いわゆる knee-in, toe-out や膝過伸展位で受傷する例が多く，giving way，膝関節不安定感，筋脱力に起因する浮遊感，前方へのランニング時の不安感などが特徴である．後十字靱帯（PCL：posterior cruciate ligament）損傷は，膝屈曲位での転落や交通事故でダッシュボードに強打することで受傷する例が多く，ACLほど自覚症状は強くないが，階段昇降時の不安定感などを呈する．内側側副靱帯（MCL：medial collateral ligament）損傷は，膝外反・外旋位強制ストレスで受傷する例が多く，膝関節不安定感，方向転換時の不安定感を呈する．外側側副靱帯（LCL：lateral collateral ligament）損傷は交通事故やラグビーのタックルなどで膝内反・内旋位を強制された場合に受傷する例が多いが，単独での損傷は稀であり，後方関節包を含む後外側支持機構の損傷を合併する場合が多い．

表 2-25 主な靱帯の受傷機転と症状

損傷靱帯	受傷機転の例	損傷肢位	症状
前十字靱帯損傷 (ACL損傷)	ジャンプの着地で膝がガクッとなった.	膝軽度屈曲・外反・外旋位 膝軽度屈曲・内反・内旋位 膝過伸展位	膝崩れ（giving way） 階段降段時などの膝不安定感 （前方動揺性）
後十字靱帯損傷 (PCL損傷)	車のダッシュボードで下腿前面を打撲した.	膝過伸展位 脛骨の後方押し込み	階段昇降時の不安定感（後方動揺性） ※ACL損傷より自覚症状は少ない.
内側側副靱帯損傷 (MCL損傷)	柔道で大外刈りをされて，膝が内側に入るようにひねった.	膝外反・外旋位	膝内側部の疼痛 方向転換時などの膝不安定感 （膝外反動揺性）
外側側副靱帯損傷 (LCL損傷)	相手が膝の内側から倒れ込んできた.	膝内反・内旋位	膝外側部の疼痛 方向転換時などの膝不安定感 （膝内反動揺性）
後外側構成体損傷	ラグビーで相手が膝の前からタックルをしてきて，膝が過伸展位となった.	膝過伸展・下腿内旋位 膝屈曲・外旋位で脛骨後方押し込み	膝崩れ（giving way） 膝伸展位での脱力感 階段昇降時の不安定感

診断と分類

　膝靱帯損傷の診断は，問診および理学所見，画像検査にて行われる．問診では受傷機転や症状の聴取が重要となる（**表 2-25**）．理学所見では各種ストレステストによる疼痛誘発や関節不安定性を評価することで，損傷された靱帯を推察することができる（**表 2-26**）．急性期では炎症，疼痛，ROM制限，跛行などの症状が見られ，ランニング，ジャンプ，カッティング動作などが障害される．

　画像所見ではMRIが有用であり，靱帯損傷の重症度や合併症の有無を確認することができる．また，単純X線検査では剥離骨折の有無を，ストレスX線検査では関節の不安定性をより客観的に評価することができる．関節不安定性を客観的に評価する方法としては，定量的膝前方不安定性測定器（KT-1000またはKT-2000 knee arthrometer）を使用した検査もある．

　関節穿刺では，膝蓋骨脱臼や骨軟骨骨折が除外され，なおかつ穿刺液表層に脂肪滴がなく，関節血腫（約20 ml）を認める場合には

表 2-26 靭帯に対する特殊テスト

損傷靭帯	検査名	方法	陽性所見
前十字靭帯損傷 (ACL 損傷)	前方引き出しテスト	患者に腹臥位をとらせ,膝屈曲 90°の状態で下腿を把持し,下腿を前方に引き出す.	健側と比べて 6 mm 以上の脛骨前方移動があれば陽性.
	ラックマンテスト (Lachman test)	患者に背臥位をとらせ,膝関節 30°屈曲,軽度外旋位の位置にて,脛骨の前方引き出しを行う.	陽性所見では end feel が soft で,かつ前方移動量が大きい(通常は end feel が hard な靭帯由来の制限を触知する).
	pivot shift test	左膝に行う場合,検者の左手で足部または下腿遠位部を把持して内旋し,右手の手掌を下腿の近位外側後方にあて,外反および脛骨の前方押し出しを加えつつ,伸展位から屈曲していく.	陽性の場合,屈曲 30°付近で突然ガクッと脛骨の外旋後方滑りが起こり,整復される.
	N-test	左膝に行う場合,検者の左手で足部または下腿遠位部を把持して内旋し,右手を患者の右膝外側に置いて母指を腓骨頭後方にあて,外反・内旋方向に力を加えながら膝を 90°屈曲位から徐々に伸展させる.	膝関節屈曲 40〜20°の付近で瞬間的にガクッと脛骨の内旋かつ前方への滑りが触知され,患者が脱臼不安感を訴える.
後十字靭帯損傷 (PCL 損傷)	後方引き出しテスト	膝屈曲位(70〜90°)で脛骨を後方へ押し込む.	健側と比べて過度な脛骨後方移動があれば陽性.
	後方落ち込み徴候 (Posterior sag sign)	患者を股関節屈曲 45°,膝屈曲 70〜90°の背臥位とする.	脛骨近位端の後方への落ち込み(sag sign)が見られたら陽性.
外側側副靭帯損傷 (LCL 損傷)	内反ストレステスト	患者は背臥位とする.膝関節に内反方向へのストレスを加える.完全伸展位と 20〜30°屈曲位で行う.	痛みや緩みが見られる場合に陽性とする(膝完全伸展位では,LCL の他に ACL や PCL が緊張する肢位であるため,これらの断裂も疑われる.膝屈曲 30°での内反では主に LCL が緊張をするため,これらの損傷を疑う).
内側側副靭帯損傷 (MCL 損傷)	外反ストレステスト	患者は背臥位とする.膝関節に外反方向へのストレスを加える.完全伸展位と 20〜30°屈曲位で行う.	痛みや緩みが見られる場合に陽性とする(膝完全伸展位では,MCL の他に ACL や PCL が緊張する肢位であるため,これらの断裂も疑われる.膝屈曲 30°での外反では主に MCL,PCL が緊張をするため,これらの損傷を疑う).
後外側構成体	内反ストレステスト	患者は背臥位とする.膝関節に内反方向へのストレスを加える.完全伸展位と 20〜30°屈曲位で行う.	痛みや緩みが見られる場合に陽性とする.膝屈曲 30°で陽性の場合は,LCL 単独損傷を疑う.膝完全伸展位で陽性の場合は,後外側構成体の広範な損傷や PCL 損傷の合併を疑う.
	Dial test	患者を腹臥位とし,膝屈曲 30°と 90°の肢位で下腿を外旋することで,膝関節の後外側への不安定性を健側と比較する.	過度な外旋が見られる場合に陽性とする.屈曲 30°のみで外旋が大きい場合は後外側構成体の損傷を疑う.屈曲 30°に加えて,屈曲 90°でも外旋が大きい場合は,PCL 損傷の合併を疑う.

表 2-27 靱帯損傷の重症度（American Medical Association：AMA 分類）

Ⅰ度	靱帯内の部分的損傷があるが，ほぼ靱帯本来の長さを保持． 関節不安定性なし． 機能的にはほぼ正常と考えられるもの．
Ⅱ度	靱帯のかなりの部分が損傷，靱帯の一部線維の連続性あり 関節不安定性を認めるが，end point が確かなもの．
Ⅲ度	靱帯の完全断裂． 関節不安定性が強い．

ACL 損傷や PCL 損傷を疑う．

靱帯損傷の重症度は，断裂の大きさや関節不安定性の程度によって分類される（**表 2-27**）．

医学的治療ポイント

靱帯損傷に対する治療には保存療法と手術療法があり，損傷された靱帯の種類や損傷程度，合併損傷の有無，その他にも年齢や活動性によって治療方法が選択される（**図 2-24**）．

ACL 損傷では，不全断裂の場合や完全断裂でも滑膜による被覆が温存されているものは保存療法が選択される場合が多い．一方で，完全断裂では，若年者・スポーツ選手の場合には靱帯再建術が，中高年者である場合には保存療法が行われるのが一般的である．再建術を行うタイミングは，受傷からおよそ 2～3 週間後で，膝蓋腱や膝屈筋腱（薄筋健，半腱様筋腱）などを用いた再建術を行う．

MCL 損傷では自然治癒力が高いため，ほとんどの場合で保存療法が選択される．

PCL 損傷では，まずは保存療法が選択され，後方への不安定性が大きい場合には再建術が考慮される．

LCL 損傷でも基本的には保存療法が選択されるが，内反不安定性が重度の場合には再建術が考慮される．

後外側構成体の損傷では，症状が軽度の場合には保存療法，膝の内反および外旋不安定性が大きい場合は，手術療法が選択される．

これらの靱帯損傷が複合的に生じている場合は，損傷程度や合併

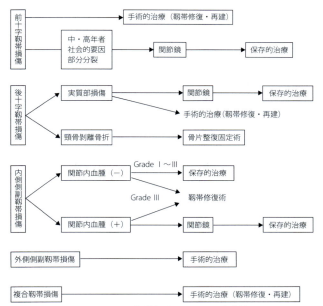

図 2-24 **新鮮靱帯損傷に対する治療方針**
〔堀部秀二:靱帯損傷(捻挫),整形外科痛みへのアプローチ 膝と大腿部の痛み(寺山和雄,片岡治監修),p.125, 1996,南江堂より許諾を得て転載〕

している損傷靱帯の組み合わせにもよるが,関節不安定性が大きい場合には靱帯再建術が選択される場合が多い.

理学療法評価とその解釈

1. 主観的情報(subjective information)

1)問診

患者の主訴から障害されている生活動作やスポーツ動作を確認し,関節機能障害との関連性を考える.特に,靱帯損傷においては疼痛の他に動作時における関節不安定性の存在を確認し,頻回に

giving way が生じる場合は装具の使用も考慮する.

2) 疼痛

疼痛の部位や大きさを確認することで，炎症の程度や生活動作への影響を推察することができる．損傷された靱帯由来の疼痛に加え，それ以外の部位に疼痛が出現している場合は，合併損傷や筋性痛の可能性を疑い，必要なプログラムを追加する．

2. 客観的情報（objective information）

1) 視診

動的場面におけるアライメントを確認し，膝の内外反などの不良アライメントの有無を確認する．特に，靱帯の損傷肢位となっていないことを確認することが重要である（表 2-25）．踏み込み動作やスクワット動作，ジャンプの着地やターン動作などの際に，膝蓋骨と足先の向きが一致しているか否かを確認し，運動療法にてこれらの動的アライメントを修正していく．

2) 触診

触診では，圧痛所見を確認する．ACL および PCL には明確な圧痛点は確認されないが，MCL，LCL については，それぞれ内外側の関節裂隙の靱帯走行部位に顕著な疼痛が認められる．特に，腫脹・発赤・熱感・疼痛，機能障害のいずれかが認められる場合は，炎症があると判断し消炎治療の必要性を考える．

損傷された靱帯の周囲の筋にはスパズムを認めることが多く，筋性疼痛や ROM 制限の要因となる．

3) ROM

屈曲および伸展可動域を確認し，制限が存在する場合は，end feel を確認する．End feel が soft であれば筋性，hard になるほど靱帯や関節包性の制限を疑う．急性期で疼痛が強い時期は筋による防御性の制限が出現し，関節水腫がある場合には膝関節包パターンでの制限が出現することが多い．一方で，陳旧性の場合や術後であれば，関節構成体の拘縮や創部の癒着による制限が見られる．

4）関節の遊び（joint play）

靱帯損傷の場合は関節不安定性による過可動性（hypermobility）を認める．関節不安定性がある場合には，代償作用のある筋群の強化を積極的に行う必要性がある．関節の遊びを確認する際には，検査自体が損傷靱帯にストレスがかかるものであることを念頭に置き，術直後や損傷直後などはもちろん，靱帯組織が安定しない時期は実施しないなど細心の注意を払う必要がある．

5）パフォーマンス検査

競技復帰の指標として実施する．Triple jump test（3段跳び），stair-hopple test（階段跳び），one leg hop test（片脚跳び）などがある．靱帯の修復がある程度完了する3カ月以降に，必ず医師の許可を得てから行う．十分な筋力がない状態で実施すると危険なため，短い距離から段階的に実施する．

6）臨床評価指標（各種スコアなど）

「膝関節の理学診断・評価」（p97）参照．

理学療法治療のポイント

靱帯損傷後における理学療法のポイントは，損傷靱帯の治癒を阻害せずに膝機能改善をはかることである．そのためには，損傷された組織や程度を十分に把握しておくことと，治癒状況やそれに伴う安静度を適時確認しながら理学療法を進めていくことが重要である．

膝機能では，損傷された靱帯を保護，もしくはその機能を補償する働きのする筋機能の改善が重要となる．それらは，靱帯と類似する走行をする筋群のことであり，具体的には前十字靱帯であればハムストリング，後十字靱帯であれば大腿四頭筋，内側側副靱帯であれば薄筋などの鵞足，外側側副靱帯であれば大腿筋膜張筋や大腿二頭筋が類似の走行をしており，特に動的場面における同方向への制動機能を有している．

以下に時期別の理学療法の概要を述べるが，具体的な時期や期間は損傷程度や術式によって異なるため，医師と緊密な情報共有を行

いながら進めていく.

1. 急性期（術前，受傷後・術後2週間目頃まで）

受傷後または術後の急性期では，消炎鎮痛と二次的合併症の予防が重要となる．再建術後であれば創部の癒着と組織の滑走性改善もあわせて行う．靱帯が伸張位とならないように配慮をしながら慎重にプログラムを実施する．

1）疼痛除去，炎症抑制
① RICE〔患部の安静（Rest），冷却（Icing），圧迫（Compression），挙上（Elevation）〕の徹底．
② knee brace などの装具を使用し，患部の安静を保持する．
③ 消炎効果が期待できる物理療法を使用（アイシングシステム，超音波療法など）．

2）ROM 練習
① 損傷靱帯を伸張しないように留意しながら，他動運動から医師の指示にあわせて自動運動へと進めていく．
② 患部外である膝蓋大腿関節のモビライゼーションを実施．
③ 荷重・歩行に備え，足関節の背屈 ROM を十分に確保しておく．
④ 術後であれば，創部の癒着剥離を徒手的に実施する．特に，関節鏡のポータル挿入部である膝蓋下脂肪体の癒着は必発であるため，皮膚縫合部を伸張しないように配慮をしながら早期よりモビライゼーションを実施する．

3）筋萎縮予防
① 等尺性運動を中心に実施．損傷靱帯と同じ走行をしている筋群に対して収縮練習行う．特に，萎縮を起こしやすい内側広筋に対しては，徹底して patella setting を行う．
② EMS（Electrical Muscle Stimulation）にて筋に対する刺激を行う．
③ ACL 損傷に対して早期から SLR 運動を行う場合は，ハムストリングの同時収縮を行った状態で実施することで前方剪断力を減ずることができる．

4）神経筋トレーニング
① 背臥位や座位で行える神経筋トレーニングを実施する．
② 関節位置覚の再教育を行う．

5）歩行練習
① 装具装着下にて，許可された荷重範囲内で実施．
② 不良肢位とならないように，正常歩行を早期から意識する．

2. 亜急性期（受傷・術後6週目頃まで）

　正常可動域の獲得と正常歩行の獲得を目標に運動療法を実施する．靱帯の脆弱性は残存しており，再受傷しやすい時期であるため，患者への注意喚起も含めて，靱帯への伸張ストレスには引き続き配慮を行う必要がある．

1）疼痛除去
① 圧痛が存在している場合は，アイシングを継続．
② 物理療法（超音波療法，電気療法など，鎮痛効果が認められる場合のみ）．
③ 膝関節周囲筋のスパズムを除去．

2）ROM練習
① 正常可動域の獲得を目標に実施する．膝の生理的な関節運動を重視し，過度な靱帯伸張位とならないように注意する．完全伸展獲得を目指すが，特にACL損傷では過伸展に注意する．
② 創部の癒着剥離と膝蓋下脂肪体のモビライゼーションを実施．

3）筋力強化練習
① 靱帯への伸張ストレスに配慮をしながらも，運動負荷を上げて筋力強化を実施する．
② 下腿遠位部への抵抗負荷は靱帯に加わる剪断力が大きいため，抵抗は下腿近位部へ加える．
③ OKC（Open Kinetic Chain）での運動では，筋収縮による靱帯への剪断力を防ぐために，運動を行う関節角度に配慮する．例えば

ACL損傷であれば,膝関節屈曲30°での大腿四頭筋強化で最も前方剪断力が強くなるため,屈曲角度70〜90°の範囲内にて実施する.
④ CKC (Closed Kinetic Chain) での運動は,筋の同時収縮が得られるために比較的安全な運動とされており,初期にはハーフスクワットから開始し,徐々に60°程度まで屈曲角度を増やしていく.

4) 神経筋トレーニング

荷重下でのバランス練習を実施する.座位から徐々に平行棒内でのバランス練習へと進めていく.

3. 回復期(受傷・術後12週目頃まで)

日常生活の正常化を目標とする.積極的な筋力強化練習を行い,健側比60〜70%以上の獲得を目標とする.ACL再建術後の場合,術後3カ月までの期間は移植腱と骨との結合が不十分であり,移植腱の抜去やゆるみに配慮をする必要がある.

1) ROM練習
① 膝関節完全伸展・完全屈曲の獲得・維持を目標に,ストレッチを継続する.ただし,半月板損傷がある場合には無理に深屈曲を行わないようにする.

2) 筋力強化練習
① トレッドミルでの歩行,knee bent walkingを実施する.
② forward lungeや片脚での1/4スクワットなど,片脚でのCKC運動を始める.この際,膝の内外反や内外旋などが生じぬよう,正しい動的アライメントを意識して実施する.
③ 膝周囲筋に対するCKC運動も積極的に実施する.

4. 慢性期(受傷・術後12週目以降)

損傷腱や移植腱が安定する時期であり,積極的な運動が可能となる.職場完全復帰および段階的に競技復帰を目指していく.修復が

完了していても移植腱の強度は健側よりも劣るといわれており，運動負荷は必ず筋力測定値を参照しながら上げていく．筋力指標では，健側比の他に WBI（Weight Bearing Index）も参照とする．

競技復帰には，筋力およびパフォーマンス検査が健側比 100％以上となることが好ましいとされている．

筋力強化練習
① OKC，CKC ともに，積極的に実施する．
② 大腿四頭筋筋力が健側比 70％以上でランニング開始．80％以上でダッシュ開始．
③ 術後 20 週で大腿四頭筋 80％以上を目安に，アジリティ・トレーニングや，競技特異性トレーニングを段階的に開始．
④ プライオメトリックトレーニングも，動的アライメントに注意しながら低負荷より段階的に開始する．

注1）WBI も参照にすること．WBI では，ジョギング程度で 0.6 以上，ジャンプやダッシュ，ターンなどの激しい運動を不安なく行うためには 0.9 以上の WBI が必要である．
注2）実際の開始基準については，必ず医師に確認をすること．

EBM の活用[2)3)]

・股関節・体幹を含めた下肢神経筋トレーニングは，損傷予防に有効である．
・ACL 再建術後の後療法では OKC よりハムストリングの同時収縮が得られる CKC のほうが勧められていたが，術後 6 週からは CKC に OKC を追加することで CKC 単独よりも膝安定性に影響を与えずに，より早期のスポーツ復帰が可能となったという報告がある．

まとめ

・膝関節靱帯損傷では，損傷された靱帯の種類や損傷程度，合併損

傷の有無，その他にも年齢や活動性によって治療方法が選択される．
・靱帯損傷の理学療法のポイントは，損傷靱帯の治癒を阻害せずに膝機能改善をはかることであり，十分な病態理解と医師との緊密な連携が重要である．

文献
1) 寺山和雄，他（監），鳥巣岳彦，他（編）：膝と大腿部の痛み．南江堂，p125，1996
2) Gregory D. Myer：Trunk and hip control neuromuscular training for the prevention of knee joint injury. clinics in sports medicine, 2008
3) 日本整形外科学会診療ガイドライン委員会/前十字靱帯（ACL）損傷診療ガイドライン策定委員会（編）：前十字靱帯（ACL）損傷診療ガイドライン．南江堂，2012

☑チェックリスト

- [ ] 靱帯損傷の重症度を示した，AMA分類を説明せよ． ☞ P134へ
- [ ] 靱帯損傷の理学療法のポイントを述べよ． ☞ P137へ
- [ ] 損傷靱帯や移植腱が安定する時期は，何週目以降か． ☞ P140へ
- [ ] パフォーマンス検査にはどのようなものがあるか． ☞ P137へ
- [ ] パフォーマンス検査を実施する場合の注意点を述べよ．
  ☞ P137へ

one point コラム　後外側構成体とは？

　後外側構成体とは，膝の後方および外側を支持する組織の総称であり，膝の内反制動および外旋制動を担っており，解剖学的に3層に分かれる．

　第1層は，膝蓋骨外側より外側伸筋支帯，腸脛靱帯，大腿二頭筋よりなり，第2層は，前方より外側広筋膜，外側側副靱帯（LCL）よりなる．第3層は，ファベラ腓骨靱帯，膝窩筋腱，膝窩筋腱・腓骨靱帯，弓状膝窩靱帯，関節包などから構成される．後外側構成体が損傷されると，膝の後外方回旋不安定性（PLRI：Posterolateral Rotatory Instability）が出現し，内反・外旋方向の可動性が過剰となる．

　膝の回旋不安定性には他にも **Fig.** のようなものがあり，それぞれの領域を走行している靱帯や腱，関節包の損傷によって，大腿骨に対する脛骨の過剰な運動が生じる．

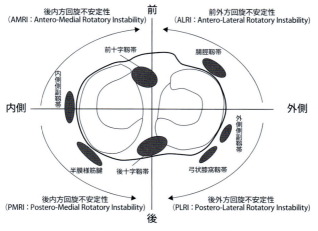

Fig.　膝関節の靱帯と関節不安定性

14 腰部の理学診断・評価

各疾患の特徴

腰痛の原因はさまざまであり，脊椎に特異的な異常を認めるものと，それらの所見を認めないものとに大別される．脊椎に特異的な異常を認めるものとして，脊柱管狭窄症や椎間板ヘルニアなどが挙げられる（表 2-28）．一方で，脊椎に特異的な異常を認めず，明らかな原因が特定できないものを，非特異的腰痛と呼び，腰痛全体の85％を占めるとされている[1]．

ここでは特異的疾患のうち，臨床でよく遭遇する疾患（表 2-29）を中心に述べていく．

診断と分類

腰痛の診断は，問診と理学所見を中心に行われ，必要に応じて画像検査が実施される．問診で痛みの発症機序や部位・性状などを聴取することで，ある程度の推測が可能となり，それに理学所見を組み合わせ，疾患の特徴と照らしあわせながら疾患を絞り込んでいく（表 2-30，図 2-25）．

また，腰痛はつねに単一の疾患から生じているとはかぎらず，疾患が重複している可能性があることも念頭に置いておく必要がある．例えば，椎間板の変性が進行していると椎間関節や椎体にも変性が存在している可能性があり，さらに脊柱管や椎間孔の狭窄も出現している場合がある（図 2-26）．

よって，腰痛の診断では，複合的に評価を実施していくことが重要となる．

表 2-28 **腰痛の原因別分類**（文献 2）より引用）

脊椎由来
　腰椎椎間板ヘルニア
　腰部脊柱管狭窄症
　分離性脊椎すべり症
　変性脊椎すべり症
　代謝性疾患（骨粗鬆症，骨軟化症など）
　脊椎腫瘍（原発性または転移性腫瘍など）
　脊椎感染症（化膿性脊椎炎，脊椎カリエスなど）
　脊椎外傷（椎体骨折など）
　筋筋膜性腰痛
　腰椎椎間板症
　脊柱靱帯骨化症
　脊柱変形など

神経由来
　脊髄腫瘍，馬尾腫瘍など

内臓由来
　腎尿路系疾患（腎結石，尿路結石，腎盂腎炎など）
　婦人科系疾患（子宮内膜症など），妊娠
　その他（腹腔内病変，後腹膜病変など）

血管由来
　腹部大動脈瘤，解離性大動脈瘤など

心因性
　うつ病，ヒステリーなど

その他

表 2-29 **臨床で遭遇する疾患**

疾患名	特徴
腰椎椎間板症	椎間板の変性によって疼痛が生じている状態をいう．座位・立位などで腰椎が持続的な屈曲位にあると，腰背部に鈍痛が誘発される．理学所見では，腰椎屈曲位にて疼痛が再現される一方で，神経学的脱落所見（感覚障害，筋力低下など）は認めない．また，MRIやCTなどの画像所見によって椎間板の変性が確認される．
腰椎椎間板ヘルニア	椎間板の中にある髄核が線維輪を突き破って脊柱管内に突出または脱出し，神経を圧迫することで腰痛が出現した状態をいう．腰背部痛に加えて，坐骨神経の走行に沿って下肢痛が出現し，理学所見ではSLR検査が陽性となり，また下肢に神経学的脱落所見（感覚障害，筋力低下，反射の消失）を認める場合もある．

表 2-29 臨床で遭遇する疾患（つづき）

疾患名	特徴
腰椎椎間関節性腰痛	椎間関節の炎症により腰痛が生じている状態をいう．腰椎の伸展または回旋運動にて，腰部から殿部にかけて疼痛が出現する．疼痛は片側性に出現することが多く，患者は指一本で疼痛部位を指し示すことができる．理学所見では，椎間関節の圧痛所見を認める．
筋筋膜性腰痛症	筋のスパズムや炎症によって，腰痛が生じている状態をいう．筋の走行に沿って，片側性または両側性に鈍痛が出現する．長時間の前傾姿勢など，筋が持続的な収縮を強いられるような姿勢にて疼痛が出現する．理学所見では，筋の圧痛所見とともに，筋の過緊張が認められる．また，運動検査では腰椎の屈曲や側屈にて，筋の伸張痛を認める．画像検査にて，腰椎椎間板ヘルニアや圧迫骨折，その他の構造的問題が認められない場合に診断をされるが，一方で，多くの特異的腰痛において二次的に合併している場合も多い．
腰部脊柱管狭窄症	脊柱管が狭窄されることで神経が圧迫され，疼痛が出現した状態をいう．腰背部から殿部にかけて慢性痛が出現し，腰椎伸展位を保持すると疼痛が増悪し，屈曲位で寛解する．歩行によって大腿や下腿後面にまで疼痛が出現し，腰椎屈曲位で休息すると症状が緩和されるという間欠性跛行が特徴的な症状である．画像所見では脊柱管の狭窄とともに，変形性脊椎症変化を認めることが多い．
腰椎すべり症	椎骨がずれる（すべる）ことによって，椎間関節や椎間板・靱帯などにストレスが加わり疼痛が出現した状態をいう．多くが第 4～5 腰椎に発生し，腰椎の伸展で疼痛が誘発される．理学所見では，棘突起の圧痛所見を認める．画像所見では，椎骨のすべりが確認される．
仙腸関節炎	仙腸関節の炎症によって疼痛が出現した状態をいう．仙腸関節を中心に疼痛が出現し，時に殿部から大腿部・鼠径部に疼痛が出現する場合もある．腰椎の屈曲・伸展にて疼痛が再現され，理学所見では仙骨に対するストレステスト（Newton test, Gaenslen's test など）にて疼痛が再現される．
梨状筋症候群	梨状筋のスパズムによって，同筋の下を走行する坐骨神経が圧迫され，下肢痛やしびれが出現した状態をいう．長時間の座位や立位，歩行時に症状が出現し，理学所見では梨状筋の圧痛を認め，梨状筋へのストレステスト（Freiberg test）で疼痛が誘発される．

表 2-30 **腰部疾患の診断の流れ**

安静時痛								
(+)	骨破壊あり	炎症反応	なし					転移性脊椎腫瘍
			あり					化膿性脊椎炎
(−)	神経学的所見(筋力・感覚・反射)	あり	神経伸張テスト	(+)	ヘルニア所見	あり		腰椎椎間板ヘルニア
						なし		腰部神経根症
					間欠性跛行	あり	自転車テスト	陽性	脊柱管狭窄症
								陰性	閉塞性動脈硬化症
		なし	腰部前屈痛	持続的前屈の痛みあり	X線にて椎間板狭小化,変形性変化あり			腰部椎間板症 変形性腰椎症
				姿勢変換での痛みあり	著明な圧痛部位あり	筋硬結およびトリガーポイントの存在		筋筋膜性腰痛
			腰部後屈痛	quadrantテスト springテスト 陽性	X線所見,すべりおよび分離所見	なし		椎間関節性腰痛
						あり		腰椎分離・すべり症 変形性腰椎症
				陰性	圧痛部位あり 筋硬結およびトリガーポイントの存在			筋筋膜性腰痛
			股関節の変形性所見	なし	仙腸関節ストレス	あり		仙腸関節機能異常
						なし		股関節疾患
				あり				
			特定しにくい運動時痛	Hooverテスト Burnsテスト	陰性			脊椎過敏症
					陽性	圧痛著明		心身症
						圧痛なし		身体表現性障害,詐病など

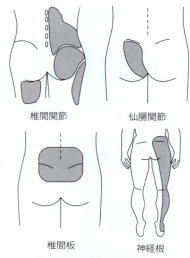

図 2-25　**組織別の疼痛出現部位**（文献 3) 4) より作図）

医学的治療ポイント

　特異的腰痛のほとんどが保存療法から開始される．保存療法では理学療法と薬物療法が中心となる．理学療法では物理療法や徒手療法，各種運動療法が行われる．薬物療法では消炎鎮痛剤の服薬やブロック注射などが行われる．痛みが強い腰痛の急性期であっても，薬物療法を併用しながら可能な範囲で日常生活をおくることが推奨される．

　保存療法で効果が得られない場合には，手術療法が考慮される．手術療法の絶対的適応は，器質的な要因によって出現する重度の神経脱落症状や馬尾症候群（サドル麻痺や膀胱直腸障害など）が出現した場合である．

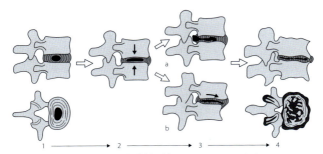

図 2-26 **椎間板変性の流れ**（文献 5）より引用）

1：正常な椎間板で脊柱機能単位の機能は正常
2：椎間板変性に陥ると椎間間隙は狭くなる．同時に椎間関節も咬み合いを狂わせる（脊柱単位の機能不全）
3-a：ときに椎間板ヘルニアが起こる．3-b：ときに脊椎すべりが起こる
4：変性が進むと椎骨の所々に骨棘が形成され，椎間関節も塊状に変形肥大する．これは脊柱を安定化させる代償的変化である．その結果，脊柱管は狭くなる．脊柱管狭窄を伴う変形性脊椎症（変性腰部脊柱管狭窄）である

理学療法評価とその解釈

1. 主観的情報（subjective information）

1）医学的情報

腰痛の原因となる構造的問題を確認する．特に，関節の変性や軟部組織の損傷や炎症，神経の圧迫所見や組織の変性，骨棘の存在を確認することで臨床症状を推測できるとともに，そこに加わっているメカニカルなストレスを推測することができる．

2）問診

問診では，腰痛の危険因子とされる条件の有無を聴取する（**表 2-31**）．特に，患者の生活状況を聴取することが重要であり，仕事中に疼痛が出現するのであれば，仕事内容やそのときの姿勢・動作を確認し，競技中に疼痛が出現するのであれば，どのような動きで出現するのかを確認する．腰部にストレスが加わる条件が生活の中に確認された場合は，動作指導や生活指導にて修正を行う必要がある．

表 2-31 腰痛の危険因子

個人因子	職業性因子	心因的因子
年齢・性別	物体の挙上,運搬	不安
姿勢	静的労働の継続	抑うつ症
体幹筋力	肉体的労働	心気症
肉体的特性	振動	心身症
脊椎可動性	腰部の屈曲・回旋の反復	
X線画像異常	職場の精神的ストレス	
体質・遺伝		

3）疼痛

痛みの評価では,痛みの性状や部位,姿勢・運動による疼痛の変化をとらえる.特に,疼痛によって日常生活にどのような支障が出ているのかを聴取することは,目標設定を行ううえで重要となる.

また,痛みが出現する条件とともに,痛みが軽減する条件を聴取することは,治療の方向性を決定するうえで重要となる.つまり,これによって痛みが出現する条件を減ずるための対策や,痛みが軽くなる条件を治療に取り入れることを考えることができる.

治療効果の判定では,同じ疼痛誘発条件のもとで,①痛みが出現するまでの時間,②疼痛の持続時間,③疼痛の大きさ（NRSを使用）を比較することが重要であるため,評価時にはこの3つの条件を常に聴取しておく必要がある.

2. 客観的情報（objective information）

1）視診

腰椎の静的および動的なアライメントを評価する.静的アライメントでは,生理的前弯が保たれているかを骨盤の傾斜とともに評価する.腰椎の過度の前弯や後弯が生じている場合は,その原因が股関節のROM制限によるものか,体幹機能の低下によるものか,習慣によるものかについて評価を進めていく必要がある.

2）ROM

腰椎と股関節の可動域を確認する．腰椎全体での可動域（屈曲40〜60°，伸展20〜35°，側屈15〜20°，回旋3〜18°）に加え，各髄節における不均等の有無も評価する．特に下位腰椎には過可動性を認めることが多い一方で，上位腰椎では可動域が低下している場合が多い．同様に，腰痛患者の多くで股関節の可動域が低下しており，それにより腰椎に過剰な運動が強いられている場合が非常に多い．

股関節の可動域では，伸展制限をトーマステストにて，屈曲制限を膝関節屈曲位・伸展位の両肢位にて確認する．

挙上動作やオーバーヘッドスポーツなどで腰痛が出現する場合などでは，胸椎の可動域低下を代償するために腰椎が過可動性になっている場合もあるため，隣接関節の可動域は必ず確認しておく．

3）関節の遊び（joint play）

椎間関節に対して後方より圧迫を加え，関節の遊びを評価する．関節の遊びが過剰であれば，関節不安定性による疼痛出現の原因となる．一方で，制限がある場合には，ROM制限の原因となる．

4）疼痛誘発検査

腰椎の屈曲・伸展・側屈・回旋の各運動にて，自動運動および他動運動，等尺性抵抗運動を行わせ，疼痛誘発部位の推測を行う．腰椎の運動に伴い，関節を構成する組織にどのような変化が生じ，どのようなストレスが加わっているのかを推測しながら行うことが重要である（**表2-32**）．

表2-32 腰椎の運動に伴う関節構造の変化

屈曲	・椎間板内の物質は後方へ偏位 ・椎間孔，脊柱管は拡がる
伸展	・椎間板内の物質は前方へ偏位 ・椎間孔，脊柱管は狭まる ・椎間関節は閉じる
側屈/回旋	・椎間板内の物質は対側へ偏位 ・同側の椎間孔は狭まる ・椎間関節では，対側の関節面が離開し，同側の関節面は閉じる

単回の運動で疼痛が誘発されない場合には，運動の反復や持続的な姿勢保持による疼痛の誘発を試みる．疼痛誘発検査は，生活指導（その肢位を避ける）の他に，治療の効果判定にも使用することができる．

5）下肢の神経学的検査
　筋力検査，感覚検査，反射検査を行い，神経脱落症状を確認する．神経脱落症状の存在は，髄節を特定することによる治療部位の決定や動作を制限している機能障害を推察することにつながる（「腰椎椎間板ヘルニア」p161）．

6）神経伸張検査
　神経伸張テストを行うことで，障害されている神経を推定することができる．大腿神経ではPKB（Prone Knee Bending）テスト，坐骨神経ではSLR（Straight Leg Raising）テストを行う．

7）筋力評価
　腰部の筋力評価では，伸展および屈曲のMMTを計測するとともに深部筋の機能評価もあわせて行うことが重要である．深部筋では，特に腹横筋や多裂筋の評価が重要であるが，MMTのように量的評価が難しいため，随意収縮が行えるか否か，動作時に収縮を維持できるか否かなどの質的評価が重要である．近年では，超音波診断装置を使用した深部筋の機能評価も試みられている．

8）隣接関節評価
　隣接関節の障害を評価する．特に，殿部痛の場合は股関節疾患を除外することが重要となる．Patric testやインピンジメントテストなどを実施し，股関節由来の疼痛の有無を確認する．

9）臨床評価指標（各種スコアなど）
　腰痛に対する臨床評価指標として，日本整形外科学会が開発したJOABPEQ（JOA Back Pain Evaluation Questionnaire）や，オズウェストリー指数（Oswestry Disability Index），ローランド・モリス質問紙（Roland-Morris Disability Questionnaire）などがある．

理学療法治療のポイント

治療では，病態を的確に把握したうえで治療方法を選択することが重要である．代表的疾患に対する基本的な治療方針を表 2-33 に示す．

障害されている組織に対する局所的な治療では，ROM や筋機能の改善などの可逆的要素に対してアプローチを行っていくとともに，構造的異常などの不可逆的要素に対しては隣接関節の使用や，動作の変換などの代償的アプローチによるメカニカルストレスの除去を考える．

また，疼痛の原因となる原因組織が重複している場合には，治療も複合的に行う必要があり，その場合は 1 つの治療プログラムごとに効果判定を繰り返しながら，症状軽減に最も効果的な治療プログラムを探索し，治療の優先順位をつけていくことになる．

1. ROM 練習

ROM 練習では，まず股関節の十分な可動域を確保することが最重要である．そのうえで，生理的範囲内での腰椎の可動域を獲得する．股関節の ROM 練習では，腰椎屈曲で疼痛が出現する疾患に対しては，屈曲可動域の確保を行い，腰椎伸展で疼痛が出現する疾患に対しては，股関節伸展可動域を確保する．他動的な可動域が確保されたら，次に動作の中でその可動域を使う練習を実施することが重要である．

腰椎の ROM 練習は，疼痛が増悪しないように配慮を行いながら，まずは非荷重位にて実施する．障害されている部位の上下の髄節にROM 制限がある場合は，そちらの ROM 改善も実施し，腰椎全体における可動域のアンバランスを解消する．

2. 徒手療法

・筋性疼痛に対しては，マッサージや PNF ストレッチなどのリラクゼーション手技を実施する．

表 2-33 代表的腰部疾患に対する基本的な理学療法方針

病態および障害組織	基本的治療方針	患者教育
腰部椎間板症	椎間板のストレス軽減が基本方針となる．局所へのアプローチとしては腰椎の生理的前弯の獲得，インナーマッスルを中心とした体幹機能練習を行う．局所以外では股関節の屈曲 ROM 改善を行う．疼痛が強い場合は，装具の使用を考える．生活指導では，椎間板にストレスのかかる肢位をとらぬように代償動作を指導する．	・腰椎の生理的前弯を保つための腰椎 ROM 練習と，股関節の屈曲 ROM 拡大のためのストレッチ． ・体幹機能練習と動作中に腹圧を維持する練習． ・椎間板にストレスがかかる肢位を避けるように教育し，代償動作を指導する．
腰部椎間板ヘルニア	神経圧迫がない場合の基本方針は腰部椎間板症と同様であるが，神経圧迫がある場合には，ヘルニアによる神経根への圧迫を減じる徒手療法や運動療法，神経の滑走性を回復するための神経モビライゼーションなどを追加して実施する．	・腰部椎間板症と同様． ・症状が緩和する方向への腰椎運動を指導． ・自身での神経モビライゼーションを指導する．
椎間関節障害	椎間関節へのストレス軽減が基本方針となる．局所へのアプローチとしては，椎間関節に対するモビライゼーションと多裂筋のリラクゼーション，拘縮があれば ROM 練習を行う．インナーマッスルを中心とした体幹機能練習を行い，腰部の安定性を改善する．局所以外では，股関節の伸展・回旋 ROM を十分に確保し，姿勢や動作時に腰椎の伸展・回旋が起こらないように動作練習を行う．	・股関節の伸展 ROM 拡大のためのストレッチ． ・体幹機能練習と動作中に腹圧を維持する練習． ・姿勢や動作時に腰椎の伸展・回旋が起こらないように動作練習を行う．
筋筋膜性障害	筋の循環改善と，ストレス軽減が基本方針となる．局所へのアプローチとしては，徒手療法や物理療法・運動療法などで筋の循環改善をはかる．インナーマッスルを中心とした体幹機能練習を行うとともに，ニュートラルゾーンでの	・該当する筋へのセルフストレッチ，マッサージを指導． ・体幹機能練習を指導． ・筋に負担のかからない姿勢の指導． ・筋の持続的な収縮や長時間の同一姿勢を避けるために，頻回な

表 2-33 代表的腰部疾患に対する基本的な理学療法方針（つづき）

病態および障害組織	基本的治療方針	患者教育
筋筋膜性障害	脊柱コントロールを指導する．局所以外では，股関節の伸展・回旋ROMを十分に確保する．生活指導では，腰背部筋に負担のかからない姿勢の指導と，頻回な腰部筋へのストレッチ実施を指導する．	ストレッチやセルフマッサージを行うように指導する．
脊柱管狭窄症	脊柱管の狭窄が緩和される後弯肢位の保持が基本方針となる．局所へのアプローチとしては，腰椎屈曲ROMの確保と神経モビライゼーションにて坐骨神経の滑走性改善をはかる．局所以外では，股関節の伸展ROMを十分に確保する．また，体重負荷のかからないトレッドミル歩行もしくは自転車エルゴメーターで血流の改善を促すことも有効である．生活動作の中で疼痛が増悪する腰椎前弯位を回避し，腰椎後弯位を保持するように指導を行う．自身でコントロールが不十分な場合は，腰仙椎コルセットの使用も考慮する．	・股関節の屈曲ROM拡大のためのストレッチ． ・生活動作の中で疼痛が増悪する腰椎前弯位を回避し，腰椎後弯位を保持するように指導を行う． ・症状出現時の休息肢位を指導（座位やしゃがみ姿勢で，腰椎を屈曲位とする）．
腰椎すべり症	腰椎のすべりが増悪する因子となりうる，腰仙角の増大・腰椎の過前弯を抑制し，腰部の安定性を改善することが基本方針となる．局所へのアプローチとしては，徒手療法による腰椎のアライメント修正や，インナーマッスルを中心とした体幹機能練習を行う．局所以外では，股関節の伸展ROMを十分に確保し，過度な骨盤の前傾位を修正する．	・股関節の伸展ROM拡大のためのストレッチ． ・体幹機能練習と動作中に腹圧を維持する練習． ・姿勢や動作時の，過度な骨盤前傾位の修正． ・生活動作で，腰椎の伸展・回旋が起こらないように指導を行う．
仙腸関節炎	仙腸関節の炎症の沈静化をはかることが基本方針となる．局所へのアプローチとしては，徒手的な仙腸関節の適合性改善や，拘縮が問	・梨状筋やハムストリングなどのセルフストレッチ． ・インナーマッスルを中心とした体幹機能練習．

表 2-33 代表的腰部疾患に対する基本的な理学療法方針（つづき）

病態および 障害組織	基本的治療方針	患者教育
仙腸関節炎	題であれば正常な可動性の獲得をはかる．一方で，関節不安定性が問題の場合は，骨盤ベルトにて仙腸関節を固定することが有効である．局所以外では，仙骨や寛骨に停止する梨状筋やハムストリングなどのストレッチを十分に行うとともに，脊柱・骨盤を安定させる機能のあるインナーマッスルの機能練習を行う．	
梨状筋症候群	梨状筋の柔軟性改善とストレス軽減をはかることが基本方針となる．局所へのアプローチとしては，梨状筋に対してストレッチやマッサージなどを行い，十分な柔軟性改善をはかるとともに，坐骨神経の神経モビライゼーションを実施し活動性の改善をはかる．局所以外では，中殿筋や小殿筋の筋力強化や，過度な骨盤前傾位の修正によって梨状筋のストレスを軽減することができる．	・梨状筋に対する頻回なセルフストレッチやマッサージの実施． ・中殿筋や小殿筋の筋力強化トレーニング． ・過度な骨盤前傾位の修正の指導．

・関節モビライゼーションは，疼痛軽減や ROM 改善を目的に実施する．
・関節マニュピレーションの改善効果についての報告は多いが，適応を見極め，技術に習熟したうえで行わなければ危険性を伴う．
・神経モビライゼーションは，神経伸張テストにて症状が誘発され，神経の滑走性が低下している場合や神経脱落症状がある場合に適応となる．神経絞扼部位を特定し，絞扼を解除するための治療を実施した後に神経の滑走操作を行うと効果的である．

3. 物理療法

- 物理療法は，疼痛が緩和されるようであれば併用を考える．その場合，対象とする原因組織とその深さ，期待する効果によって，使用する機器を検討する必要がある．例えば，深層の組織に温熱療法を加え，循環改善による鎮痛効果を目的として使用するのであれば超音波療法が適応となり，逆に同じ目的でも浅層の組織をターゲットにするのであればホットパックの適応となる．
- 近年,腰痛に対して物理療法の使用を推奨する報告は少なく,しっかりとした評価や効果判定を行わずに，漫然と物理療法を実施することは避けなければならない．

4. 筋力強化練習

脊柱の安定化に重要な役割を担うとされる，腹横筋や多裂筋などのインナーマッスルに対する機能練習を実施する．最初は臥位にて腹横筋や多裂筋の収縮を随意的に行う練習を行い，徐々に座位から立位と姿勢を変えながら実施していく．最終的には，実際の生活動作において，インナーマッスルの収縮を保つ練習を行う．

5. 装具療法

- 体幹装具は，ストレスの原因となる関節運動の制限と腹圧上昇による脊柱支持性の改善により，腰部の疼痛を軽減させることが期待できる．疼痛が強い場合や患部の安静を保つ必要がある場合，腰部の機能改善が不十分な状態で腰部へのストレスが大きい生活動作・作業を行わなければならない場合などに使用を考慮する．
- ただし，装具を長期間使用することで，関節の拘縮や筋力低下などの廃用が進行する恐れがあるため，使用場面を考慮するとともに，十分な機能練習を並行して行う必要がある．

6. 生活指導

ADL動作では,疼痛増悪動作を避けるように指導する．疼痛が出

現する腰椎の肢位を避け，隣接関節のうち特に股関節を使用した動作を指導する．また，動作を行う際や重量物をもち上げる際には，意図的にインナーマッスルを収縮させることを指導することも重要である．

7. 手術後の理学療法

- 術後の理学療法は，ストレッチや体幹機能練習，生活動作を中心に実施する．
- 手術の種類によっては禁忌となる運動があるため，必ず医師に確認をとる．特に，椎体固定術を実施した場合は，固定部分を動かすような治療は行わない．

EBMの活用

- 非特異的腰痛における急性腰痛では，安静は必ずしも有効ではなく，痛みに応じた活動性維持を行わせたほうが疼痛軽減・機能回復に有効である[2]（グレードD）．
- 亜急性腰痛（4週～3カ月）に対する集中的集学的リハビリの効果が認められている[2]（グレードC）．
- 慢性腰痛（3カ月以上）に対する有効性には高いエビデンスがある[2]（グレードA）．

まとめ

- 腰痛の原因はさまざまであり，脊椎に特異的な異常を認める特異的腰痛と，原因が不明な非特異的腰痛とに大別される．
- 特異的腰痛の治療では，病態を的確に把握したうえで治療方法を選択することが重要となる．

文献

1) Deyo RA, et al：What can the history and physical examination tell us about

low back pain?. *JAMA* **268**：760-765, 1992
2) 日本整形外科学会診療ガイドライン委員会/腰痛診療ガイドライン策定委員会：腰痛診療ガイドライン．南江堂，2012
3) 福井晴偉：腰椎椎間関節造影と後枝内側枝の電気刺激による放散痛の検討．臨整外 **31**：1121-1126, 1996
4) 村上栄一：急性腰痛における仙腸関節性疼痛の診断．骨・関節・靱帯 **17**：571-575, 2004
5) 松野丈夫，他（総編），馬場久敏：標準整形外科学 第12版．医学書院，p563, 2014

✅ チェックリスト

- [ ] 腰痛の原因には，どのようなものがあるか．5つに大別したものを説明せよ． ☞ P145 へ
- [ ] 脊柱由来の代表的な疾患について，本項に記載されているものを8つ挙げ，その病態を述べよ． ☞ P145 へ
- [ ] 腰椎の運動に伴う関節構造の変化を，各運動でそれぞれ説明せよ． ☞ P151 へ
- [ ] 腰痛の診断では，なぜ複合的な評価を行う必要性があるのか，説明せよ． ☞ P144 へ
- [ ] 腰痛に対する臨床評価指標（各種スコア）にはどのようなものがあるか． ☞ P152 へ
- [ ] 痛みに対する効果判定を行う際に，必ず聴取すべき3つの条件は何か． ☞ P150 へ

one point コラム　'Red flags' 'Yellow flags' そして 'Green light' とは

腰痛診断において重要な診断的トリアージであり，① Red flag sign, ② Yellow flag sign, ③ Green light がある.

① Red Flags とは

腫瘍や炎症，骨折などの重篤な脊椎疾患が疑われる腰痛であり，専門医によるより詳細な検査・治療が必要となる.

- 発症年齢が 20 歳以下，または 55 歳以上.
- ここ最近で，強い外傷を受けている.
- 物理的ストレスに関係なく，コンスタントな痛みの増悪（ベッド上安静でも軽減しない）.
- 胸部痛.
- がん，ステロイド治療，HIV (Human Immunodeficiency Virus) 感染の既往.
- 栄養不良，体重減少.
- 広範囲におよぶ神経症状.
- 脊椎変形.
- 発熱.

② Yellow flags とは

心理的社会的因子因 (psychosocial risk factor) が要因で出現している腰痛であり，痛みの慢性化により休職や長期の活動性低下が出現する危険性がある. Yellow flag sign を認めた場合には，患者の個人的，社会的背景を評価し，場合によっては専門家によるカウンセリングなどの治療を考慮する必要がある.

- 腰痛についての不適切な態度や信念（例えば，腰痛に対する過度な恐怖心による必要以上の安静や，ADL の制限，社会復帰に対する消極性など）.
- 治療者や医療機器など，受動的な治療に対する依存心が強い.
- 仕事への不満（身体的・心理的ストレス，過労，悪条件）.
- うつ病，不安，ストレスなどの心理的問題.

③ Green light とは

Green light は非特異的腰痛ともいわれ，神経学的異常や器質的異常のない予後良好な腰痛のことを指す. 経過観察中に Yellow flag sign を出さないように注意しながら治療を行っていく.

15 腰椎椎間板ヘルニア

病態（症状）の特徴

　腰椎椎間板ヘルニアは，椎間板の主に変性髄核が後方の線維輪を部分的，あるいは完全に穿破し，椎間板組織が脊柱管内に突出あるいは脱出して，馬尾や神経根を圧迫し，腰痛・下肢痛および下肢の神経症状などが出現したものである．一方で，腰椎椎間板ヘルニアの主要な症状である坐骨神経痛の発現については，神経根の物理的な圧迫のみならず炎症による影響が考えられており，ヘルニア塊の組織から産生される炎症性サイトカインなどが関連因子として報告されている．発生は20～40歳代の男性に多く，好発高位はL4/5，L5/S1，次いでL3/4間であるとされている[1]．

診断と分類

　腰椎椎間板ヘルニアの診断は，問診および理学所見，画像所見によって行われる．2005年に日本整形外科学会が策定した診療ガイドラインでの診断基準を**表 2-34** に示す．

　問診では，特に坐骨神経に沿って下肢に放散する疼痛の有無を確認する．理学的所見では，SLRテストが有用とされており，その他にもslump testやケンプテストなどが行われる．その他の所見として，神経学的脱落所見（筋力低下，知覚鈍麻，深部腱反射低下）の有無を確認するが，これらの所見が存在しない場合もある．

　画像検査では，MRIが最も診断的意義の高い検査法であるが，画像上でヘルニアが確認されていても症状が出現しない，無症候性の場合もあるとされているため，あくまで補助診断として用いられる．

　ヘルニアは脱出程度によりいくつかのタイプに分類され，髄核膨隆型（bulging），髄核突出型（protrusion），髄核脱出型（extrusion），および髄核遊離型（sequestration）と分類され，髄核脱出型はさら

表 2-34 腰椎椎間板ヘルニア診療ガイドラインの診断基準（文献1より引用）

1	腰・下肢痛を有する（主に片側，ないしは片側優位）
2	安静時にも症状を有する．
3	SLRテストは70°以下陽性（ただし，高齢者では絶対条件ではない）
4	MRIなど画像所見で椎間板の突出が見られ，脊柱管狭窄所見を合併していない．
5	症状と画像所見が一致する．

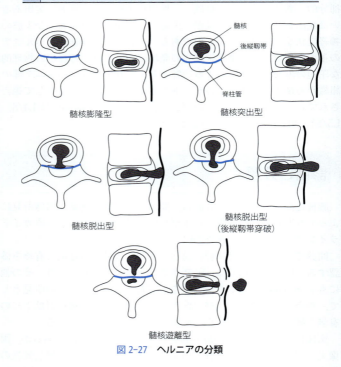

図 2-27 ヘルニアの分類

に後縦靱帯の穿破していない subligamentous extrusion と後縦靱帯を穿破している transligamentous extrusion に分けて分類されている[1]（**図 2-27**）．

ヘルニアのサイズが大きいものや遊離脱出したもの,MRI でリング状に造影されるものは高率で自然退縮するとされている[1].

医学的治療ポイント

　腰椎椎間板ヘルニアの治療には保存療法と手術療法があり,多くの症例が保存的治療にて改善を示す.しかし,重篤な神経学的脱落所見(筋力低下,知覚鈍麻,深部腱反射低下など)が見られる場合や適切な保存療法でも疼痛が長期に遷延する場合には,手術療法が考慮される.また,絶対的な手術適応となるのは馬尾症候群を呈した場合である.馬尾症候群では,自転車のサドルにあたる部分に相当する部分の麻痺(サドル麻痺)や膀胱直腸障害などが出現する.

　保存療法と手術療法との治療成績の比較では,臨床症状に関しては手術療法のほうが短期的にも長期的にも良好な成績を示すが,年数が経過するにつれてその差は減少するとされている[2].

理学療法評価とその解釈

1. 主観的情報(subjective information)

1)医学的情報

　ヘルニアが出現している部位を確認する.特に,髄節を確認することで疼痛範囲や出現する神経学的脱落症状を予測することが可能となり,また徒手療法において治療部位を決定するための参考になる.また,ヘルニアのタイプを確認することで,自然経過でヘルニアが吸収されるタイプか否かの判断ができる.

2)一般情報

　患者の生活状況を聴取し,腰部に負担のかかる動作が行われていないかを確認する.特に,腰椎屈曲位での動作や姿勢が,頻回または持続的に行われていないかをチェックする.そのような動作が確認された場合には,動作指導や生活指導にて修正を行う必要がある.

3) 現病歴

疼痛が出現した時期を聞き出すことで,病期(急性期〜慢性期)がわかる.

4) 疼痛

痛みの部位を聞き出し,ヘルニアのある高位と一致するか否かを確認する.痛みの部位が画像所見と一致しない場合は,神経脱落症状などの所見とあわせて治療部位を検討する.

また,痛みが増悪する条件と痛みが軽減する条件を聴取することで,治療を行う際や生活指導で避けなければならない動作を推測することができる.

2. 客観的情報(objective information)

1) 腰椎可動域

腰椎椎間板ヘルニア患者では脊柱の可動性が低下していることが多く,特に腰椎前弯の減少は,椎間板前方への圧縮力を増悪させる誘因となりうる[3].

2) 股関節可動域

股関節の屈曲可動域を,膝関節屈曲位と伸展位の両方で確認する.屈曲制限の存在は,前屈動作時に腰椎の屈曲を増長させ,椎間板前方への圧縮力を増悪させる誘因となりうる.また,他動的なROMの他に,前屈を伴う動作時に骨盤の十分な前傾運動が行われているかもあわせて確認する.他動的なROMに比べ,骨盤の前傾が不足している場合は,運動学習として指導を行う必要性を示唆している.

3) 下肢の神経学的検査

筋力低下,知覚鈍麻,深部腱反射低下など神経学的脱落所見の有無を評価する.これらは,ヘルニアで障害されている髄節レベルを示唆するとともに,直接的に能力障害との関連性を考える上で有用である(**表 2-35**).

表 2-35 髄節レベルと神経脱落症状

椎間高位	L1-2	L2-3	L3-4	L4-5	L5-S1
神経根	L2	L3	L4	L5	S1
筋力低下	大腰筋 股内転筋	大腰筋 大腿四頭筋	大腿四頭筋 前脛骨筋 長母趾伸筋	前脛骨筋 長母趾伸筋 腓骨筋 ハムストリング	腓骨筋 ハムストリング 下腿三頭筋 長母趾屈筋
反射低下			膝蓋腱反射		アキレス腱反射
感覚低下					

4）体幹機能

体幹筋のうち，特にインナーマッスルの機能を確認する．腹横筋と多裂筋の収縮を随意的に行えるか否かと，随意的に行える場合は動作時にそれらが収縮しているかを触診にて確認する．収縮が不十分な場合は，体幹機能練習の必要性を示唆している．

5）臨床評価指標（各種スコアなど）

治療効果を示す客観的指標としては，日本整形外科学会が開発したJOABPEQや，オズウェストリー指数，ローランド・モリス質問紙などがある．

理学療法治療のポイント

腰椎椎間板ヘルニアの理学療法にはさまざまな方法が存在するが，ポイントはヘルニアによる神経根への圧迫を軽減して神経の滑走性を回復することと，腰部周囲の安定性を獲得すること，腰部に

負担のかからない ADL 動作を指導することにある.

1. ROM 練習

ROM 練習で重要なのは,腰椎の伸展 ROM と,股関節の屈曲 ROM の確保である.腰椎の伸展 ROM 練習は,腹臥位や座位で実施し,2 時間に 10 回程度を,1 日を通じて反復させる(ただし,伸展運動で痛みが増悪する場合は,疼痛が軽減する運動方向で実施させる).腹臥位にて胸の下に枕を入れるなどし,持続的に腰椎伸展位を保持することも有効な場合がある.股関節の屈曲 ROM 練習では,大殿筋とハムストリングのストレッチをそれぞれ実施する.

2. 徒手療法

・腰椎を持続的に回旋させ,ヘルニアによる神経根への圧迫部位の移動,または椎間孔を開大させることによる神経根の除圧を試みる.1 分程度実施し,効果が見られれば継続して実施する.
・神経の滑走性を改善する目的で SLR のストレッチを実施する.ストレッチは持続的ではなく,足首の底背屈運動も取り入れながら,1~3 秒程度のリズムにて間欠的に実施する.
・殿部から腰部にかけての筋群にスパズムを認めた場合には,軽度の負荷にてストレッチとマッサージを実施する.

3. 筋力強化練習

体幹筋のうち,特にインナーマッスルに対する機能練習を実施する.最初は臥位にて腹横筋や多裂筋の収縮を随意的に行う練習を行い,徐々に座位から立位へと姿勢を変えながら実施していく.最終的には,実際の生活動作において収縮を保つ練習を行う.

4. 物理療法

温熱療法は,急性および亜急性腰痛が混在する対象において,疼痛および日常生活障害を短期間ではあるが軽減するとされてい

る[4]. 運動療法と併用することが重要である.

5. 生活指導

　ADL 動作では，腰椎屈曲位などの疼痛増悪動作を避けるように指導する．指導のポイントは，腰椎の生理的前弯を保持することであり，生活で座位姿勢や前屈動作が必要な場合には，腰椎前弯を保持したままで股関節の屈曲を使用するように指導する．また，前屈動作を行う際や重量物をもち上げる際には，意図的にインナーマッスルを収縮させることを指導することも重要である．

6. 手術後の理学療法

・術後の理学療法は，ストレッチや体幹機能練習，生活動作を中心に実施する．
・手術の種類によっては禁忌となる運動があるため，必ず医師に確認をとる．特に，椎体固定術を実施した場合は，固定部分を動かすような治療は行わない．

EBM の活用

・神経根性疼痛のみで麻痺がない腰椎椎間板ヘルニアの多くは，十分な運動療法で軽快する[4]（推奨グレード C，エビデンスレベル 2）．
・手術療法後の理学療法の有効性の有無については諸説あるが，短期的に背筋筋力，疼痛，QOL の改善と，復職率を向上させるとの報告が多く，術後可能なかぎり早期からの介入が薦められる[4]（推奨グレード B，エビデンスレベル 2）．

まとめ

・画像および理学所見にてヘルニアが出現している髄節を特定する

ことは，治療を行ううえでも，治療効果を確認するうえでも重要となる．
・腰椎椎間板ヘルニアの理学療法では，腰部の機能練習に加えて，患者に対する生活指導を行うことが重要である．

文献

1) 日本整形外科学会診療ガイドライン委員会，他（編）：腰椎椎間板ヘルニア診療ガイドライン．南江堂，2011
2) Atlas SJ, et al：Long-term outcomes of surgical and nonsurgical management of sciatica secondary to a lumbar disc herniation：10 year results from the Maine lumbar spine study. *Spine* **30**：927-935, 2005
3) Jonsson B, et al：The straight leg raising test and the severity of symptoms in lumbar disc herniation. A preoperative evaluation. *Spine* **20**：27-30, 1995
4) 日本理学療法士協会：理学療法診療ガイドライン第1版．2011
http://www.japanpt.or.jp/academics/establishment_guideline2011/〔Accessed 2015 Mar 07〕

☑チェックリスト

- 椎間板ヘルニアの病態を，分類ごとに説明せよ． ☞P161へ
- 腰椎椎間板ヘルニアの主要な症状は何か． ☞P161へ
- 神経学的脱落所見とは何か． ☞P161へ
- 腰椎椎間板ヘルニアの診断について，2005年に日本整形外科学会が策定した診療ガイドラインの基準を述べよ． ☞P162へ
- 腰椎椎間板ヘルニアに対する医学的情報の収集では，特に何を確認するべきか． ☞P163へ
- 腰椎椎間板ヘルニアに対する理学療法治療のポイントを述べよ． ☞P165へ

16 脊椎椎体骨折

病態（症状）の特徴

　脊椎椎体骨折は，椎体圧迫骨折などが含まれる椎体骨折を指し，若年者の一般的な受傷機転は転落や事故などの大きな外力での受傷が多い．しかし，高齢者における受傷機転は，転倒や尻もちをついて受傷するといった明確な受傷機転を契機とする場合と，特に受傷機転や誘因がないのに疼痛を訴えるといった骨脆弱性より発生する場合がある[1]．また椎体骨折による円背や後弯変形は歩行障害だけでなく心肺機能の低下，逆流性食道炎などの内臓疾患，椎体圧潰による遅発性脊髄麻痺を引き起こす[2]．いくつかの骨粗鬆症の関連が明らかな骨折のうち，大腿骨頸部骨折や椎体骨折は，寝たきりの原因や死亡率も上昇すると報告され生命予後への影響が大きいとされている[1]．椎体骨折を受傷した後，入院中の急性期は76.6％の骨折患者がすぐに動けるようになり自宅退院可能である．しかし，受傷3カ月までは疼痛，ADL，QOLスコアに10〜15％の改善を認める一方，受傷3カ月以降ではスコアすべてが低値にとどまり健康状況が悪化するという結果が報告がされている[3]．また，女性において1椎体の骨折では死亡率を増加させるリスクと認められなかったが，2椎体以上の骨折がある場合は死亡率を増加させるリスクとなるとされている[4]．そのため骨折治療という視点に加え，再骨折予防，その後の生命予後までを視野に入れた対応が必要と考えられる．

診断と分類

　脊椎椎体骨折において脊椎損傷分類と不安定性は治療選択上大きな問題であり，いくつかの胸腰椎損傷の受傷度分類がある中で，基本的にはDenisのthree column theoryにもとづいて判定される．
　Denisは脊椎を脊柱前方部（anterior column：前縦靱帯，椎体の

前半分,線維輪の前方部),脊柱中央部(middle column:後縦靱帯,椎体の後半分,線維輪の後方部),脊柱後方部(posterior column:椎弓,黄色靱帯,椎間関節包,棘間靱帯,棘上靱帯)の3つの支柱(three-column system)に分け,そのいずれかが損傷されることにより圧迫骨折,破裂骨折,シートベルトタイプ損傷,脱臼骨折に分類した(図 2-28).

① 圧迫骨折(compression fracture):主に屈曲モーメントにより発症する anterior column のみの椎体後壁骨折を伴わない骨折であり,終板骨折や楔状圧迫骨折が含まれる.これらは主に安定型損傷に分類される.

② 破裂骨折(burst fracture):主に水平面上に加わる力により,椎体後壁が損傷され破裂骨片が脊柱管内を占拠する骨傷で anterior column と middle column は必ず損傷されている.

③ シートベルトタイプ損傷(flexion-distraction injury):屈曲-伸展力により受傷する骨折で,主に middle column と posterior column の損傷で軟部組織の損傷も合併する.骨性のみの水平骨折では chance fracture とも呼ばれ,サブタイプに含まれる.

④ 脱臼骨折(fracture-distraction):three column すべての損傷で椎体間の転位に椎間関節の脱臼を伴う骨傷である.

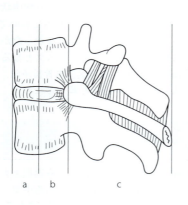

図 2-28 Denis の three column theory (文献5より引用)

Denis の不安定損傷分類では，後方要素損傷のある高度の圧迫骨折，シートベルトタイプ損傷は後弯変形をきたす危険性があり，第1度不安定性（mechanical instability）に分類される．破裂骨折は，将来的に神経症状発現の危険性があるとし，第2度不安定性（neurological instability）に分類される．脱臼骨折や神経症状を伴う破裂骨折は，前述した第1，2度をあわせもつため高度の不安定性があるとし第3度不安定性（mechanical and neurologic instability）に分類される[5)6)]．

胸椎においては，解剖上 T1〜T10 は肋骨と連結し，胸郭を形成するため可動性が少なく安定性が高いとされるが，T11，T12 は T1〜T10 に対して可動性が大きく胸腰椎移行部損傷として扱われる[5)]．

画像所見においては単純X線像では椎体後壁の損傷が不明瞭な場合があり，脊柱管内に占拠し神経損傷が重篤になる破裂骨折を圧迫骨折として診断されることも少なくない．治療が根本的に異なるため，判別困難な場合は CT・MRI も含めた慎重な初期対応が求められる．MRI では，骨折による浮腫により T1 強調画像で低信号，T2 強調画像では高信号を呈するため容易に診断できる[6)]．

医学的治療ポイント

保存療法の場合は，急性期の著明な疼痛のコントロール，椎体の圧潰変形を最小限にすること，再骨折予防にある．疼痛の遷延や偽関節，脊柱変形による姿勢異常を予防することが目的となる．しかし，装具の種類や安静期間など初期治療の保存療法のプロトコールは標準化されておらず，各施設間により差があるのが現状である[2)]．また破裂骨折・脱臼骨折など重症度が高い場合，神経症状が出現している場合は，保存療法ではなく手術による内固定を必要とする．ここでは主に椎体後壁骨折を伴わない安定型損傷に分類される脊椎椎体骨折（圧迫骨折）の保存療法について述べる．

1. 装具療法

　新規椎体骨折に対する装具治療は，痛みのコントロールがつけば外来治療において，急性期の痛みが強い場合には入院治療において行われる．1週間程度の安静後，徐々にベッドアップしてコルセットを着用後，起立歩行練習を行って退院となることが多い[2]．

　安静臥床の期間についてはさまざまな意見があり，疼痛が消失するまで約2週間[7]，あるいは10～20日間安静臥床とし，その後コルセットを使用し離床するとしている一方[8]，3週間の安静臥床でも椎体変形や偽関節を予防することはできないとして早期離床を妥当としているものもあり[9]，一定の見解は得られていない．重症度や部位に応じて行われている現状にある．

　用いられる体幹装具は軟性コルセット（ダーメンコルセット），硬性コルセット，Jewett型体幹装具を選択されることが多い．また体幹ギプスが使用されることもある．ギプスによる強固な固定を行っても偽関節や椎体変形を完全に防止することはできないが，強固な固定のほうが市販の半硬性装具より椎体の楔状化を防ぐ可能性が高いとされている[9]．装具装着期間は骨癒合完成を待って約3～4カ月程度継続され，治療経過において画像評価を定期的に行い，椎体圧潰率を確認しながら進めていく．

　偽関節など一定期間を経過しても痛みが軽減しない場合や椎体圧潰が進行する場合は，慢性期において近年保険適応になった経皮的バルーン椎体形成術（balloon kyphoplasty）などの適応を考えることになる[2]．偽関節率については13～20％とされ[7]，偽関節や椎体圧潰が慢性痛と姿勢異常につながりADL低下となることと，骨折によるバランス変化によって1カ所の骨折治癒後にさらに隣接椎体への椎体骨折が連続的に発生することも指摘されている[2]．

　また上位胸椎に対しては，胸郭を形成し解剖上の支持を得やすいというメリットがある一方，前述の体幹装具では直接的な固定支持が得られない部位に位置しているため，治療方針を確認する必要がある．

2. 薬物治療

骨粗鬆症を基礎疾患にして脊椎椎体骨折が発生した場合は,ある程度年齢が高齢であることと,若年者であれば骨粗鬆症の進行が重篤であることが予想され,効果が強めの製剤が選択されることが多い.現時点で第一選択薬はビスフォスフォネート製剤を中心とした骨吸収抑制剤,また近年では骨形成促進剤が選択されることも増えてきている[10].

理学療法評価とその解釈

1. 主観的情報(subjective information)

1)現病歴・既往歴
どのような受傷機転であったか聴取を行う.骨折や疼痛を訴える部位が受傷機転から考え妥当であるかを確認する.また受傷機転に加え,最近の転倒歴を把握し,再受傷予防に役立てる.最近の活動の様子や食事状況,また既往疾患の状況など体力低下が懸念される要素についても情報収集する.

2)一般情報
自宅環境,生活状況,職業などを聴取し,生活全般において装具を着用し安静度が保持できる状況か,ADL・IADL(Instrumental Activities of Daily Living)が低下するため生活支援が得られる状況かどうかを確認する.装具が自己装着できない場合,介助者に対して装着方法を指導する必要がある.転倒・転落予防として自宅環境の調整が必要かどうかを情報収集する.

3)疼痛の聴取
疼痛を訴える部位,程度,質,疼痛が誘発される姿勢や動作,疼痛が消失する姿勢や動作を評価する.疼痛が誘発される姿勢や動作は避けるべきである.疼痛評価は離床を進めていくうえで椎体への過度なストレスが加わっているかどうかを判断する1つとなるの

2. 客観的情報（objective information）

1）呼吸・循環

バイタルサインを測定し，ベースラインの値を確認する．特に高齢者は骨折や臥床を契機とする合併症に注意する．喀痰能力や深呼吸（横隔膜呼吸）が可能かどうかも確認する．

2）視診・触診

深部静脈血栓症へのリスクを考慮し，臨床的に見た疾患可能性評価法として，Wells スコアで評価する．Wells スコアの詳細は深部静脈血栓症ガイドラインを参照されたい．また弾性ストッキングや弾性包帯，フットポンプ，足部自動運動（calf pumping）の励行などの予防策が適切かどうか確認を行う．

3）神経学的所見

神経学的異常所見を合併する場合，可及的な手術療法を考慮される所見の1つである．骨粗鬆症性椎体骨折による遅発性麻痺の場合，骨粗鬆症性椎体圧潰の症例と，圧迫骨折の頭側隣接椎間で黄色靱帯の骨化・肥厚により遅発性麻痺が生じる例があるとしている[6]．膀胱直腸障害を含め，下肢痛，麻痺など経時的に評価することが必要である．注意点は神経解剖上，T11〜L1 の胸腰椎移行部には脊髄円錐部として L1〜S5 までの脊髄髄節が密に存在する点と，脊髄髄節に加えて馬尾が混在する点である[5)6)]（図 2-29）．そのため T1〜T10 までは神経根症状，該当髄節レベルの脊髄症状，T11〜L1 では神経根症状，L1〜S5 髄節レベルの脊髄症状，馬尾症状，L2 以下は神経根症状，馬尾症状の視点より評価を行う．

4）ROM・筋力

受傷による活動性低下に伴う廃用予防，転倒予防策，神経所見の一環として ROM，筋力評価を行う．

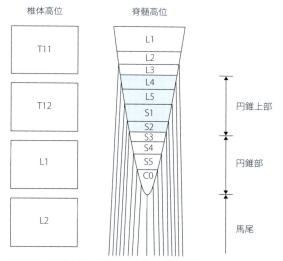

図 2-29　円錐上部・円錐部・馬尾高位の関係 (文献 5 より引用)

理学療法治療のポイント

1. 急性期（ベッド上安静期～離床開始期）

1）ポジショニング

骨に対しての安静時の姿勢については，仰臥位で骨折が整復されることが多いが，画像上，椎体前方が正常以上に離解する場合，また骨欠損を認める場合などは偽関節となる可能性が懸念されている．そのため側臥位で統一し患者側に混乱がないようにしているという報告もある[7]．また，骨癒合には骨折部に適度な圧縮力がかかる必要があり，脊柱の後弯変形のある場合は側臥位が推奨されつつある[8]．

2）合併症予防

臥床による肺合併症予防として深呼吸（横隔膜呼吸），DVT 予防

として calf pumping を行う.

3）下肢筋力強化練習

大腿四頭筋，大殿筋，中殿筋など下肢の抗重力筋を中心に等尺性収縮より開始し，疼痛がなければ等尺性収縮に加えて自動運動，抵抗運動と進めていく．

4）装具装着練習

基本は荷重がかからないベッド上臥位で装着を行う．自己装着が困難な場合は，介助者へ装具装着指導を行う．使用継続するにあたって，装具が緩くないか，位置がずれていないか確認を行う．各装具の着用方法についての詳細は各装具資料を参照されたい．

Tシャツや肌着などの上から装具を装着するが，排泄時にコルセットをしたまま下位更衣動作ができるように，下衣更衣をあらかじめコルセットの外側に出しておくとよい．

5）離床練習

装具を着用し，疼痛にあわせて段階的なベッドアップより開始し離床を開始する．起き上がり動作は疼痛を誘発しやすい動作の1つのため，ベッドアップより開始し，ベッドの背もたれや両上肢で上半身を免荷させながら座位まで進める．立位歩行練習を開始する場合は歩行器を使用し，両上肢で上半身を支持させながら実施する．

2. 回復期（離床期〜装具療法中）

1）座位練習

背もたれ座位から開始し，端座位が5分間維持可能となるまで実施する．可能となったら起立・立位練習へ進む．

2）起立・立位練習

介助下で行い，自力で可能となるまで実施する．可能となったら歩行練習へ進む．

3）歩行練習

装具を使用し，歩行器を使用しての歩行練習より開始し，疼痛にあわせて段階的に杖，独歩と進めていく．平地歩行が獲得された後，退院後に段差昇降が必要とされる場合は，疼痛にあわせて上肢で手すりを把持した状態から段階的に段差昇降評価を行う．

4）体幹筋力強化練習

体幹コルセットを長期使用することで体幹筋力が低下することが懸念されるため，痛みに応じて腹筋および背筋の筋力強化練習を行う．脊椎の過度な動きを避けるためコルセットを使用したままで実施する．高齢者は腹臥位や四つ這いが困難な場合があるため，その際は背臥位や立位などの可能な姿勢で実施する．

5）ADL 練習

ボディメカニクスについての配慮を指導する．姿勢においては，あぐら，中腰姿勢などの不良姿勢は避けた座位姿勢・立位姿勢を指導する．長時間同一姿勢をとる場合は椅子の背もたれや，壁などの環境を利用する必要がある．動作においては，疼痛が誘発しやすい起き上がり動作，起立動作のときは両上肢で上半身を支えながら実施する．しかし，体幹装具を着用したことで自力で起き上がれなくなることがあるため注意を必要とする．また脊椎への荷重の増加を避けるため，重量物は把持しないことを指導する．

入浴ではコルセットを外すことになるため，背もたれのある椅子を用意したり，壁を利用したりして，上半身が寄りかかれる姿勢にする．その姿勢のままシャンプーや石鹸などの物品をとることができるように位置を移動するなどの工夫を行う．

3. 慢性期（装具療法終了後）

1）活動性の維持，新規骨折の予防

体幹筋力練習，下肢筋力練習を継続する．骨折だけでなく，転倒予防や体力維持として継続して行う．椎体に過度なストレスをかけないために，ADL 練習で行った内容が継続されているかを確認する．

EBMの活用

骨粗鬆症性椎体骨折後の偽関節による腰背部痛や脊柱管狭窄による脊髄障害や馬尾障害の病態は認識されているが，神経根症状についての報告は少ない．

川畑ら[11]は，新規胸腰椎椎体骨折後の椎間孔狭窄や外側陥凹狭小化を伴い，神経根症状が出現し，215例の椎体骨折中，神経症状をきたしたのは9例であり，腰神経根症8例，馬尾症状は1例に認めたとしている．また下位胸椎で多かったとし，椎体骨折での神経根症状だけでなく，既存の無症候性狭窄病変が骨折によるアライメント変化により神経根症状が骨折部に隣接しないところで誘発される可能性を指摘している．

まとめ

- 脊椎椎体骨折は円背や後弯変形による歩行障害の他，心肺機能低下や内臓疾患，遅発性脊髄麻痺などを引き起こす場合があり，生命予後への影響が大きいとされている．
- 脊椎椎体骨折に対する保存療法では，疼痛コントロールと椎体圧潰変形増悪の予防，再骨折予防が目的となる．
- 高齢者の脊椎椎体骨折では，骨折治療という視点に加え，再骨折予防，その後の生命予後までを視野に入れた対応が必要である．

文献

1) 堀井基行，他：大腿骨近位部骨折と健康寿命．*Jpn J Rehabil Med* **50**：819-825，2013
2) 大川 淳：骨粗鬆性椎体骨折に対する装具療法と薬物療法の意義．脊椎脊髄 **27**：179-184，2014
3) Suzuki N, et al：The course of the acute vertebral body fragility fracture：its effect on pain, disability and quality of life during 12 months. *Eur Spine J* **17**：1380-1390, 2008
4) Daniel W. Trone, Donna Kritz-Silverstein, Denise G. von Mühlen et al：Is Radiographic Vertebral Fracture a Risk Factor for Mortality？ *Am J*

Epidemiol **166**：1191-1197, 2007
5) 德橋泰明（監）：脊椎脊髄ハンドブック　第2版．三輪書店，p65, pp117-118, 2010
6) 芝啓一郎（編）：脊椎脊髄損傷アドバンス．南江堂，2006
7) 岸川陽一，他：高齢者の脊椎圧迫骨折の初期治療における非荷重安静度期間の重要性．*J Spine Res* **4**：1028-1033, 2013
8) 佐藤光三，他：骨粗鬆症性椎体圧迫骨折の保存的治療—回復期リハビリテーション病棟での治療計画．整形外科　**64**：1247-1254, 2013
9) 千葉一裕，他：骨粗鬆症性椎体骨折に対する保存療法の指針策定—多施設共同前向き無作為化比較パイロット試験の結果より．日整会誌　**85**：934-941, 2011
10) 宮本健史：圧迫骨折を伴う骨粗鬆性の薬物治療—骨吸収抑制剤の視点から．脊椎脊髄　**27**：185-187, 2014
11) 川畑亜矢人，他：新鮮椎体骨折後に出現する腰椎神経障害の検討．*J Spine Res* **4**：1011-1014, 2013

☑チェックリスト

- [ ] 脊椎椎体骨折は脊柱変形による歩行障害を呈するが，その他にどのような合併症が生じるか． ☞ P169 へ
- [ ] Denis の three column theory を説明せよ． ☞ P169, 170 へ
- [ ] 脊椎椎体骨折に対する保存療法の目的を述べよ． ☞ P171 へ
- [ ] 脊椎椎体骨折に対する装具装着の期間は，一般的にどの程度あるか． ☞ P172 へ
- [ ] 回復期における ADL 指導で配慮すべき指導ポイントは何か． ☞ P177 へ

17 筋筋膜性腰痛

病態（症状）の特徴

　筋筋膜性腰痛は，痛みの原因が筋にある場合の腰痛である．腰背部にある腰方形筋や脊柱起立筋，広背筋などに筋スパズムや筋損傷が生じることで疼痛が出現する．腰椎屈曲・伸展時の脊柱は，脊柱起立筋群の収縮によるものと靱帯や関節包などの非収縮性組織によるもので支持されている．

　健常者では，静止立位から腰椎を屈曲していくと，はじめ脊柱起立筋群の筋活動が増大するが，最終屈曲位では非収縮性組織による支持となるために筋活動が消失する．そして，その状態から身体を起こす際には，再び脊柱起立筋の筋活動が発生する[1]．しかし，腰痛患者においては，腰椎の最終屈曲位でも脊柱起立筋の筋活動が持続することが示されている．

　一方で，非収縮性組織である棘上靱帯へ伸張負荷を加えると，脊柱起立筋の異常筋活動が引き起こされることがわかっており，日常生活における不良姿勢が筋筋膜性腰痛の誘因となりうることを示唆する情報として覚えておく必要がある．

診断と分類

　診断は，問診や理学所見を中心に行われる．痛みの部位や性状，筋の圧痛所見など筋筋膜性腰痛を示唆する所見を確認するとともに，腰椎椎間板ヘルニアや腰椎分離症，脊椎椎体骨折など構造的な問題によって生じる特異的な腰痛を除外する．一方で，他の腰部疾患に合併する形で出現する場合も多い．

医学的治療ポイント

治療は保存療法が行われる．保存療法には，運動療法や薬物療法，装具療法などがある．

理学療法評価とその解釈

1. 主観的情報（subjective information）

1）一般情報

仕事の内容，家庭内での役割，趣味で行っている運動や活動の有無を聴取し，それによってどのような姿勢が長くなるのか，どのような動作を多く行っているのかを確認する．

また，住環境についても聴取をし，生活様式から腰部の負担が増加していないかを推察する．

2）既往歴

脊椎椎体骨折や椎間板ヘルニアなど腰椎の構造的な問題が既往としてある場合は，体幹機能低下や構造的な不安定性が残存している可能性を疑う．特に腹部の手術などを行っている場合は，腹圧を保つための筋機能が低下している場合がある．

3）疼痛

腰痛が出現する作業やそのときの姿勢・動作を聞き出すことで，腰部へのストレスを推察することができる．特に，生活の中で最も長くとっている姿勢や繰り返し行っている動作から，腰部にどのようなストレスがかかっているかを推測することが重要である．

また，痛みが増悪する因子と痛みが軽減する因子を聴取することで，治療や生活指導を行う際のヒントになる．

2. 客観的情報 (objective information)

1) 触診

触診にて筋の圧痛や硬さを確認し，疼痛を引き起こしている筋を特定する．筋の走行に沿って圧痛を確認することが重要であり，治療対象となる筋の特定につながる．

筋萎縮の有無を確認することも重要である．特にインナーマッスルである多裂筋に萎縮が確認された場合は，筋力強化練習の必要性を示唆している．

2) アライメント

立位姿勢で腰椎が後弯位になっている場合や，逆に骨盤前傾により上半身重心が腰部よりも前方に位置している場合は，腰背部筋に持続的な収縮を強いられていることが示唆され，姿勢改善のための指導を行うことを考える．

3) ROM

まずは，腰椎の可動域を確認する．腰部筋の柔軟性低下がある場合には，腰椎の屈曲と側屈が制限される．可動域の end feel は soft であり，可動域に応じて筋の伸張感が確認される．また，立位姿勢にて腰椎が後弯している場合は，生理的前弯を保持するだけの腰椎伸展可動域があるかを確認する．

隣接関節である股関節の可動域を確認することも重要である．特に，骨盤前傾・腰椎の過剰な前弯が見られた場合は，股関節の伸展制限の有無を確認し，制限がある場合は ROM 練習の必要性を考える．一方で，股関節の屈曲可動域の減少は，前傾動作の際に腰部への屈曲ストレスを増大させる因子となるため，大殿筋とハムストリングの柔軟性を確認しておく．

4) 体幹機能

体幹機能では，特にインナーマッスルである腹横筋と多裂筋の機能を確認する．腹横筋と多裂筋の収縮を随意的に行えるか否かと，随意的に行える場合は動作時にそれらが収縮しているかを触診にて確認する．収縮が不十分な場合は，体幹機能練習の必要性を示唆している．

理学療法治療のポイント

筋筋膜性腰痛は筋疲労による循環障害が主因のため，筋の循環改善を促すことが主体となる．また，筋の持続的な収縮や非収縮性組織の持続伸張が生じないような生活動作の指導も重要である．

1. ROM練習

腰背部筋に対するストレッチを十分に行う．また，股関節の可動域は屈曲・伸展ともに十分に確保しておく必要がある．

2. 筋力強化練習

インナーマッスルに対する機能練習を実施する．最初は臥位にて腹横筋や多裂筋の収縮を随意的に行う練習を行い，徐々に座位から立位と姿勢を変えながら実施していく．最終的には，実際の生活動作において，インナーマッスルの収縮を保つ練習を行う．

3. 徒手療法

筋スパズムを生じている筋に対し，マッサージやPNF手技の1つであるホールドリラックス（Hold-Relax）やコントラクトリラックス（Cantract-Relax）などのリラクゼーション手技を実施する．

4. 物理療法

物理療法のうち温熱療法や電気治療など，筋の循環改善効果が期待できるものを実施する．しかし，腰痛治療における物理療法の単独効果についてのエビデンスは認められていないことから，ただやみくもに実施するのではなく，運動療法と併用するなど効果判定をしながら適応を判断する必要がある．

5. 生活指導

　ADL動作では，腰背部筋が持続的に収縮するような動作や非収縮性組織にとって伸張位となる姿勢（最終屈曲位・伸展位）を避けるように指導する．また，ストレッチやセルフマッサージなど，腰背部筋の循環を促すようなセルフケアを頻回に行うように指導する．

　また，生活動作では腰部ニュートラルゾーンの管理を意識させ，重量物をもち上げる際には，意図的にインナーマッスルを収縮させるということを指導することも重要である．

EBMの活用[2)3)]

- 腰痛においては，安静を保ちすぎるとその後の経過がよくないことがわかっており，なるべく日常の活動を継続したほうが望ましいとされている．
- ニュートラルゾーンを意識した生活指導を行うことによる，腰痛軽減効果が報告されている．

まとめ

- 理学療法評価では，治療対象となる筋を特定するとともにストレスが加わる要因を評価することも重要である．
- 筋筋膜性腰痛の理学療法では，筋の循環改善と体幹機能の改善，生活指導によるストレスの除去がポイントとなる．

文献

1) Kaigle AM, et al：Muscular and kinematic behavior of the lumbar spine during flexion-extension, *J Spinal Disord* **11**：163-174, 1998
2) Airaksinen O, et al：Working Group on Guidelines for Chronic Low Back Pain：Chapter 4. European guidelines for the management of chronic nonspecific low back pain. *Eur spine J* **15**（Suppl. 2）：192-300, 2006

3) Koes BW, et al : An updated overview of clinical guidelines for management of non-specific low back pain in primary care. *Euro Spine J* **19** : 2075-2094, 2010

✅ チェックリスト

- [ ] 脊柱を支持するものには,どのようなものがあるか. ☞ P180 へ
- [ ] 脊柱起立筋の異常筋活動が引き起こされる要因は何か.
  ☞ P180 へ
- [ ] 筋筋膜性腰痛の診断は,どのように行われるか. ☞ P180 へ
- [ ] 筋筋膜性腰痛の発生要因は何か. ☞ P180 へ
- [ ] 痛みの原因となっている筋を特定するためにはどのような評価が必要か. ☞ P182 へ
- [ ] 体幹機能評価では,特にどこに着目するべきか. ☞ P182 へ
- [ ] 筋筋膜性腰痛に対する患者指導のポイントを述べよ. ☞ P184 へ

18 足部の理学診断・評価

　足部は複数の関節からなる複合関節であり，それゆえに多様な運動が可能である．また，人体の中で唯一地面と接する部位であるため，動作や姿勢に及ぼす影響が大きい部分でもある．足部の理学診断・評価では足部を後足部・中足部・前足部に分けて考えると，理解がしやすくなる．

病態（症状）の特徴

　足部疾患には，軟骨損傷や滑膜炎など関節内の器質的障害に伴う疾患と，靱帯損傷や腱の炎症などの関節外の器質的障害に伴う疾患に大別され，さらに発生機序から外傷による急性発症と慢性的な障害とに分類される．

　表2-36に，臨床で経験することの多い代表的な疾患の概要を述べる[1]

表2-36 **代表的な疾患**

	疾患名	特徴
後足部	アキレス腱炎	アキレス腱に伸張ストレスが加わることで炎症が出現した状態．陸上選手や繰り返しジャンプを行う競技に多い．下腿三頭筋の柔軟性や筋力低下の他，踵部外反などの不良アライメントが誘因となる．保存療法を主体に治療を行う．
	アキレス腱滑液包炎	アキレス腱の付着部付近にある滑液包に圧迫ストレスが加わり，炎症が生じることで出現する．アキレス腱の前方にある滑液包に炎症が生じた状態をアキレス腱前滑液包炎（アルベルト病，踵骨後部滑液包炎），アキレス腱の後方にある滑液包に炎症が生じた状態をアキレス腱後滑液包炎（ハグランド病，アキレス腱皮下滑液包炎）と呼ぶ．両側性に生じることが多く，踵部の比較的限局した範囲に腫れと痛みが出現する．女性にやや多く，靴の不適合が原因の1つとなる．靴の調整やインソール，注射療法などの保存療法が中心となる．

表 2-36 **代表的な疾患（つづき）**

	疾患名	特徴
後足部	sever 病	繰り返し圧迫力が加わることによって踵骨への血行が一時的に障害され踵骨骨端核の無腐性壊死，または骨軟骨炎が生じた状態である．好発年齢は 8〜12 歳．踵骨後方結節部の骨端線閉鎖以前に生じ，男性は女性より 6 倍ほど多く，時に両側性のこともある．治療は保存療法にて行われる．
	有痛性三角骨（三角骨症候群）	距骨の後突起の後方にある過剰骨で，底屈したときに足関節後方で挟まれて疼痛が出現する．先天性に過剰骨が存在していた場合と後天性に後突起が大きくなりやがて分離した場合とがあるが，判別は困難なことが多い．バレエダンサー，サッカー選手に多い．保存療法が主体だが，関節鏡にて骨切除が行われることもある．
	足関節靭帯損傷	過度な関節運動により，足関節の靭帯が生理的範囲を超えて伸張され，損傷を受けた状態のこと．一般的には「足首の捻挫」と表現され，スポーツ障害の中で最も頻度が高い傷害の 1 つである．足関節靭帯損傷は，大別して足関節外側靭帯損傷と，足関節内側靭帯損傷に分類され，それぞれ損傷される靭帯が異なる〔「足関節靭帯損傷」の項（p00）参照〕．治療は保存療法（運動療法，装具療法）が主体となるが，効果が認められない場合は，手術による靭帯再建術が選択される．
	フットボーラーズ・アンクル（衝突性外骨腫）	骨同士の衝突により骨隆起が起こる．サッカー，ラグビー，バスケットボールなどに多い．強い背屈や激しいスポーツで痛みが出現．捻挫などによる足部の不安定性が関与している．保存療法が主体だが，手術により隆起した骨の切除が行われる場合もある．
	距骨 OCD（距骨離断性骨軟骨症）	関節面の一部が軟骨下骨の部分で分離し，やがて脱落して遊離体を形成した状態．距骨では滑車の内側後方と外側前方に多く発生する．古くは突発性壊死などが原因と考えられていたが，近年は外傷の関与が示唆されている．受傷直後は足関節の腫脹，疼痛，ROM 制限などが見られるが，骨軟骨損傷そのものの症状は比較的軽微であり，見逃される場合が多い．靭帯損傷や骨折の適切な治療後にも残存する疼痛がある場合には本疾患を疑う．治療は明らかな外傷によるものは保存療法（安静固定，免荷）として，無効な場合は手術療法が選択される．
	後脛骨筋腱炎	後脛骨筋腱に炎症が生じた状態で，腱の走行に沿って腫脹および疼痛が生じる．背景に扁平足を伴っている場合が多く，舟状骨に付着する後脛骨筋腱への伸張ストレスが増大すると同時に後脛骨筋腱がその走行方向を変える内果部分に強く押しつけられることも誘因とされる．ランニングやジャンプを繰り返す競技に多い．治療は保存的治療（運動療法，足底板）が主体となる．

表 2-36 **代表的な疾患（つづき）**

	疾患名	特　徴
後足部	腓骨筋腱脱臼	腓骨筋腱が外果を乗り越えて前方へ逸脱した状態．腓骨筋腱溝や筋支帯の構造的異常が背景にあり，先天的にそれらの形成不全がある場合と，後天的にそれらの構造が破綻した場合とに分けられる． 脱臼が習慣性に生じる場合は，足関節が背屈するたびに脱臼が生じ，長距離歩行時などに倦怠感や鈍痛などの症状が生じる．腓骨筋腱の断裂を伴った場合や保存療法で症状が改善されない場合は，手術療法が選択される．
	腓骨筋腱炎	腓骨筋腱に炎症が生じた状態で，腱の走行に沿って腫脹および疼痛が生じる．走行時に外反位での蹴り出しを繰り返している場合や横方向への切り返し動作などで後足部の内反・背屈位を繰り返している場合に，腓骨筋に伸張ストレスが加わるか，または腓骨筋腱がその走行方向を変える外果部分に強く押しつけられることにより炎症が出現する．ランニングやジャンプ，サイドステップを繰り返す競技に多い．なお，短腓骨筋の付着部に炎症が起きた場合は短腓骨筋腱付着部炎という． 治療は保存的治療（運動療法，足底板療法）が主体となる．
中足部	有痛性外脛骨	舟状骨内側の後脛骨筋腱内に存在する過剰骨が靴の内壁で圧迫されたり，付着する後脛骨筋腱によって牽引ストレスが加わったりすることで疼痛が出現した状態．10～15 歳頃に頻発し，スポーツ後に内果の前下方部に疼痛を訴える．多くは 15～17 歳くらいまでに自然治癒することが多い． 治療は保存療法（運動療法，足底板療法）が中心だが，重症例では手術にて骨片除去や接合術を行う．
	リスフラン靱帯損傷	リスフラン靱帯は前足背部のやや内側を斜めに走る細い靱帯で，前足部を固定された状態での足部過回外や足部が反るような外力が加わることで受傷する．疼痛は荷重時や蹴り出しを行う際に足背部中央～内側に出現する． 治療は保存療法（消炎，装具，足底板療法など）が主体であるが，難治性であるため半年以上も痛みが続くことも多く，場合によっては手術療法が選択される場合もある．
前足部	外反母趾	母趾が外反方向へ変形した状態で，内側に突出した部分に痛みを訴える．背景に外反扁平足が存在することが多く，また不適合な靴を使用することで症状が増悪する場合が多い． 保存療法（サポーター，足底板療法，靴の指導）が主体だが，重症例では手術療法が選択される．

表 2-36 **代表的な疾患（つづき）**

	疾患名	特　徴
前足部	母趾種子骨障害	第1中足骨頭底部（母趾球）にある種子骨が炎症，疲労骨折，変形性関節症などにより疼痛を生じた状態．歩行時に荷重がかかったときや，母趾を反らしたときに疼痛が生じる． 治療は保存療法が主体だが，難渋例では種子骨を摘出する手術を行う．
	内反小趾	小趾が内反方向へ変形した状態で，外側に突出した部分が圧迫されて疼痛が出現する．背景に，外反扁平足および開張足が存在することが多く，長期間不適合な靴を使用することで症状が進行する場合が多い．一方で，足部が過回外位にあり，重心が外側偏位している場合も増悪因子となる．治療は保存療法（サポーター，足底板療法）が主体で行われる．
	モートン病	神経に繰り返し圧迫ストレスが加わることで神経腫が形成され，痛みが生じた状態．第3，4趾間で生じることが多く，時に第2，3趾間にも見られる．足趾に痛みが放散することもある．窮屈な靴や横アーチの低下が誘因となる．治療は，消炎鎮痛剤などの薬物療法，適切な靴の調整，足底板療法などが行われる．
	中足骨疲労骨折	外傷のように大きな外力によって生じる骨折ではなく，繰り返しの外力によって生じる骨折を疲労骨折と呼び，足部では中足骨，踵骨，足根骨に多く発生する．疲労骨折の原因は，骨自体に直接加わる衝撃力の他に，オーバーユースによる筋肉の疲労や筋による過大な牽引力が考えられる．スポーツ休止による保存療法が主体となる．
	Jones骨折	Jones骨折は第5中足骨基部骨折ともいわれ，第5中足骨の近位骨幹部における疲労骨折である．サッカー，ラグビー，バスケットボールなどで走っている最中に方向転換をする際や前足部でブレーキをかけて捻る動作を繰り返すことで生じる．治療は保存療法にて患部を安静位に保ち骨癒合を待つのが原則であるが，難治性であるため，骨癒合が悪い場合は手術療法が選択される．
各部位	足底腱(筋)膜炎	足底腱（筋）膜が伸張されることにより誘発される．足底腱膜の各所（踵の部分，つま先の部分，内側，外側）で痛みが出現する．長距離ランナーに多く，スポーツにおける後足部の痛みで最も頻繁に生じる．足部アーチが崩れている場合が多く，治療はストレッチなどの運動療法に加えて足底板療法が行われる．保存療法で効果が見られない場合には手術療法が選択される場合がある．また，近年では半年以上治療を行っても症状が改善しない難治性の足底腱膜炎に対して体外衝撃波療法（ESWT）が行われ，その有効性が報告されている．

診断と分類

　足部疾患の診断は他の関節疾患と同様に，問診と理学所見，画像検査を組み合わせながら行われる．問診では，主訴や疼痛部位，受傷機転などを聴取し疾患を推測する．理学所見では圧痛部位の確認と各種ストレステストにより疾患の特定を進めていく（**図 2-30**，**表 2-37**）．画像検査では X 線検査にて骨構造を，MRI や CT 検査にて軟部組織を含めた構造的問題を検査する．超音波検査では，表層の靱帯や腱などの状態を確認することができる．

　足部疾患は，部位別では軟骨損傷や滑膜炎など関節内の器質的障害に伴う疾患と靱帯損傷や腱の炎症などの関節外の器質的障害に伴う疾患に大別される．さらに，発生機序から，外傷による急性発症と慢性的な障害とに分類される．

医学的治療ポイント

　足部疾患の治療では，保存療法と手術療法がある．保存療法では理学療法と薬物療法が中心となる．理学療法では物理療法や徒手療法，各種運動療法が行われる．薬物療法では消炎鎮痛剤の服薬や貼付，注射などが行われる．

　保存療法で効果が得られない場合や関節内の遊離体や骨棘，重度の足趾変形などの構造的な問題がある場合には，手術療法が考慮される．

理学療法評価とその解釈

1. 主観的情報（subjective information）

1）医学的情報

　足部痛の原因となる構造的問題を確認する．特に，軟部組織の損傷や炎症，軟骨の変性や骨棘の存在を確認することで臨床症状を推

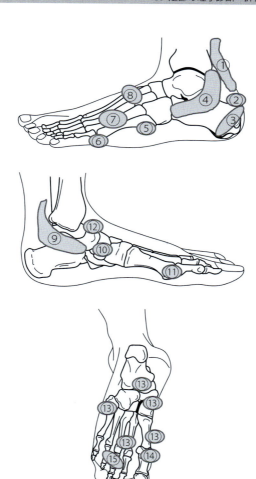

図 2-30 足部の圧痛点とその病態

① アキレス腱炎, ② アキレス腱滑液包, アキレス腱付着部炎, ③ Sever 病, ④ 腓骨筋腱炎, ⑤ Jones 骨折, 下駄履き骨折, 腓骨筋付着部炎, ⑥ 内反小趾, ⑦ 中足骨疲労骨折, ⑧ リスフラン靱帯損傷, ⑨ 後脛骨筋腱炎, ⑩ 有痛性外脛骨, ⑪ 外反母趾, ⑫ フットボーラーズ・アンクル（衝突性骨腫）, ⑬ 足底腱（筋）膜炎, ⑭ 母趾種子骨障害, ⑮ モートン病

表 2-37 足部疾患と理学所見

	疾患名	理学所見
後足部	アキレス腱炎	圧痛（アキレス腱部）
	アキレス腱滑液包炎	圧痛（アキレス腱付着部）
	sever 病	圧痛（踵骨後方から側方）
	有痛性三角骨 （三角骨症候群）	圧痛（距骨後突起），足関節底屈強制で疼痛
	足関節靭帯損傷	圧痛，内反ストレステスト，外反ストレステスト，前方引き出しテスト
	フットボーラーズ・アンクル （衝突性外骨腫）	圧痛（距骨頸部），足関節背屈強制で疼痛
	距骨 OCD （距骨離断性骨軟骨症）	足関節の背屈・内反強制で疼痛（距骨滑車外側部の OCD） 足関節の底屈・内反強制で疼痛（距骨滑車内側部の OCD）
	後脛骨筋腱炎	圧痛（内果下方～後方），抵抗テスト（底屈，回外，内転）
	腓骨筋腱脱臼	足背屈時の脱臼所見
	腓骨筋腱炎	圧痛，抵抗テスト（底屈，回内，外転）
中足部	有痛性外脛骨	圧痛（舟状骨結節）
	リスフラン靭帯損傷	圧痛（前足背部），リスフラン関節回内強制・底屈強制で疼痛
前足部	外反母趾	圧痛（第 1MP 内側），外反変形
	母趾種子骨障害	圧痛（母趾 MP 底側）
	内反小趾	圧痛（第 5MP 内側），内反変形
	モートン病	圧痛（第 2～3，第 3～4 趾間），前足部を両側から圧迫して疼痛を誘発
	中足骨疲労骨折	圧痛（中足骨）
	Jones 骨折	圧痛（第 5 中足骨底），介達痛
各部位	足底腱（筋）膜炎	圧痛（足底部）

測することができるとともに，そこに加わっているメカニカルなストレスを推測することができる．

2）疼痛

痛みの評価では，まず部位と性状を確認し，医学的情報をふまえて原因組織を推測する．次に，どのような運動によって疼痛が出現するか，どのような肢位で疼痛が軽減するかを確認する．これは，治療を行ううえで，ストレスを減じるための方向性を示す情報となる．また，日常生活にどのような支障が出ているのかを聴取することは，目標設定を行ううえで重要となる．

治療効果の判定では同じ疼痛誘発条件のもとで，① 痛みが出現するまでの時間，② 疼痛の持続時間，③ 疼痛の大きさ（NRS を使用），を比較することが重要であるため，評価時にはこの3つの条件を聴取しておく．

2. 客観的情報（objective information）

1）足部アライメント評価

足部アライメント評価では，足部アーチの評価と変形の有無の確認が重要である．アーチ評価では，後足部ではレッグヒールアングルや床に対する踵の傾きを計測し，距骨下関節の肢位を推測する．距骨下関節が回内位にある場合は，足部全体の剛性が低下している状態であり，変形や軟部組織への伸張ストレスが増加している可能性を考慮する．

中足部では，内側縦アーチの高さを舟状骨高で評価する．ただし，自然肢位での計測の他に，距骨下関節を中間位とした状態でも計測を行うことが重要である．距骨下関節を中間位にしたときに内側縦アーチの高さが改善する場合は，アーチの低下が後足部回内によって生じていたということになる．

縦アーチの評価に加え，横アーチの評価も行う．横アーチの定量的評価は，X 線を使用した評価が一般的であるため，臨床的には第2～4MP 底側部の胼胝の存在や足背部が平坦になっていれば，横アーチの低下を疑う．

足部アーチの客観的評価として，X 線を使用した横倉法やフット

プリントを使用したもの，舟状骨高を足長（踵から母趾頭までの距離）で除したアーチ高率などが知られている．臨床的には歩行時の後足部運動との相関が示されており，基準値が示されている FPI-6 が歩行時の足部運動を予測するうえで便利である[2)3)]．

足部アーチを評価する場合は，左右差を確認することとアーチの崩れが障害とどのように関連しているのかを考えながら実施することが重要である．

2）ROM

各関節の可動域を確認する．矢状面では，足関節の底屈・背屈可動域と足趾の屈曲・伸展可動域を確認する．前額面では，距骨下関節の回内・回外と，中足部ではショパール関節の回内・回外を確認する．

ある関節に ROM 制限が存在する場合は，同じ運動面で動く関節で代償している場合が多いため，障害関節以外の ROM も評価を行っておく必要がある．

3）関節の遊び（joint play）

各関節における関節の遊びを評価する．関節の遊びが過剰な場合には，靱帯機能の低下が疑われ，関節不安定性に伴う疼痛やバランス機能低下などの原因となる．一方で，関節の遊びが低下している場合は，ROM 制限の原因となり，特に臨床で問題となることが多い足関節の背屈制限では，距骨の後方すべりが低下していることが多い．

4）感覚検査

感覚低下や異常感覚を評価し，感覚障害が出現している部位が足背部であれば腓骨神経，足底部であれば脛骨神経の障害を疑う．靱帯損傷後では，深部覚（関節位置覚，運動覚）の低下が存在する可能性があるため，損傷部位については必ず評価を実施する．

5）筋力検査

筋力検査では，アーチ保持に関与する後脛骨筋と前脛骨筋，長腓骨筋，母趾内転筋，足趾屈筋群をはじめ，歩行初期に活動する前脛

骨筋, 立脚中期以降に活動する下腿三頭筋や足趾屈筋群を中心に評価を行う.

6) 特殊テスト

各関節に対してストレステストを実施する (表 2-37). 靱帯に対しては伸張ストレステストにて疼痛が誘発されるかを確認する. このとき, 同時に関節の過可動性もチェックする.

筋腱の損傷を疑う場合には, 等尺性抵抗運動を行わせ, 疼痛誘発部位の確認を行う. 単回の運動で疼痛が誘発されない場合には, 運動の反復や負荷を増やすことでの誘発を試みる. 特殊テストで疼痛が誘発される肢位を特定することは, ストレスコントロールを考えるうえで重要である.

7) 隣接関節評価

隣接関節からの関連痛の有無を評価する. 特に, 特殊検査にて疼痛の再現がとれない場合や感覚障害がある場合などは, 足部以外の関節からの関連痛や神経根性の疼痛を疑う.

8) 臨床評価指標 (各種スコアなど)

足部の臨床評価指標には, 日本足の外科学会が開発した足関節・後足部判定基準 (JSSF ankle/hindfoot scale) や日本整形外科学会による足部疾患治療成績判定基準 (足部 JOA スコア, 資料 a-11), AOFAS (American Orthopaedic Foot and Ankle Society) の臨床スコアなどがあり, 効果判定として活用できる.

理学療法治療のポイント

治療では, 病態を的確に把握したうえで治療方法を選択することが重要である. 障害されている組織に対する局所的な治療では, 可動域や筋機能の改善などの可逆的要素に対してアプローチを行っていく. 一方で, 靱帯機能の低下に伴う関節不安定性などの不可逆的要素に対しては筋機能改善や補装具の使用などによる補償を考える. 動作中のメカニカルストレスの除去も同時に考えていく必要が

表 2-38 **足部疾患と理学療法のポイント**

	疾患名	理学療法のポイント
後足部	アキレス腱炎	炎症部位の消炎鎮痛のために,アイシングや物理療法を実施する.運動療法では下腿三頭筋のストレッチと遠心性トレーニングが重要である.アキレス腱に沿ったテーピングやヒールパッドは伸張ストレスを減じる効果がある.レッグヒールアングルにて踵骨の異常アライメントが確認された場合も,足底板やテーピングにて修正を行うことで効果が期待できる.
	アキレス腱滑液包炎	炎症部位の消炎鎮痛のために,アイシングや物理療法を実施する.運動療法では下腿三頭筋のストレッチと,足底腱膜のストレッチが重要である.靴の不適合が見られた場合は,靴の指導を実施する.
	Sever 病	炎症部位の消炎鎮痛のために,アイシングや物理療法を実施する.運動療法では下腿三頭筋と足底腱膜のストレッチが重要である.アキレス腱に沿ったテーピングは,患部への伸張ストレスを減じる効果があり,また踵骨下脂肪体を寄せるようなテーピングはショック吸収効果が期待できる.ショックを吸収できる柔らかい素材の靴を選択したり,シリコン性のヒールパッドを挿入することも有効である.
	有痛性三角骨(三角骨症候群)	炎症部位の消炎鎮痛と,競技動作および生活動作において足関節の過度な底屈運動を制動することが重要であり,テーピングや,代償動作の指導を実施する.
	足関節靱帯損傷	炎症部位の消炎鎮痛と,損傷靱帯へのストレスコントロールが重要である.また,靱帯損傷による関節不安定性を改善するために,損傷靱帯と同様の制動作用のある筋の強化や,神経筋機能練習を行う.テーピングや装具療法を使用することも,疼痛軽減や再受傷のリスクを低減させるために有効である.
	フットボーラーズ・アンクル(衝突性外骨腫)	炎症部位の消炎鎮痛と,競技動作および生活動作において足関節の過度な背屈運動を制動することが重要であり,テーピングや,代償動作の指導を実施する.また,距骨の後方滑りが阻害されないように,後方関節包のストレッチや,下腿三頭筋のストレッチを十分に実施する.
	距骨 OCD(距骨離断性骨軟骨症)	骨傷部分に対する圧迫ストレスを減じることがポイントである.骨傷部分を把握し,そこに圧迫ストレスが加わらないように運動をコントロールする.誘導したい方向の可動域と筋機能を確保した後に動作指導を実施する.装具療法やテーピングの使用も有効である.骨片が遊離している場合は,疼痛増悪肢位をその都度評価しながら,疼痛が出現しない肢位へと運動を誘導する.

表 2-38 **足部疾患と理学療法のポイント（つづき）**

	疾患名	理学療法のポイント
後足部	後脛骨筋腱炎	炎症部位の消炎鎮痛のために，アイシングや物理療法を実施する．内側縦アーチが低下している場合が多く，アーチ保持の役割を担う筋群のトレーニングに加え，テーピングや足底板などでアーチを上げる方向へアライメント修正をはかる．運動療法では後脛骨筋の柔軟性改善が重要である．また，足関節に背屈制限がある場合は，距骨下関節回内による代償に伴う足部過回内運動が生じる原因となるため，下腿三頭筋のストレッチを十分に行う必要がある．
	腓骨筋腱脱臼	炎症部位の消炎鎮痛のために，アイシングや物理療法を実施する．運動療法では腓骨筋のストレッチを実施する．腓骨筋腱の亜脱臼は足関節の背屈時に生じるため，ヒールパッドの挿入や，背屈制動のテーピングなどが疼痛軽減に有効な場合がある．また，外果後方にパッドを当て，腓骨筋腱が前方に移動しないように制動することも若干の効果が期待できる．しかし，完全に亜脱臼を抑制することは困難であるため，炎症が出現しないように運動量をコントロールし，運動後のアイシングを徹底するなどの患者指導が重要である．
	腓骨筋腱炎	炎症部位の消炎鎮痛のために，アイシングや物理療法を実施する．運動療法では腓骨筋のストレッチを実施する．走行時に，toe out で，かつ足部外返しでの蹴り出しが見られる場合は，toe out の修正と足関節底屈を使用した蹴り出しを指導する．一方で，サイドの切り返し動作で足部の過回外運動が見られる場合は，足底板やテーピングにて疼痛軽減方向へ誘導を行う．足関節背屈に伴う腓骨筋腱の外果部への圧迫を減じるために，ヒールパッドの使用も有効な場合がある．
中足部	有痛性外脛骨	基本的には後脛骨筋腱炎と同様の対応となるが，内側縦アーチが低下するに伴い外脛骨部が内側に突出してこないように後足部から中足部にかけてのアーチ保持を十分に行う．また，外脛骨部が靴の内壁に当たって痛い場合には靴の指導もあわせて行う必要がある．靴の内壁に柔らかい素材を選択し，一番近位部の靴紐を強く結ばないことを指導する．また，ドーナツパッドを外脛骨部に使用して除圧を行うことで，疼痛を軽減させることができる．歩行時に toe out となると，患部が靴に圧迫されるため，つま先をまっすぐまたはやや toe in 気味で歩くように歩行指導を行うことも重要である．
	リスフラン靭帯損傷	足関節靭帯損傷と同様の治療方針となる．特にアーチを十分に保持し，足部の回内を抑制することが重要であり，テーピングや足底板にて損傷部位の不安定性改善をはかる．

表 2-38 足部疾患と理学療法のポイント（つづき）

	疾患名	理学療法のポイント
前足部	外反母趾	内側縦アーチが低下するに伴い母趾 MP 部が内側に突出してこないように後足部から中足部，前足部にかけてのアーチ保持を十分に行う．また，横アーチが低下していることも変形を増長する誘因となるため，中足部から前足部にかけての横アーチを保持するパッドを挿入する．また，靴の指導は最も重要であり，先細りの靴は避け，靴と接触する部分には可能なかぎり柔らかい素材を選択させる．また，ドーナツパッドを使用して除圧を行うことや，MP 部分に相当する靴紐を緩めておくことも疼痛軽減には有効である．歩行時に toe out となると，患部が靴に圧迫されるため，つま先をまっすぐに向けて歩くように歩行指導を行うことも大切である．
	母趾種子骨障害	内側縦アーチが低下するに伴い第一中足骨が回内位にあると，内側の種子骨への圧迫ストレスが増長されるため，後足部から中足部，前足部にかけてのアーチ保持を十分に行う．ドーナツパッドや種子骨を前後に挟むようにパッドを使用して除圧することで，疼痛を軽減させることができる．歩行時に toe out となると，母趾 MP 底側部への圧迫ストレスが増長するため，つま先をまっすぐに向けて歩くように歩行指導を行うことも重要である．
	内反小趾	外反扁平足と開張足が見られる場合には，外反母趾と同様の対応となるが，足部過回外で重心の外側偏位が確認される場合は，運動指導やインソール調整などで重心の内側誘導が必要となる．特に，歩行時に toe in となっていると，患部が靴に圧迫されるため，つま先をまっすぐに向けて歩くように歩行指導を行うことも重要である．
	モートン病	神経腫の圧迫ストレスを軽減させることがポイントである．外反扁平足と開張足が見られる場合には，足底板やテーピングにて特に横アーチの保持をはかる．
	中足骨疲労骨折	骨折部位の圧迫ストレスを軽減させることがポイントである．足部アーチが崩れている場合が多く，足底板やテーピングにて特に足部アーチの保持をはかる．足底板で横アーチの保持を行う場合は，前足部の横アーチ保持だけではなく立方骨・舟状骨レベルの横アーチ保持をしっかりと行い，骨折部に圧が集中しないように注意する．

表 2-38 足部疾患と理学療法のポイント（つづき）

	疾患名	理学療法のポイント
前足部	Jones 骨折	骨折部位の圧迫ストレスを軽減させることがポイントである．サイドの切り返し動作で足部の過回外運動が確認される場合や，小趾球を支点とした前外側部での切り返しをしている場合には，母趾球など足部の内側を支点とした切り返し動作への修正を行う．また，足部だけではなく，重心の外側偏位が起こらないように，股関節の外転を使用した切り返しや体幹の安定化も同時に指導を行う必要がある．
各部位	足底腱(筋)膜炎	炎症部位の消炎鎮痛のために，アイシングや物理療法を実施する．運動療法では足底腱膜と下腿三頭筋のストレッチが特に重要である．足部アーチの崩れが見られる場合は，足底板の使用も疼痛軽減に有効である．また，足底腱膜に沿ってテーピングを行うことで，足底腱膜への伸張ストレスを軽減させることができる．

あり，隣接関節からの影響を考えた全身的なアプローチや，動作の変換などを考える．

代表的な足部疾患に対する理学療法のポイントを表 2-38 に示す．

1. ROM 練習

ROM 練習では，損傷された組織へのストレスを配慮しながら生理的範囲内での可動域獲得を目指していく．臨床では距腿関節の背屈 ROM 制限が問題になることが多く，正常歩行には背屈 10°以上が必要とされている．

また踵骨骨折では距骨下関節の ROM 制限が存在していることが多く，受傷部位周辺の可動域はチェックをしておく必要がある．関節の遊びが低下している場合は，関節モビライゼーションを実施する．

2. 物理療法

物理療法は，対象とする原因組織と期待する効果によって使用する機器を選択する．例えば，関節周囲筋のリラクゼーションを目的とする場合は温熱療法や電気療法の適応となり，創部の癒着剝離や

消炎をはかるのであれば，超音波療法が適応となる．

3. 筋力強化練習

　足部周囲筋の強化は関節の動的安定性を改善し，靭帯などの関節構成体への負担を減らす効果が期待できる．よって，靭帯の損傷による関節不安定性が存在している場合は，その靭帯と同じ走行をしている筋の機能改善をはかることが重要となる．一方で，足部アーチに崩れがあり，それが障害の原因として考えられる場合には足部アーチを保持する機能を有する後脛骨筋や前脛骨筋，長腓骨筋や足趾屈筋群，母趾内転筋などを強化することが重要となる．

　また，ストレスコントロールのために動作の変換をはかる場合には，その動作を行うための筋機能を獲得させておく必要がある．

4. 歩行練習

　歩行時や走行時に動的な不良アライメントがあると足部疾患の誘因となる．例えば，toe in や toe out での歩行では，蹴り出し時に靴と床に足趾が圧迫されるため，外反母趾や内反小趾の変形を増長する原因となる．これらは足部機能練習をするだけで是正されることはなく，障害を起こしている関節にストレスが加わらないような動的アライメントの再学習，つまり歩行練習が必要となる．

　ただし，足部だけを矯正しようとすると隣接関節の不良アライメントを招き，全体のバランスが崩れる場合があるため，全身的にアプローチを行っていくことが重要となる．

5. 装具療法

・足部の装具には，主に足関節の固定を目的として使用されるものと外反母趾や内反小趾に対する矯正装具がある．
・装具の使用は関節安定性を向上させ，ストレスの原因となる不良アライメントの是正および関節運動を制動することで，靭帯などの関節構成体への負担を減らすことができる．疼痛が強い場合や患部の安静を保つ必要がある場合，足部機能改善が不十分な状態

でストレスが大きい生活動作・作業を行わなければならない場合などに使用を考慮する．

6. 足底板療法

・足底板は，足部アーチの保持や重心コントロール，関節運動のコントロールを目的に使用される．足部疾患のみならず，膝や股関節などの隣接関節におけるストレスコントロールにも使用される．
・足底板の製作方法にはさまざまなものがあるが，足部評価と病態把握に基づき，効果判定を行いながら形状を決定していくことが重要である．

7. 生活指導

　ADL動作では，疼痛が増悪する動作を避けるように指導する．特に足趾の変形がある場合は，不適切な靴の使用が原因である場合が多いため，足の形状と靴の形状が一致しているか，靴のサイズが適切であるか，アーチを保持する機能を靴が備えているかをチェックし，指導を行う．

8. 手術後の理学療法

・術後の理学療法は，術部の治癒を阻害せずに足部機能の改善をはかることが中心となる．
・手術の種類によって固定期間や禁忌となる運動が異なるため，必ず医師の指示を確認したうえで，プログラムを実施する．

まとめ

・足部の評価は，後足部・中足部・前足部に分けて行う．
・足部の評価では，障害組織を同定することと障害が生じる原因を足部アライメントや足部機能から推測することが重要である．

・足部に対する理学療法では，損傷部位の治癒促進と障害部位へのストレスコントロールが重要である．

文献

1) 寺山和雄，他（監）：下腿と足の痛み．南江堂，2001
2) The foot posture index, user guide and manual. 2005
   http://www.leeds.ac.uk/medicine/FASTER/z/pdf/FPI-manual-formatted-August-2005v2.pdf〔Accessed 2015 Mar 07〕
3) Chuter VH：Relationships between foot type and dynamic rearfoot frontal plane motion. *J Foot Ankle Res* 2010 DOI：10.1186/1757-1146-3-9

☑チェックリスト

- [ ] 足部アーチを評価する方法には，どのようなものがあるか． ☞ P193 へ
- [ ] 足部アーチ保持に関与する筋には，どのようなものがあるか． ☞ P194 へ
- [ ] 足部における臨床評価指標にはどのようなものがあるか． ☞ P195 へ
- [ ] 足部疾患において，歩行練習を行う意義は何か？ ☞ P200 へ
- [ ] 足部疾患における靴の指導で必要な内容にはどのようなものがあるか． ☞ P201 へ

19 足関節靱帯損傷

病態（症状）の特徴

　足関節靱帯損傷とは，生理的範囲を越えた過度な関節運動が強制されることによって靱帯に対して過度な伸張ストレスが加わり，組織が損傷を受けた状態のことを指し，スポーツ障害の中で最も頻度が高い傷害の1つである．

　内因性のリスクファクターとしては，筋力低下，固有感覚機能の低下，足関節背屈ROM制限，バランス能力低下などの身体機能との関連性が挙げられており[1]，外因性のリスクファクターとしては，サッカー，バスケットボール，バレーボールなどのジャンプや切り返し動作が多い競技や対人との接触プレーが多い競技，また人工芝や摩擦の大きな床面などの環境因子などが知られている．

診断と分類

　診断は，圧痛所見と徒手によるストレステスト（前方引き出しテスト，内反・外反ストレステスト），画像検査（超音波，MRI）にて行われる．

　足関節靱帯損傷は，大別して足関節外側靱帯損傷と，足関節内側靱帯損傷に分けられる．

　足関節外側靱帯損傷は，内反捻挫とも呼ばれ，足部の内がえし（底屈，回外，内転）が強制された場合に発生し，損傷される靱帯として最も多いのは前距腓靱帯，次に踵腓靱帯が多く，受傷時のストレスが大きいと他にも二分靱帯，骨間距踵靱帯，前脛腓靱帯，後距腓靱帯など複数の靱帯損傷が生じる．

　足関節内側靱帯損傷は外反捻挫とも呼ばれ，足部の外がえし（背屈，回内，外転）が強制された場合に発生する．損傷される靱帯は主に三角靱帯で，靱帯付着部の骨剥離を伴うことがある（図2-31）．

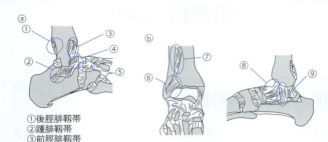

①後脛腓靱帯
②踵腓靱帯
③前脛腓靱帯
④前距腓靱帯
⑤二分靱帯

⑥前脛腓靱帯,⑦骨間膜,⑧三角靱帯(前脛距靱帯),
⑨三角靱帯(脛踵靱帯)

図 2-31 足関節捻挫に伴う靱帯損傷
a:内反捻挫で損傷される靱帯,b:外反捻挫で損傷される靱帯

表 2-39 O'Donohue の分類

	臨床症状	靱帯損傷	① ストレス X 線像 ② 前方引き出し	治療
grade 1	疼痛・腫脹は軽度 ROM 制限・皮下出血なし 荷重可能	なし 一部の靱帯が伸張されている	① なし ② なし	保存療法
grade 2	疼痛著明・圧痛点明瞭 ROM 制限軽度 皮下出血± 荷重で疼痛増強	部分断裂	① なし (または軽度) ② あり	保存療法
grade 3	疼痛・腫脹著明 ROM 制限著明 皮下出血+ 荷重不能	完全断裂	① あり ② あり	保存療法 手術療法

　足関節捻挫の重症度分類として,O'Donohue の分類が知られており,治療方針を決定する際の参考にされる(表 2-39).

医学的治療ポイント

　基本的には保存療法が適応となるが,重傷例で足関節の不安定性

が強い場合は，手術療法が選択される場合もある（表 2-39）．

保存療法の急性期では，シーネやギプスにて患部を固定し，損傷程度によっては免荷をする場合もある．急性期を過ぎた後には，装具を装着しての荷重練習や ROM 練習などの患部に対する機能練習が開始され，段階的に運動負荷を増加させていく．

理学療法評価とその解釈

1. 主観的情報（subjective information）

1）一般情報

患者の主訴を聴取し，生活にどのような悪影響を及ぼしているかを確認する．また，競技復帰を目標にするのであれば，発症リスクとなる外的因子（競技種目，摩擦の大きな床面）を把握しておく．

2）現病歴

受傷時期を聴取し，病期（急性期〜慢性期）を確認する．
また，受傷機転を聴取し，受けたストレスの大きさや疼痛が出現する動作を推測する．

3）疼痛

痛みの部位や性状を聞き出すことで，損傷部位，炎症が生じている組織が推察できる．特に安静時痛が存在する場合は，症状が強いことが推察され，積極的に動かすことができない時期である．
また，痛みが増悪する因子と痛みが軽減する因子を聴取することで，治療を行う際や生活指導で避けなければならない動作がわかる．

2. 客観的情報（objective information）

1）視診，触診
　腫脹・発赤，熱感・疼痛・機能障害のいずれかが認められる場合は，炎症があると判断し消炎治療の必要性を考える．

2）ROM
　足関節靱帯損傷では，特に背屈制限の有無を確認する．制限が存在する場合は，end feel を確認し，end feel が soft であれば筋性，hard になるほど靱帯や関節包性の制限を疑う．
　一方で，ROM が過剰な場合は，靱帯が損傷されたことで構造的に関節不安定性が存在することを示しており，この場合は筋での代償機能獲得をはかるか，装具やテーピングの使用を検討する必要がある．

3）関節の遊び（joint play）
　足関節靱帯損傷では，損傷部位の固定や治癒が不十分だった場合に関節の遊びが過剰となっていることがある．その場合は，前述のとおり関節不安定性が存在することを意味する．一方で，関節の遊びが低下している場合には，それ自体が ROM の制限因子となるため，関節モビライゼーションの必要性を考慮する．

4）感覚検査
　感覚検査では，特に深部覚（関節位置覚，運動覚）を評価する．靱帯損傷がある場合には，靱帯に存在する固有受容器（ゴルジ受容器）からの感覚入力が阻害されるために，深部覚の低下や反応時間が遅延することがわかっている．
　深部覚に低下がある場合はバランス機能低下の原因となりうるため，感覚機能練習の必要性を考慮する．

5）バランス検査
　静的な検査として，安定した床面またはバランスボードなどの不安定な床面での片脚立位バランスを見る．視覚での代償を排除するために，閉眼で検査をすることも重要である．動的な検査としては，

ランジ動作やサイドステップ，ジャンプからの着地動作などにおける足部の動揺性を評価する．

客観的評価では，重心動揺検査や片脚立位保持時間，FRT (Functional Reach Test) などを行う．

6）臨床評価指標（各種スコアなど）
「足部の理学診断・評価」(p186) 参照．

理学療法治療のポイント

足関節靱帯損傷における理学療法治療のポイントは，損傷された靱帯の修復を阻害することなく，ROM 制限や筋力低下などの二次的な機能障害を抑えることと，靱帯機能を補償する機能を再獲得することにある．

そのためには，受傷日からの経過時間を勘案し，靱帯の修復状況に応じた適切な指導を行うことが必要となる．

1. 急性期（発症後 1〜3 日）

消炎治療を優先し，RICE 療法を徹底して行う．また，損傷された靱帯が伸張されないように患部の安静を保持し，日常生活においても，患部の安静が保たれるように代償動作を指導する．浮腫を予防するために，足趾や膝関節などの患部に影響がない関節については積極的に動かすように指導を行う．

2. 回復期（発症後 4 日〜3 週間）

圧痛が残存していれば，消炎治療を継続する．医師に安静度を確認し，許可があれば距腿関節に対する ROM 練習を開始する．特に背屈可動域をしっかりと出していく．ただし，損傷靱帯を伸張させないように，足部の内外反に注意して実施する．距腿関節の関節の遊びにて距骨の後方すべりが低下している場合は，距骨の後方へのモビライゼーションを実施する．

患部の固定が解除された後は，関節位置覚のトレーニングなど固有受容器促通のための練習を開始する．

3. 慢性期（発症後3週間以降）

疼痛が軽減していれば，積極的に機能練習を行う．客観的評価で確認された機能低下に対して，個別にアプローチを実施する．特に，バランス能力が低下している症例においては，神経筋トレーニングを行うことが重要となる．疼痛が長引いている場合は，運動後の消炎治療を継続し，生活上でのストレスを減じるために装具やテーピングの使用や，患部にストレスが生じないような動作の指導や生活指導を行う．

競技復帰を目標にする場合には，受傷前同様のパフォーマンスを回復するために，足関節部機能練習の他に競技特性に応じたアジリティートレーニング，プライオメトリックトレーニングなどが必要となる．

EBMの活用[2)~4)]

・協調運動練習やバランス練習を含む神経筋トレーニングと足関節周囲の筋力強化運動は，足関節靱帯損傷の再発予防に効果的だとされている．
・足関節装具やテーピングの使用は，再受傷のリスクを低減させる．

まとめ

・足関節靱帯損傷後の理学療法では，損傷靱帯の修復を阻害せずに機能改善をはかることが重要となる．
・機能改善をはかることは，元のパフォーマンスを獲得することのみならず，再受傷を防ぐためにも重要となる．

文献

1) Willems TM, et al：Intrinsic risk factors for inversion ankle sprains in male subjects：a prospective study. *Am J Sports Med* **33**：415-23, 2005
2) Emery CA, et al：Effectiveness of a home-based balance-training program in reducing sports-related injuries among healthy adolescents：a cluster randomized controlled trial. *CMAJ* **172**：749-754, 2005
3) Handoll HHG, et al：Interventions for preventing ankle ligament injuries. *Cochrane Database Syst Rev* 2001；(3)：CD000018
4) Kasper W Janssen, et al：Bracing superior to neuromuscular training for the prevention of self-reported recurrent ankle sprains：a three-arm randomised controlled trial. *Br J Sports Med* **48**：1235-1239, 2014

✅ チェックリスト

- [ ] 足関節捻挫（足関節靱帯損傷）の病型を2つ説明できる． ☞ P203へ
- [ ] 足関節捻挫において，損傷されることの多い靱帯を3つ挙げられる． ☞ P203へ
- [ ] 足関節捻挫の診断に必要な理学所見を挙げられる． ☞ P203へ
- [ ] 足関節捻挫の医学的治療について説明できる． ☞ P204へ
- [ ] 足関節捻挫の理学療法評価における，主観的情報の項目を3つ挙げられる． ☞ P205へ
- [ ] 足関節捻挫の理学療法評価における，客観的情報の項目を6つ挙げられる． ☞ P206へ
- [ ] 足関節捻挫の理学療法治療ポイントについて説明できる． ☞ P207へ

20 アキレス腱断裂

病態（症状）の特徴

アキレス腱断裂は発症頻度の高いスポーツ外傷の1つであり，30〜40歳代に多く発症する．男性に多い傾向があるとされているが，性別に差がないとする報告もある．急にダッシュやステップを行った場合やバックステップや跳躍をした際に断裂することが多く，断裂時には疼痛とともに「後ろから蹴られた，ぶつかった」などと表現される断裂感や，「バチン」といった断裂音を自覚することが多い．アキレス腱断裂は腱の退行性変性を基盤に発生すると考えられており，特に腱が肥厚している場合には退行性変性の存在を示唆していると考えられている[1]．

診断と分類

アキレス腱断裂の診断には問診が最も重要であり，症状と受傷時のエピソードを聴取することで，ある程度アキレス腱断裂を予想することが可能である．また，AAOS（American Academy of Orthopaedic Surgeons）のガイドラインでは，問診とともに確認すべき理学所見としてトンプソンテスト（Thompson Test），底屈筋筋力の低下，アキレス腱部のギャップ（凹み）の触知，過剰な足関節背屈可動域の所見を確認することを推奨している[2]．

問診と理学所見をとることでアキレス腱断裂の診断が可能とされているが，診断の補助，もしくはより詳細な組織の状態を把握する目的にてMRIや超音波検査などの画像検査が行われる場合がある．

医学的治療ポイント

アキレス腱断裂の治療には保存療法と手術療法がある．保存療法では，断裂した腱を接近させるために足関節最大底屈位で固定を行い，腱の修復状況に応じて荷重量と背屈角度を拡大させていく．近年では，従来のキャスティングによる固定のみではなく，一定期間の固定後に背屈制動装置のついた装具へ切り替える，装具併用療法が導入されてきている．

手術療法では，断裂した腱の縫合が行われ，保存療法よりも早期に荷重や積極的な運動療法が行えるために運動復帰や職場復帰を早めることができる．保存療法と手術療法との治療成績の比較では，短期的には手術療法が優位であるが，長期成績ではその差がなくなる傾向にある．一方で，再断裂は手術療法のほうが少ないという報告があり，いずれにしろ手術方法の相違などから優位性について明らかな結論が出ていないのが現状である[3]．

理学療法評価とその解釈

1. 主観的情報（subjective information）

1）一般情報

受傷前の生活状況を聴取し，目標に達するために必要となる機能や能力を把握する．復職が目標であれば，1日の歩行距離や階段昇降の必要性の有無，仕事に必要な作業動作を確認する．競技復帰が目標であれば，競技内容やポジションを聞き出すことで獲得すべき機能を推測することができる．

2）疼痛

患部の疼痛の状況をNRSにて確認する．痛みが強くなっている場合は，患部へのストレスが過剰となっていることを示唆しており，運動負荷の見直しや生活上でのストレス軽減を指導する必要がある．

2. 客観的情報 (objective information)

1) 視診，触診

　腫脹・発赤，熱感・疼痛・機能障害のいずれかが認められる場合は，炎症があると判断し消炎治療の必要性を考える．

　手術療法が選択された場合は，創部の癒着の有無と腱の滑走性を確認する．創部の癒着や腱の滑走性低下が確認された場合は，皮膚のモビライゼーションや腱の滑走練習の必要性を考える．また，術後早期においては，創部の治癒程度を注視し，特に感染徴候がないかをチェックする．感染徴候が疑われた場合は，医師に報告するとともに感染管理に万全を期す必要がある．

　他に，下腿周径を計測しておくことは，筋力トレーニングの効果をはかるための1つの指標となる．

2) ROM

　アキレス腱断裂後の ROM では，特に足関節の背屈制限の有無を確認することが重要である．注意したいのは，背屈可動域が大きいほど良いということではなく，断裂腱の治癒状況に応じた医師の指示範囲内での可動域が獲得されていることが重要である．

　ROM 制限がある場合は，end feel と触診にて原因組織の同定を進めていくが，アキレス腱断裂の場合は，下腿三頭筋の柔軟性低下が原因であることが多い．一方で，背屈可動域が過剰な場合は，腱の過延長が示唆されるため，ROM 練習を控える必要がある．

　足関節以外にも，距骨下関節などの足部各関節の ROM 制限をチェックしておく．

3) 関節の遊び (joint play)

　ROM 制限が存在する場合は，関節の遊びを確認する．特に足関節の背屈制限では，距骨の後方すべりが低下していることが多い．制限がある場合は関節モビライゼーションを考慮する．

4) 感覚検査

　感覚検査では，特に深部覚（関節位置覚，運動覚）を評価する．靱帯損傷と同様に，腱断裂が生じた場合にも腱からの感覚入力が阻

害され，深部覚の低下や反応時間が遅延する可能性がある．深部覚に低下がある場合は，感覚機能練習の必要性を考慮する．

また，術後キャスティング固定がされた場合は，腓骨神経麻痺の有無を確認し，腓骨神経領域のしびれや感覚障害，運動麻痺が見られた場合には固定の位置などを修正する必要がある．

5）臨床評価指標（各種スコアなど）

アキレス断裂における臨床評価指標としては，ATRS（The Achilles Tendon Total Rupture Score）があり，治療効果を判定するために有用である．

理学療法治療のポイント

アキレス腱断裂後の理学療法は，保存療法と手術療法に若干の相違はあるものの，共通因子としては腱の修復状況に応じた足関節背屈可動域の拡大と荷重を含めた運動負荷の漸増である．相違としては，保存療法では初期固定期間が長く，2〜3週間程度遅らせてプログラムが進行するのに対し，手術療法では早期より荷重と運動療法が開始されることと，手術療法では術侵襲に伴う癒着や滑走障害に対する治療や感染管理に関する配慮が必要になることである．

また，理学療法を行ううえで特に避けなければならないことは，再断裂と腱延長（エロンゲーション）である．これらは，修復途上の腱に対する過剰な伸張ストレスにより生じるものであり，これらの予防には組織の修復過程に応じた伸張ストレスのコントロールが重要となる．そのためには，運動内容について医師と綿密に情報共有をすることと，炎症所見の出現や疼痛の増悪などの異常所見について常にチェックをしておくことが重要となる．

1. 急性期（固定・免荷時期）

1）荷重

固定期間は医師の方針によって前後するが，保存療法では一般的に受傷後3〜4週間，手術療法では1週間程度の固定期間がある．

2）ROM 練習

　足趾を積極的に動かすことは，長母趾屈筋腱や長趾屈筋腱の滑走性を維持することにつながり，腱の癒着を防止する上で重要となる．

3）筋力強化練習

- 足部アーチを支える機能がある，短趾屈筋や短母趾屈筋，母趾内転筋などの足部内在筋について十分に収縮を行わせておく．
- 後脛骨筋や前脛骨筋，腓骨筋などの足関節周囲の筋群では，医師の安静指示範囲内にて等尺性収縮を中心に実施する．
- スポーツ復帰を目指す場合には，患部外の機能を維持するために，特に免荷によって廃用が生じる膝関節・股関節周囲筋に対して，徹底した筋力強化練習を行う．
- 医師の許可後，下腿三頭筋に対する軽度の等尺性収縮を行う．

4）その他

- 徹底した浮腫管理を実施する．浮腫管理では，弾性包帯やストッキングを活用し，下肢を挙上したうえで足趾の運動を行わせる．
- 手術療法では，術創部の癒着を予防・改善する目的で皮膚のモビライゼーションを行う．ただし，創部が離解しないよう創部に対して皮膚を寄せた状態で実施する．

2. 亜急性期（荷重開始時期）

1）荷重

- ヒール付きのキャスティング，または背屈制動装置付きの機能的短下肢装具を装着して段階的に荷重が開始される．
- 近年，特に手術療法においては，術後早期より機能的装具を装着し荷重練習が行われる傾向にある．

2）ROM 練習

- この時点より，段階的に足関節の背屈 ROM 練習が開始される．ROM 練習は，自動運動から開始し，徐々に他動的な ROM 練習へと進める．この時期の ROM 練習では，腱の過延長を生じさせないような配慮が必要となる．健側を参考に，過剰な背屈角度と

ならないように注意をしながら実施していく．
- 背屈可動域の拡大に伴い，医師指示のもと装具の固定肢位が底屈位から中間位へ段階的に移行されていく．
- ROM 練習では，隣接関節である距骨下関節やショパール関節をはじめとして足部の全関節の可動域をチェックし，可動域低下が確認された場合は並行してROM 練習を実施する．

3）筋力強化練習

- 許可されている荷重負荷量を超えない範囲内にて，段階的に下腿三頭筋の筋力強化運動を行う．最初はチューブや重錘を使用し，徐々に許可されている範囲内での荷重量にて実施する．
- 下腿三頭筋以外の筋に対する筋力強化練習についても，漸増的に負荷を上げながら実施する．

4）その他

- 固有感覚機能練習，神経・筋トレーニングを早期より開始する．許可されている荷重量や可動域の範囲内にて実施する．
- アキレス腱の再断裂が最も多く発生する時期は，安静度が拡大する術後または受傷後6～8週といわれており，この時期での転倒回避指導やアキレス腱に負担をかけない歩行指導が特に重要となる．

3. 装具除去時期

1）荷重

- 全荷重の開始時期は，時間的な側面に加えて，足関節背屈角度の獲得状況や疼痛の状況で前後する．
- 特に注意したいのは，下腿三頭筋の筋力が低下しているがために立脚後期でヒールリフトが出現せず，足関節が過度に背屈されることである．その場合，断裂した側の足での蹴り出しを控え，患側を前方に出した状態での歩行を指導することで，アキレス腱の過延長を予防する．

2）ROM 練習

引き続き，腱の過延長が起こらないように過背屈に注意する．

3）筋力強化練習

- 腓腹筋とヒラメ筋に対する積極的な筋力強化練習を実施する．
- 8 週間を過ぎてからは両側つま先立ちなどの運動が可能になるが，断裂部の状態を評価しながら漸増的に負荷をかけていく．
- スポーツ復帰を目標にする場合には，競技動作に類似させたトレーニング方法を選択することが重要であり，十分に筋力が回復した後には医師の開始許可のもとでアジリティートレーニングやプライオメトリックトレーニングを開始する．

4）その他

- 固有感覚機能練習，神経・筋トレーニングを早期より開始する．荷重量や可動域の拡大に応じてバランスボードを使用した DY-JOC（DYnamic Joint Control）トレーニングなどを行う．
- スポーツ復帰の指標は各施設により異なるが，筋力評価やパフォーマンステストの健側比が参考にされることが多い．

EBM の活用

- 機能的装具を使用した早期運動療法は，キャスト固定群と比較して良好な治療結果が得られることが報告されている[4]．
- 修復腱への適度な刺激は，組織修復を促進させる効果があることが報告されている[5]．

まとめ

- アキレス腱断裂後の理学療法では，腱の過延長や再断裂に注意をしながら腱の修復状況に応じて段階的に運動療法を実施することが重要となる．
- 保存療法と手術療法では，プログラムの進行に時間的な差異があ

るため,医師の指示を確認しながら実施することが重要となる.

文献

1) Kannus P, et al：Histopathological changes preceding spontaneous rupture of a tendon. A controlled study of 891 patients. *J Bone Joint Surg Am* **73**：1507-1525, 1991
2) AAOS：The diagnosis and treatment of acute achilles tendon rupture guideline and evidence report. http://www.aaos.org/research/guidelines/atrguideline.pdf〔Accessed 2015 Mar 06〕
3) 日本整形外科学会診療ガイドライン委員会/アキレス腱断裂ガイドライン策定委員会：アキレス腱断裂診療ガイドライン.南江堂,pp45-47, 2007
4) Horstmann T, et al：Deficits 10-years after achilles tendon repair. *Int J Sports Med* **33**：474-479, 2012
5) Kjaer M, et al：Metabolic activity and collagen turnover in human tendon in response to physical activity. *J Musculoskelet Neuronal Interact* **5**：41-52, 2005
6) Krapf D, et al：Structural and biomechanical characteristics after early mobilization in an Achilles tendon rupture model：operative vs nonoperative treatment. *Orthopedics* **35**：1383-1388, 2012

✅チェックリスト

☐ アキレス腱断裂の受傷機転として多いものを述べよ. ☞ P210 へ

☐ アキレス腱断裂の診断はどのように行われるか. ☞ P210 へ

☐ アキレス腱断裂に対する保存療法と手術療法の違いを説明せよ. ☞ P211 へ

☐ アキレス腱断裂の理学療法で,保存療法と手術療法のどちらにも共通する因子は何か. ☞ P213 へ

☐ アキレス腱断裂の理学療法で,手術療法のみで必要となる配慮すべき点は何か. ☞ P213 へ

☐ アキレス腱断裂の理学療法で,注意すべき点は何か. ☞ P213 へ

21 頸部の理学診断・評価

病態（症状）の特徴

臨床で遭遇することの多い代表的な頸椎疾患の特徴を以下に記す．

1. 頸椎椎間板症

年齢とともに椎間板の加齢性変化・変性を生じ，椎間板全体の水分の減少を伴い，椎間板が狭小化する．さらに進行すれば，髄核の突出によって椎間板ヘルニア，椎体骨棘，靱帯肥厚を生じ，頸椎症へ，やがて脊柱管狭窄症となる．本稿では，神経根症状や脊髄症状を伴わない椎間板由来の疼痛や機能障害と定義している．また，椎間板の各分節レベルで疼痛が生じる部位が異なる（図 2-32, 33）．

2. 頸椎椎間関節症

変形性関節症や椎間板障害による関節腔の狭小化が原因で椎間関節由来の疼痛を生じる．疼痛は，各責任分節レベルで生じる部位が異なる（図 2-34）．

3. 頸椎症

椎間板変性および椎間関節障害など変形性関節症などによって生じる頸部症状を引き起こし，さらには神経根狭窄，脊柱管狭窄による神経根圧迫・脊髄圧迫などの症状を伴う場合を総称して呼ぶ．分類としては頸椎症性神経根症や頸椎症性脊髄症などがあり，変形性変化に神経根症状や脊髄症状を伴う．

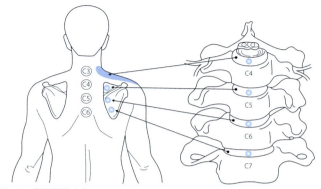

図 2-32　椎間板性疼痛 (Cloward RB：Cervical diskography. A contribution to the etiology and mechanism of neck, shoulder and arm pain. *Ann Surg* 150：1052-1064, 1959)
下位頸椎の椎間板前面からの関連痛

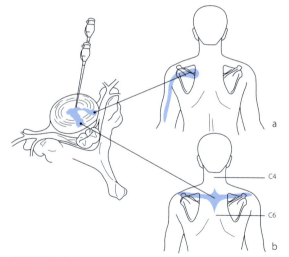

図 2-33　椎間板性疼痛 (Cloward RB：Cervical diskography. A contribution to the etiology and mechanism of neck, shoulder and arm pain. *Ann Surg* 150：1052-1064, 1959)
a：頸椎椎間板の後外側面からの関連痛，b：中心性椎間板断裂の関連痛

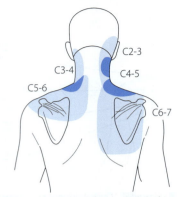

図 2-34 頸椎椎間関節による関連痛パターン

(Dwyer A, et al：Cervical zygapophyseal joint pain patterns 1：a study in nomal volunteers *spine* **15**：453-457, 1990)

4. 頸部椎間板ヘルニア

椎間板の退行変性に基づく線維輪断裂部からの髄核脱出で，30〜50歳の男性に多いとされる．好発部位はC5/6，C6/7，C4/5の順である．

症状

① 頸部症状：頸部痛および不快感，頸部から背部・肩甲骨周辺のこりや運動痛が主で，安静にて軽減する．
② 神経根症状：肩甲骨や上腕周辺への放散痛，前腕や手指のしびれと知覚障害，脱力，筋萎縮をきたす．
③ 脊髄症状：知覚障害は手指，手掌全体に及ぶしびれが主体で，さらには体幹・下肢に広がる．手指巧緻性が障害される．下肢では痙性麻痺を起こすこともある．

5. 胸郭出口症候群

腕神経叢の胸郭出口部（斜角筋三角部，肋鎖間隙部，小胸筋下間隙部）の圧迫，あるいは牽引に起因する神経症状を主体とする疾患

の総称である．自覚症状は頸部〜肩甲背部の疼痛やこり，上肢の疼痛，しびれ，だるさなどの上肢症状や手指の血管運動障害といった局所症状，そして頭痛，立ちくらみ，微熱感，全身倦怠感などの全身症状（自律神経症状）と多彩である．

6. 頸肩腕症候群

頸部，肩，腕，手など上肢帯の広い範囲に，痛み，しびれ，異常感覚などの症状を訴える症候群の総称である．原因・病態が確定できないものを狭義の頸肩腕症候群としてとらえることが一般的である．

診断と分類

表 2-40〜44 をそれぞれ組み合わせて鑑別診断される．さらに画像診断も参考に，障害部位を明確にする．

医学的治療ポイント

治療は大きく分けて，保存療法と手術療法に大別される．一般的には，まず保存療法を行い，効果が得られない場合などに手術療法が考慮される．
① 保存療法：
・薬物療法（経皮鎮痛薬の湿布，非ステロイド系抗炎症剤，ビタミン B_{12}，筋弛緩薬，抗不安薬など）．
・ブロック治療（トリガーポイントへの注射など）．
・装具療法（頸椎カラーでの安静固定）．
・生活指導（局所の安静，重労働やスポーツの制限による活動量のコントロール）．
・理学療法（牽引療法，物理療法，徒手療法，運動療法など）．
② 手術療法：前方除圧固定術，後方椎間孔拡大術，椎弓形成術など．

表 2-40 頸部疾患の診断の流れ

安静時症状	(+)	骨破壊あり	炎症反応	なし			転移性脊椎腫瘍
				あり			化膿性脊椎炎
頸部痛または体幹・四肢の症状	(−)	神経学的所見（筋力・感覚・反射）	あり	神経根症状	+	ヘルニア所見 なし	頸椎症性神経根症
						あり	頸椎椎間板ヘルニア
					−	ヘルニア所見	頸椎椎間板ヘルニア
				脊髄症状	+	ヘルニア所見 なし	頸椎症性脊髄症
						あり	頸椎椎間板ヘルニア
					−	ヘルニア所見	頸椎椎間板ヘルニア
			なし	退行性変化	あり	ヘルニア所見 あり	頸椎椎間板ヘルニア
						なし	頸部椎間板症 頸椎椎間関節症
					なし		筋筋膜症候群（肩こり），非器質的頸部痛

神経症状および画像所見を中心に診断的観点からまとめた．実際の理学療法ではそれぞれの理学的所見を調べる必要性がある

表 2-41 変形性頸椎症・頸椎脊柱管狭窄症・頸椎椎間板ヘルニアの診断の違い[1]

	変形性頸椎症	頸椎脊柱管狭窄症	頸椎椎間板ヘルニア
疼痛	片側	片側または両側	通常は片側，時に両側
疼痛の訴え	皮膚節に沿って	いくつかの皮膚節に沿って	皮膚節に沿って
伸展痛	増加	増加	増加
屈曲痛	減少	減少	増加か減少（例外あり）
安静時痛	なし	あり	なし
年齢の影響	45 歳以上で 60% 60 歳以上で 80%	11〜70 歳 （通常は 30〜60 歳）	17〜60 歳
不安定性	可能性あり	なし	なし
障害レベル	C5-6, C6-7	変化しやすい	C5-6
発症	遅い	遅い（脊椎症かヘルニアを合併することも）	突然

平均的な症状のため，例外あり．いずれも画像所見が重要

表 2-42 頸椎神経根症と腕神経叢損傷の鑑別診断

	頸椎神経根症	腕神経叢損傷
原因	椎間板ヘルニア，狭窄，骨増殖体，外傷での腫脹，脊椎症	頸椎の伸張と圧迫 肩の下制
寄与因子	先天性障害	胸郭出口症候群
疼痛	患部の皮膚節に関する鋭痛と灼熱痛	すべてかあるいは大部分の皮膚節における鋭痛と灼熱痛，僧帽筋疼痛
異常感覚	しびれ，患部の皮膚節におけるピンと針刺激	しびれ，すべてかあるいは大部分の皮膚節におけるピンと針刺激（不明瞭な訴え）
筋の張り	頸部後方での患部周辺	頸部側方と障害神経叢の周辺
ROM	減少	減少するが，すぐに改善
筋力低下	障害筋節での一時的な麻痺	障害筋節での筋力低下
深部腱反射	通常は正常	低下の可能性
誘発テスト	側屈・回旋・圧迫を伴う伸展にて症状の悪化 頸椎牽引にて症状の軽減 ULTT が陽性	同側への圧迫を伴う側屈または対側側屈のストレッチにて症状悪化 ULTT が時に陽性

上肢の神経伸張テスト（ULTT：Upper Limb Tension Test）

理学療法評価

1. 主観的情報（subjective information）

1）問診

年齢，受傷機転，習慣的活動・姿勢，症状発現の時期，頭痛・めまいの有無，咳・くしゃみでの増悪があるか，痛みの広がりがあるか（放散痛はあるか），姿勢の変化で症状は変化するか，歩行障害・交感神経の症状の有無，睡眠の姿勢などをチェックする．

表 2-43 頸椎および上肢の神経学的疾患の鑑別診断

	頸椎神経根症 (神経根障害)	頸部脊髄症	腕神経叢損傷 (神経叢症)	Burner 障害 (一時的神経 叢障害)	末梢神経障害 (上肢障害)
痛みの分布	皮膚節に分布する上腕痛	手指しびれ・頭痛・嗄声・めまい・耳鳴り・難聴	頸部・肩での疼痛(時に顔面)	皮膚節における一時的疼痛	疼痛なし
痛みの特徴	伸展と回旋または側屈での疼痛増悪	伸展・回旋・側屈すべてで疼痛	腕神経叢の圧迫で疼痛	腕神経叢の圧迫と伸張で疼痛	早期には疼痛なし,拘縮にて伸張痛
上肢の影響	手を頭部に置くことで疼痛軽減	上肢の位置は疼痛に影響なし	上肢の位置は疼痛に影響なし	上肢の位置は疼痛に影響なし	上肢の位置は疼痛に影響なし
感覚	感覚障害(皮膚節)	異常パターンの感覚障害	感覚障害(皮膚節)	感覚障害(皮膚節)	末梢神経支配領域の感覚障害
歩容	歩行影響なし	ワイドベース歩行・失神・運動失調・固有受容器障害	歩行影響なし	歩行影響なし	歩行影響なし
上肢機能低下	上肢機能低下	上肢機能消失	上肢機能消失	一時的上肢機能消失	障害神経に相当する筋の障害
膀胱直腸障害	なし	可能性あり	なし	なし	なし
運動麻痺	筋節での筋力低下(弛緩性)	痙性麻痺(下肢は早く上肢は遅い)	筋節での筋力低下	一時的な筋節での筋力低下	障害神経に相当する筋力低下
反射	障害高位の DTR 亢進 病的反射陰性 皮膚反射陽性	上下肢 DTR 亢進 病的反射陽性 皮膚反射低下	障害高位の DTR 低下 病的反射陰性 皮膚反射陰性	DTR 影響なし 病的反射陰性 皮膚反射陰性	障害高位の DTR 低下の可能性 病的反射陰性 皮膚反射陰性
歩行障害	歩行障害なし	歩行障害あり	歩行障害なし	歩行障害なし	歩行障害なし
筋萎縮	著明な萎縮	萎縮	萎縮	萎縮	萎縮(神経麻痺ではなく)

深部腱反射 (DTR : Deep Tendon Reflex)

表 2-44 椎間関節障害・頸椎神経根症・胸郭出口症候群の鑑別診断

	椎間関節障害	頸椎神経根症	胸郭出口症候群
関連痛	可能性あり	あり	可能性あり
過伸展と回旋での疼痛	あり（しばしば関連する症状は増悪しない）	可能性あり	なし
脊椎のこわばり	あり	可能性あり	可能性あり
異常感覚	なし	あり	可能性あり
深部腱反射	影響なし	影響の可能性あり	影響の可能性あり
筋スパズム	あり	あり	あり
緊張テスト	陽性の可能性は低い	陽性	陽性の可能性あり
蒼白と冷感	なし	なし	可能性あり
筋力低下	なし	可能性あり	早期にはなし（慢性で手指小筋に認める）
筋疲労と痙攣	なし	なし	可能性あり

2. 客観的情報 (objetive information)

1) 視診
姿勢（正中位保持／頭頸部前傾位円背／斜頸など），表情などをチェック．

2) 触診
圧痛，トリガーポイント，筋のスパズム，その他の徴候・症状を評価する．

3) 自動運動，他動運動
屈曲・伸展・側屈・回旋 ROM，疼痛誘発部位の確認を行う．

4) 上肢の神経学的検査（筋力，感覚，反射テスト）
表 2-45 を参照．

5) 上肢の神経伸張テスト（ULTT：Upper Limb Tension Test）
表 2-46 を参照．

表 2-45 上肢の神経学的検査

障害椎間板	障害神経根	反射低下・消失	主な筋力低下	知覚障害
C4-5	C5	上腕二頭筋反射	三角筋・上腕二頭筋	上腕外側
C5-6	C6	上腕二頭筋反射 腕橈骨筋反射	手関節伸筋・上腕二頭筋	前腕橈側から母指
C6-7	C7	上腕三頭筋反射	手指伸筋・上腕三頭筋	中指
C7-T1	C8		手指屈筋・手内筋	前腕尺側・小指
T1-2	T1		手内筋	上腕内側

6）特殊テスト

神経根症状の誘発テストであり，主に頸椎椎間板ヘルニアや頸椎症の診断に有用である．当該神経根支配領域に痛みやしびれが誘発される．

- Jackson テスト：頸椎を健側に側屈させ，患側の肩を下方へ牽引する．
- Spurling テスト：頸椎を軽度伸展し，患側に側屈させる．

7）関節の遊び（joint play）

頸椎全体あるいは各分節に分かれた特殊な動きを含む全体的な動きを評価する必要がある．この検査では ROM 制限，end feel，疼痛を評価する．検査は頸椎側方すべり，前方すべり，後方すべり，牽引などがある．

8）隣接関節評価（胸椎・肩関節など）

十分な可動域があるかや運動時痛はないか確認する（表 2-47）．特に胸椎・肩関節の可動域が十分に保持されているのかを確認することは重要である．

9）歩行評価

安全性，機能性を踏まえた評価が重要である．よって，歩容，歩行スピード，歩行持続距離などの確認が大切となる．定量的評価として 10 m 歩行速度，6 分間歩行テスト（6MWT：6-Minute Walk

表 2-46 **上肢の神経伸張テスト (ULTT) の関節姿勢と該当神経**

	ULTT1	ULTT2A	ULTT2B	ULTT3
肩関節	下制, 外転 110°	下制, 外転 10°	下制, 外転 10°	下制, 外転 10〜90° 手を耳に
肘関節	伸展	伸展	伸展	屈曲
前腕	回外	回外	回内	回外
手関節	伸展	伸展	屈曲と尺屈	伸展と橈屈
手指と母指	伸展	伸展	屈曲	伸展
肩関節	—	外旋	内旋	外旋
頸椎	反対側への側屈	反対側への側屈	反対側への側屈	反対側への側屈
該当神経	正中神経・前骨間神経・C5-7 神経根	正中神経・筋皮神経・腋窩神経	橈骨神経	尺骨神経・C8,T1 神経根

いずれのテストもグレードがあるので,正確に把握し,患者に説明して,ゆっくりと疼痛のない範囲で行うことが原則.また,PNF (Passive Neck Flexion) 脊髄伸張のテストとして用いる

表 2-47 **隣接関節評価**

顎関節	開口, 閉口 (耳前方を触診しながら行う)
胸椎	棘突起, 横突起を圧迫し, 各椎体の動きを確認
肩関節	屈曲, 外転, 肩甲骨面での挙上
肘関節・前腕	屈曲, 伸展, 回内, 回外
手関節・手指	屈曲, 伸展, 外転, 内転, 対立

表 2-48 **Nurick 分類 頸髄症における歩行能力分類**

グレード 0	神経根症状のみで,脊髄症なし
グレード 1	脊髄症があるが歩行障害はなし
グレード 2	多少の歩行障害はあるが,フルタイムでの就業可能
グレード 3	歩行障害のため,終日就業または家事ができないが,歩行に補助は不要
グレード 4	歩行に介助,または補助具が必要
グレード 5	車いす,寝たきり

第2章 運動器障害

表2-49 頸部疾患の理学療法のポイント

病態および障害組織	物理療法	徒手および機器での生体操作	セルフ・トリートメント	生活指導およびその他
神経過敏性および急性炎症期頸椎捻挫など	疼痛抑制のための各種電気治療．筋スパズム抑制目的での温熱療法	愛護的かつ持続的な徒手的な牽引	障害部位の伸張または離開の持続的伸張肢位の指導	基本的に安静．安静の必要性と具体的期間の提示．改善しない場合の医学的治療の説明
椎間板性障害（ヘルニアを含む）	筋スパズム抑制のための温熱または電気療法，牽引療法	牽引を基礎とした徒手療法．頸部周囲筋の等尺性収縮練習	自己牽引の指導．頭部周囲筋の再教育指導，必要なら装具療法．神経症状の説明．適宜 ULTT で評価し，治療を指導する	椎間板および神経根の状態と安静の必要性を説明．神経症状がある場合はその症状の説明．治療は長期にわたることを付け加える
椎間関節障害	筋スパズム抑制の温熱・電気療法．関節の運動性改善および疼痛抑制目的の超音波療法	関節の徒手療法（障害関節の擬似する関節の可動性改善）	セルフ・モビライゼーション（徒手療法で効果的な方法を再現できるように）指導	障害関節の説明．解剖学的形態と疼痛誘発肢位運動についての説明
頸部神経根胸郭出口症候群	主に疼痛抑制目的で電気治療．上肢スパズムに温熱療法．神経過敏部位にレーザー療法	神経伸張手技（障害部位治療を優先，上肢スパズムと筋の伸張およびラクゼーション手技）	神経伸張手技の指導	神経の走行と伸張の必要性について説明．伸張肢位の説明
頸椎性脊髄症	四肢のしびれに電気療法	四肢のストレッチング，筋力練習	コンディショニング：ストレッチング	リハ適応は低く，外科的治療の対象ならば検討していただく
心身症を疑う場合の頸部疼痛	筋スパズム抑制の温熱・電気治療	リラクゼーション，バイオフィードバック療法	リラクゼーションの指導，頸部等尺性筋力練習	ストレスからの筋緊張が疼痛の原因であることを自覚できるよう協力．長期間の治療計画を説明

物理療法は運動療法を円滑に行うための補助的治療として位置づけている．患者教育や自己管理の指導をていねいに行うよう努力する．臨床的には複数症状が組み合わさることが多いため，治療計画を立て順序よく行うことが必要

Test），TUG，2 step test などを実施する．また，頚髄症における歩行能力を分類した Nurick 分類も参考にするとよい（**表 2-48**）．

10）臨床評価指標（各種スコアなど）[2)~4)]

頚髄症の重症度の包括尺度としての日本整形外科学会頚髄症治療成績判定基準（JOA スコア，**資料 a-7**）や患者立脚型評価表として日本整形外科学会頚部脊髄症評価質問表（JOACMEQ）がある．

また，患者立脚型評価として能力評価を中心とした neck disability index もよく用いられる．

理学療法治療のポイント

各疾患のポイントを**表 2-49** に挙げた．実際の臨床場面ではいくつかの病態が合併していることもあるため，注意が必要である．

まとめ

頚部疾患はその病態によって，頚部症状，神経根症状，脊髄症状などさまざまな症状を呈する．そのため，より効果的な理学療法を展開するためには適切な鑑別診断が重要となる．

また，障害の程度によっては手術療法が必要となる場合もあるため，安易に理学療法を継続するのではなく保存療法の期間や手術法の適応の有無など必要に応じて医師と相談する必要があると思われる．

文献

1) Magee DJ：Orthopedic Physical Assessment. WB Saunders, 2002
2) 平林 洌：日本整形外科学会頚髄症治療成績判定基準．日整会誌 **68**：490-503, 114
3) Fukui M, et al：An outcome measure for patient with cervical myelopathy：Japanease Orthopedic Association Cervical Mylopathy Evaluation Questionnaire（JOACMEQ）：part 1. *J Orthopsci* **12**：227-240, 2007
4) 竹下克志：頚椎症の病態・治療とその評価法―アウトカムを中心に．医学の

あゆみ **226**：1091-1096，2008
5) 赤坂清和，他（監訳）：メイトランド 脊椎マニュピュレーション 原著第7版．エルゼビア・ジャパン，pp209-277，2008
6) 陶山哲夫，他（監訳）：運動器リハビリテーションの機能評価Ⅰ Orthopedic Physical Assessment, 4th Edition．エルゼビア・ジャパン，pp111-166，2006

☑チェックリスト

- [ ] 頸部の代表的な疾患についての病態を理解している．
  ☞ P218-221

- [ ] 頸部の代表的な疾患についての鑑別診断を理解している．
  ☞ P222-225

- [ ] 頸部疾患に必要な理学療法の評価項目を挙げることができる．
  ☞ P223-228

- [ ] 上肢の神経学的検査（感覚，筋力，反射テスト）を理解している．
  ☞ P226

- [ ] 頸部の各疾患における理学療法のポイントを理解している．
  ☞ P229

one point コラム　胸郭出口部とは？

　胸郭出口は頸椎・上縦隔から小胸筋の下端までの領域で 3 つの compartment からなっている（**Fig.**）．斜角筋三角（interscalene triangle），肋鎖間隙（costoclavicular space），小胸筋下間隙（retrospectoralisminor space）がそれで，ここを通過する腕神経叢，鎖骨下動脈が絞扼されて生じる障害を胸郭出口症候群という．

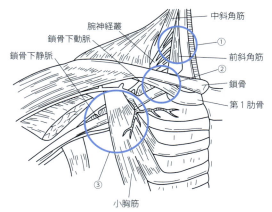

Fig.　胸郭出口部の 3 つの領域（文献 1）より引用）
① 斜角筋三角，② 肋鎖間隙，③ 小胸筋下間隙

1) 藤田康稚，他：胸郭出口症候群．関節外科　31（suppl. 2）：175-180, 2012

22

頸椎症

病態（症状）の特徴

　頸椎症とは頸椎の椎間板，ルシュカ（Luschka）関節，椎間関節などの変性が原因で，骨棘の形成，靱帯の肥厚，椎間板膨隆などが起こり，脊柱管や椎間孔の狭窄をきたして，① 頸椎症状，② 神経根症状，③ 脊髄症状などが出現した状態の総称である．また，その症状によって頸椎症性神経根症と頸椎症性脊髄症に大別される．

1. 自覚症状・他覚的所見

1）頸椎症状
　椎間板および椎間関節の変性などによって頸肩部の疼痛や運動制限が出現することがある．

2）神経根症状
　神経根が圧迫されて上肢のしびれ，放散痛，感覚異常が出現する．Jackson テスト，Spurling テストが陽性になる．また，感覚鈍麻・脱失および上肢の筋力低下が認められ，筋萎縮も認めることがある．

3）脊髄症状
　手指の巧緻運動障害や myelopathy hand，下肢腱反射亢進，病的反射の出現，痙性歩行障害などの痙性麻痺および神経因性膀胱などが見られる．

診断と分類

頸椎症は，頸椎症性神経根症と頸椎症性脊髄症の2つに大別される．

表 2-50　神経根障害と責任椎間高位の診断 (文献 1) より引用)

	C5	C6	C7	C8
頸部痛	肩甲上部	肩甲上部	肩甲間部/肩甲骨部	肩甲間部/肩甲骨部
上肢痛	なし/上腕外側	上肢外側	上肢後側	上肢内側
指のしびれと知覚障害	なし	母指	示指/中指	小指
筋力低下	三角筋	上腕二頭筋	上腕三頭筋	手内在筋
腱反射低下	上腕二頭筋	上腕二頭筋	上腕三頭筋	上腕三頭筋

1. 頸椎症性神経根症

　頸椎症性神経根症は後頸部や肩甲骨部の疼痛，上肢のへ放散痛が特徴であるが，圧迫を受けた神経根によって発現する症状は変化する．頸部～上肢痛の発現部位，手指のしびれや知覚障害の範囲，筋力低下，腱反射低下などを参考に障害神経根の原因となる椎間高位を診断することが重要である (表 2-50)[1]．

2. 頸椎症性脊髄症

　頸椎症性脊髄症は片側手指のしびれ感で発症し，次第に対側手指，下肢へのしびれ感は拡大，その後，歩行障害が出現し手指の動きが不自由になるのが典型的な経過である．

　頸椎症性脊髄症では神経根ではなく脊髄が圧迫，障害される．頸椎症性神経根症とは異なり，椎体や椎体高位と圧迫される脊髄髄節の高位には解離がある (図 2-35)[2]．

　上肢の知覚障害の範囲，筋力低下，腱反射低下などを参考に障害頸髄節と原因となる椎間高位を診断することが可能である (表 2-51)[3]．

3. 鑑別診断

　頸背部痛や上肢痛を伴う肩関節周囲炎などの肩関節周囲疾患や上

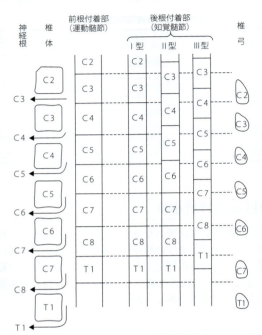

図 2-35　**頸椎症性脊髄症の頸髄圧迫と障害部位**（文献 2）より引用）

肢の知覚障害を有する胸郭出口症候群，手根管症候群，肘部管症候群などの絞扼性神経障害との鑑別が必要である．

医学的治療ポイント

1. 頸椎症性神経根症

　頸椎症性神経根症の治療法の基本は保存療法である．多くの患者は保存的加療により改善するため，進行性の疼痛や筋力低下を呈する場合以外，手術療法には慎重になるべきである．保存療法には，頸椎カラーの装着，牽引療法，生活指導，物理療法，薬物療法〔非

表 2-51　頸髄障害と責任椎間高位の診断 (文献 3) より引用)

	C3-4	C4-5	C5-6
腱反射	上腕二頭筋腱反射↑	上腕二頭筋腱反射↓	上腕三頭筋腱反射↓
筋力低下	三角筋↓	上腕二頭筋↓	上腕三頭筋↓
知覚障害			

ステロイド性抗炎症薬,中枢性筋弛緩薬,プレガバリン (商品名 = リリカ® など)],エコーガイド下頸椎神経根ブロックなどがある.

手術療法は大きく分けて 2 種類 (前方アプローチ,後方アプローチ) ある.

2. 頸椎症性脊髄症

頸椎症性神経根症の場合と同様に保存療法を行うが,松本ら[4]は JOA スコア 17 点満点中 13 点以上は保存療法の適応であるが,10 点未満では早期手術適応であるとしている.

手術療法は圧迫された脊髄を除圧するための脊柱管拡大術がある.

理学療法評価とその解釈

「頸部疾患の理学診断・評価」(p218) を参照.

理学療法治療のポイント

保存療法における理学療法の有用性は,長期的な治療効果が不明な点が多く定かではない.しかし,薬物療法などと併用し適切な時期に的確な理学療法を実施した場合には,短期的には有用であると

考える.

1. 頸椎装具による安静・固定

頸椎カラーは頸椎症性神経根症では椎間孔を, 頸椎症性脊髄症では脊柱管を容積拡大位に保つことが最大の目的である.

2. 頸椎牽引

牽引姿勢は 15～20°の軽度屈曲位. リクライニング位での持続牽引には固定効果があり, 間欠牽引では前弯を減少させ, 後方の筋組織や靱帯を伸長し, 椎間孔を広くするとされる.

牽引により神経症状が悪化することもあるため, 慎重な実施が必要である.

3. ストレッチ・マッサージ

頸椎症状に対して, 頸部・肩甲骨周囲筋のリラクゼーションを目的としたストレッチやマッサージを実施する. このとき過度な負荷は避け, 疼痛に応じて行う必要がある. 疼痛に対する頸部周囲筋の防御性反応に伴う ROM 制限に対しては, 疼痛に応じて慎重に行う.

4. 筋力強化

疼痛に伴う二次的な筋力低下に対しては, 疼痛の誘発に注意しながら頸部周囲筋・肩甲骨周囲筋群の筋力強化を行う (等尺性抵抗運動を中心に実施). また, 不良姿勢に起因する二次的な頸部症状を有している場合も多いため, 姿勢改善を目的とした体幹筋の強化なども考慮する必要がある.

5. 物理療法

疼痛や筋スパズムの対策として運動療法と併用して実施する. 電気治療, 温熱治療, 超音波, 低出力レーザーなどが使われる.

6. 生活指導・就業動作指導

　生活環境やライフスタイルに注目し，危険因子の除去に努める．① 一定肢位を長時間とることを避けること，② 急激な頸部伸展，長期の伸展や過屈曲を避けること，③ 可能な範囲で運動・柔軟性の維持に努めることなどを指導する．

EBM の活用[5)6)]

- 頸椎症性神経根症の理学療法・運動療法については十分なエビデンスは得られていない．
- 頸椎症性神経根症に対してのマニピュレーションの有用性は不明である．この治療により状態の悪化や重大な合併症につながる可能性がある．治療前に画像診断を行うことは合併症の発生リスクの減少につながると思われる．
- 軽症の頸髄症に対して，持続牽引療法は短期的には有効な治療法である．
- 軽度の頸椎症性脊髄症については保存療法と手術療法の成績は3年の経過で有意差は見られない．
- 重度の頸椎症性脊髄症例を含めた群では手術例は良好に改善したが，保存療法では悪化傾向が見られた．

まとめ

　頸椎症は頸椎症性神経根症と頸椎症性脊髄症に大別される．頸椎症性神経根症は保存的加療で改善する場合が多い．頸椎症性脊髄症においても軽症例では症状の改善を認める場合もあるが，重症例では手術療法が必要である．
　理学療法と物理療法，薬物療法をうまく組み合わせて適切な評価と的確な理学療法を行うことが重要である．

文献

1) 田中靖久,他:頸部神経根症における障害神経根の診断.脊椎脊髄 **12**:761-765,1999
2) 都築暢之,他:頸髄髄節および頸椎神経根の形態的変動と臨床的意義.整形外科 **34**:229-235,1983
3) 国分正一:頸椎症性脊髄症の神経学的高位診断.脊椎脊髄 **15**:445-450,2002
4) 松本守雄,他:自然経過からみた頸髄症の治療方針.脊椎脊髄 **18**:853-857,2005
5) NASS Clinical Guidelines- Diagnosis and Treatment of Cervical Radiculopathy from Degenerative Disorders:North American Spine Society, 2010
6) 頸椎症性脊髄症診療ガイドライン.日本整形外科学会,2005

☑ チェックリスト

- [ ] 頸椎症性神経根症・頸椎症性脊髄症の病態を理解している.
  ☞ P232, 233 へ
- [ ] 神経根症状や脊髄症状の責任高位を理解している. ☞ P233 へ
- [ ] 医学的治療のポイントを理解している(保存的加療と手術療法).
  ☞ P234, 235 へ
- [ ] 保存的加療に反応しない場合や症状が進行している場合などに,担当医に手術療法の適応も含めて治療方針の相談ができる.
  ☞ P234, 235 へ

one point コラム　WBIってなに？

体重あたりの膝関節伸展筋力を体重支持指数 Weight-Bearing Index（WBI）（＝脚伸展力/体重）としてあらわし，客観的な下肢筋力評価方法である．運動処方や競技復帰の際の指標として使われることが多い（**Fig.**）．

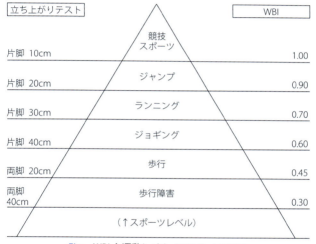

Fig. WBIと運動レベル（文献1）より引用）

---

1) 村永信吾，他：下肢筋力　器具を用いない筋力評価．臨床スポーツ医学（臨時増刊号）28：53-58, 2011

23 関節リウマチ

病態（症状）の特徴

関節リウマチ（RA：Rheumatoid Arthritis）は，関節滑膜を炎症の主座とする全身性の自己免疫・炎症性疾患である．有病率は0.5～1％，男女比7：3前後で女性に多く，好発年齢は40～60歳である．日本においては約70万人の患者がいると推測される．

診断と分類

2010年のアメリカリウマチ学会とヨーロッパリウマチ学会が共同で発表した関節リウマチ新分類基準があり，他の疾患で説明できない1つ以上の腫脹関節がある場合に，関節病変，血清学的因子，滑膜炎持続時間，炎症マーカーの4群12項目のスコアリングで6点以上であれば関節リウマチと分類される[1]．目的別にさまざまな分類法が存在するが，ヨーロッパリウマチ学会の疾患活動性指標であるDAS28（Disease Activity Score 28）が臨床でよく活用されている指標である（図2-36）[2]．

医学的治療のポイント

RAでは，発症後1年間で最も関節破壊が進行すること，早期の積極的治療で高い寛解導入率が得られることから，早期診断と早期治療が大切である．Treat to targetで述べられているように，臨床的寛解，構造的寛解，機能的寛解の目標達成に向けて，基礎療法，薬物療法，手術療法，リハビリ（治療の4本柱）を行うことが推奨される[3]（表2-52）．臨床症状は多様で個別の治療とケアが求められるため，職種間の情報共有と集学的アプローチが最も重要である．

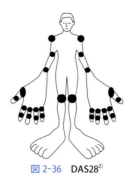

図 2-36 DAS28[2]

表 2-52 Treat to target（T2T）[3]

基本原則
1. 治療方針の決定は，患者と医師の間で共有すべきである．
2. 治療の第一目標は，症状を改善し，骨破壊を予防し，身体機能や社会活動を正常に保ち，長期にわたる生活の質を最大限にすることである．
3. 最も重要なことは，炎症を抑えることである．
4. 疾患活動性を測定して治療を調整する．

推奨事項
1. 治療の第一目標は，臨床的寛解を目指すべきである．
2. 臨床的寛解は，明らかな炎症性活動性の症状や兆候が存在しないことである．
3. 寛解が目標であるが，時に現実的な目標としては低活動性となる場合がある．
4. 治療目標を達成するまで，少なくとも 3 カ月おきに治療方針を見直すべきである．
5. 疾患活動性の測定は定期的に行う．中〜高活動性の場合は毎月行い，低活動性〜寛解の場合は 3〜6 カ月ごとに行う．
6. 日常診療で治療方針を決定するために，関節の評価を含む複合指標を使用する．
7. 疾患活動性の評価に加えて治療方針を決定する際には，骨破壊の程度や身体機能障害の評価を考慮すべきである．
8. 治療目標達成後はそれを維持すべきである．
9. 疾患活動性指標の選択や治療目標値の設定には，合併症，患者要因，薬剤関連リスクなどを考慮する．
10. 治療目標や治療方針について，患者に適切に情報提供する．

理学療法評価とその解釈

　疾患活動性，関節外症状，骨関節系のリスクを把握することから開始する．関節機能，ADL 活動に焦点をあてて主観的情報，客観的情報を収集する．無痛性の関節腫脹を見逃さないために全身のスクリーニングは必須である．

1. 理学療法遂行上のリスク

1）疾患活動性

　DAS28 を基準に，高疾患活動性，中程度疾患活動性，低疾患活動性，寛解の 4 群に分類する．高疾患活動性および中程度疾患活動性の場合は，基礎療法に重点を置いて指導する．

2）関節外症状

　皮膚，感覚器，造血器，消化器，呼吸器，泌尿器，循環器，神経系などの関節外症状がある．膠原病性だけでなく薬剤性も考慮する．運動誘発性の空咳，労作時低酸素血症の有無は間質性肺炎の初期症状の可能性があり，速やかに医師と情報共有すべき情報である．

3）骨関節系

　環軸椎亜脱臼の所見が見られる症例では頸椎カラーの着用を指導する．長期着用が必要であり，適合調整や外観上の工夫指導も加えて行う．ステロイド剤の長期内服症例においては骨粗鬆症に注意する．

2. 主観的情報 (subjective information)

1）主訴

　症状，活動制限の多様性があるため質問紙を活用し効率よく情報収集を行う．朝のこわばりは疾患活動性を知るうえで簡便かつ重要な問診項目である．

2）全身健康感，疲労感

全身健康感，疲労感も重要なアウトカム指標である．VAS（Visual Analog Scale）を用いて評価する．

3）日常生活状況

DASH（Disability of the Arm, Shoulder and Hand），HAQ（Health Assessment Questionnaire）を用いる．HAQ は機能的緩解の基準としても用いられる．

4）健康関連 QOL

複数の健康関連 QOL 尺度が存在するが，当院では EQ-5D（EuroQOL 5-dimensions）を採用している．

5）環境情報

家事や仕事に関する環境情報の収集が重要である．周囲の協力の程度についても確認する．

3. 客観的情報（objective information）

1）関節スクリーニング

DAS28 を用いたスクリーニングを実施する．また，靴下を脱いで足部のスクリーニングを追加する．疼痛のない腫脹関節を見逃さないよう丁寧に関節スクリーニングを行う．

2）関節機能検査

症候性関節に対しては関節機能検査を行い，機能障害の程度を把握する．

3）パフォーマンステスト

疾患活動性と身体機能を複合した指標としてパフォーマンステストを行う．当院では TUG，立ち上がりテスト，6MWT を採用している．

4）動作パターン

特定方向への運動の起こりやすさが症状を誘発していることも少なくない．関節機能検査やパフォーマンステストを通して，症状と関連の強い動作パターンの存在についてチェックする．

理学療法治療と患者教育のポイント

1. 基礎療法の指導

基礎療法は，小関節よりも大関節を使用すること，弛みのある関節は固定すること，局所にかかる関節負担は分散させることの3点について指導する．具体的には，姿勢，起居動作，家事動作，職業特異的活動，補助具，装具，靴・インソール，環境調整について指導を行う．作業療法士と協働し，実際に道具を使用して動作指導を行うことや，装具導入時の外観上の配慮をすることが望ましい．

2. 疾患活動性に基づいた指導

高疾患活動性，中程度疾患活動性の場合は，原則的に必要最低限に活動量を抑えるように指導する．万歩計で5,000歩未満の活動量を初期設定とし，活動量と症状をモニタリングしながら活動量の調整を行う．こわばりや関節痛が強い状況であっても，各関節・各方向に3回程度は最大可動域までゆっくりと動かす体操を指導する．

低疾患活動性の場合は，筋力強化練習を追加する．関節症状に応じて非荷重条件から荷重条件での練習へと移行する．夕方に症状増悪がなく，翌日に疲労感が残らない負荷であれば，より関節負荷の高い活動へと移行する．

臨床的寛解の場合は，運動制限をせずに通常の健康増進と同様に運動療法プログラムを立案する．症例の嗜好にあわせて継続できる筋力強化運動と有酸素運動を指導する．ステロイド長期内服症例では，急速な運動負荷漸増にならないよう注意する．

EBM の活用

・治療の第一目標は，臨床的寛解を目指すべきである．
・治療方針の決定には，総合的疾患活動性の評価に加えて関節破壊などの構造的変化と身体機能障害もあわせて考慮すべきである．

まとめ

臨床症状の多様性がある中で，予防的な視点を取り入れて長期予後の観点で丁寧に対応することが重要である．

文献

1) Aletha D：2010 Rheumatoid arthritis classification criteria：an American College of Rheumatology/European League Against Rheumatism collaborative initiative. *Arthritis Rheum* **62**：2569-2581, 2010
2) DAS28. http://www.das-score.nl/〔Accessed 2015 Jan 25〕
3) Smolen JS：Treating rheumatoid arthritis to target：recommendations of an international task force. *Ann Rheum Dis* **69**：631-637, 2010

✓ チェックリスト

- [ ] ヨーロッパリウマチ学会の疾患活動性指標（DAS28）について説明できる． ☞ P240
- [ ] Treat to target について説明できる． ☞ P240
- [ ] 関節リウマチ治療の4本柱について説明できる． ☞ P240
- [ ] 基礎療法について説明できる． ☞ P244
- [ ] 疾患活動性に基づいた理学療法治療と患者教育のポイントについて説明できる． ☞ P244

第3章
内部障害

1 急性呼吸不全

病態（症状）の特徴

呼吸不全は原因を問わず室内気吸入で動脈血酸素分圧（PaO_2）が60 mmHg以下と定義される．原因となる病態は中枢神経疾患，神経・筋疾患，胸部疾患，心臓疾患，気道・肺疾患や手術後呼吸機能低下などがある（図3-1）[1]．PaO_2の低下（低酸素血症）の病態として，①換気血流比不均等，②拡散障害，③肺内シャント（右→左シャント），④肺胞低換気がある（図3-2）[2]．

ICUに入室し人工呼吸器を装着した患者の病態では，敗血症性ショック，肺炎，慢性呼吸不全急性増悪，心肺蘇生後，急性心筋梗塞，術後呼吸不全などが挙げられるが（表3-1）[3]，これらに限らずさまざまな疾患により呼吸不全が生じる．

呼吸不全には急性呼吸不全と慢性呼吸不全があり，前者は急性の経過で起こった呼吸不全とされ，後者は呼吸不全が1カ月以上続く状態を指す．また，慢性呼吸不全の症例が感染などにより呼吸不全の症状が悪化することを慢性呼吸不全の急性憎悪という．低酸素血症により見られる代表的な症状として，呼吸困難，呼吸様式の乱れ（頻呼吸，努力呼吸，鼻翼呼吸など），チアノーゼなどがあり，頻脈，不整脈，血圧変動も伴うこともある．

診断と分類

呼吸不全の分類にはⅠ型呼吸不全とⅡ型呼吸不全とがあり，それぞれ肺（酸素化）不全と換気不全と称される．Ⅰ型呼吸不全は動脈血二酸化炭素分圧（$PaCO_2$）が45 mmHg以下の状態であり酸素化障害が主たる病態であり，Ⅱ型呼吸不全は$PaCO_2$が45 mmHgを超えるもので換気低下が伴う病態である．呼吸障害を理解するうえで，呼吸に関する2つの要素，ガス交換（肺と毛細血管でのガス交換・

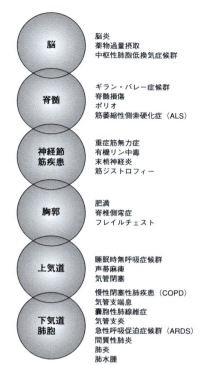

図 3-1 さまざまな疾患によって呼吸不全が生じる[1]

酸素化)と換気(肺胞と大気とのガスの出入り)の理解が重要である.これらのどちらが主体とした病態かにより呼吸療法の治療が異なる.

医学的治療のポイント

それぞれ呼吸不全に至った原疾患の治療が必要とされる.しかし,原疾患治療の間に患者の呼吸機能の補助を行うことが必要とされるため,気道確保,酸素療法,人工呼吸療法などが行われる.それぞ

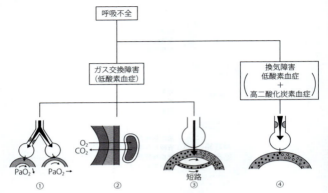

図 3-2 呼吸不全の分類と病態 (文献 2) より引用)

表 3-1 人工呼吸器装着の原因疾患の例[3]

敗血症性ショック, 心肺蘇生後, 肺炎, COPD 急性増悪, 術後呼吸不全, 脳血管障害, 心筋梗塞, ARDS, 薬物多量摂取

れの疾患に対しての治療については割愛し,ここでは呼吸不全の2つの分類(ガス交換障害が主体か換気不全が主体か)による呼吸管理の治療法について述べる.

1. 酸素療法

肺胞気酸素分圧を高くすることで毛細血管への酸素の拡散を改善することを目的とする.酸素療法の適応については表 3-2 に示す.また,酸素療法には低流量酸素療法,高流量酸素療法,リザーバー酸素マスクがあり,呼吸不全の程度や患者の状況により選択される.それぞれの適応と提供できる酸素濃度の範囲や注意事項などを表 3-3 に示す.

表 3-2 酸素療法の適応[4]

- 室内気にて $PaO_2<60$ mmHg あるいは $SaO_2<90\%$
- 低酸素症が疑われる状態
- 重症外傷
- 急性心筋梗塞
- 短期的治療や外科的処置(例:気管支鏡,麻酔後回復期など)

表 3-3 酸素療法の種類と特徴

	例	供給できる酸素濃度の目安	使用する酸素流量	使用時の注意など
低流量酸素療法	鼻カニュラ	24~44%	1~6 L/分	1 L/分以下の設定も可能なフローメーターもある
	簡易酸素マスク	40~60%	5~8 L/分	マスク内にたまった呼気を再呼吸しないように酸素流量を 5 L/分以上にする
高流量酸素療法	ベンチュリーマスク	24~50%	設定酸素濃度ごとに推奨酸素流量が決まっている	推奨酸素流量よりも少ないと吸入酸素濃度は低下する
	ネブライザー付酸素吸入装置	24~60%[注]		
リザーバー酸素療法	リザーバー付マスク	60~90%	6~10 L/分	マスク内の二酸化炭素蓄積予防とリザーバーバッグ内に十分な酸素をためるために酸素流量を 6 L/分以上に設定する

注)装置により 50%程度が上限のものもある

2. 人工呼吸療法

人工呼吸療法の目的は呼吸仕事量の軽減，低換気によるアシドーシスの改善，低酸素血症の改善などである（**表3-4**）．肺胞へ陽圧を送ることで肺胞虚脱の改善をはかることや換気の補助を行う．酸素療法を行っても改善しない低酸素血症をとる状態の場合，陽圧により虚脱している肺胞を拡張させることで酸素化改善をはかる役割がある．また換気補助により呼吸仕事量を軽減し必要な換気量が供給されることになる．

人工呼吸器には気道を確保（気管挿管や気管切開など）して用いる侵襲的陽圧換気（IPPV）とマスクやヘルメットなどを用いて気道を確保せずに行う非侵襲的陽圧換気（NPPV）と2つの種類がある．

表 3-4 人工呼吸器の適応

① 無呼吸
② 急性換気障害・一過性換気不全
　術後，外傷にて十分な換気が行えない場合．また努力性呼吸が強い，疲労がみられるなど換気不全が進行するであろうとみなされる場合．
③ 酸素化障害
　呼吸仕事量の増加，努力性呼吸様式出現．
　酸素療法を実施していても酸素化が保たれない場合．

表 3-5 非侵襲的陽圧換気（NPPV）の一般的な適応注意[5]

絶対的禁忌
　・呼吸停止
　・マスクがフィットしない
相対的禁忌
　・状態が不安定な状態（ショック，コントロールの難しい心虚血・不整脈・消化管出血など）
　・非協力的，不穏な状態
　・気道確保ができない場合
　・嚥下機能が低下している
　・気道内分泌物があるが，喀痰管理ができない場合
　・多臓器不全がある
　・気道や上部消化管手術の直後

NPPVを用いる際の注意点を表3-5に示す[5]．

3. 気道確保

意識障害や上気道狭窄，喀痰排出不良のある場合，気道確保のために気管内挿管（もしくは気管切開）を行う．しかし挿管チューブを介して呼吸をすると，チューブがないときに比べ呼吸仕事量が増加する．これは生体の気道より内径の細い挿管チューブを介して呼吸をするためであり，呼吸筋疲労を引き起こす．そのため，気道確保のため挿管されている患者には呼吸仕事量を軽減させる目的で人工呼吸器を装着することが多い．

理学療法評価とその解釈

1. 主観的情報（subjective information）

急性期では本人からの聴取が困難なこともあるため，家族や知人などからの聴取となる．

1）現病歴

どのような経過で入院されたか（手術目的，外傷，既往の疾患の増悪など），また呼吸不全の原因疾患（病態）を把握して，呼吸不全のタイプ（Ⅰ型呼吸不全か，Ⅱ型呼吸不全か）を把握する．

2）既往歴

a．基礎疾患

慢性閉塞性肺疾患（COPD）や間質性肺炎など，肺の基礎疾患があるかを確認する．呼吸器疾患の受診歴や喫煙歴を聴取する．肺に基礎疾患がある場合は，症例により酸素飽和度の目標値を設定する（すべての患者の経皮的酸素飽和度（SpO_2）を95〜97％以上に保つ必要はなく，患者の既往歴などにより90％や92％を保つように呼吸管理を調整することもある）．

b．生活活動レベル

日常生活での生活活動レベル（もともと ADL が自立していたか，動作の際に息切れ感は出ていたか）などの聴取をする．今後のリハビリ計画における目標設定を行うために重要である．

c．家屋環境や患者（家族）の希望など

一般の理学療法と同様に，患者や家族の希望を聴取し具体的な目標設定に役立てる．

3）疼痛の評価

人工呼吸器装着や術後患者など集中治療を受けている患者すべてに痛みがあるものととらえ，接することが重要とされる[6]．

疼痛の評価は，視覚アナログ尺度（VAS：Visual Analogue Scale），フェイススケールや数値評価スケール（NRS：Numeric Rating Scale）などを用いて疼痛の程度の評価を行う（資料 a-6）．疼痛を訴えられない患者の場合は観察評価から判断する Behavioral Pain Scale（BPS）（表 3-6）[7]が用いられ，合計スコア 5 点以上が介入基準とされる．

表 3-6　Behavioral Pain Scale（BPS）

項目	説明	スコア
表情	穏やかな	1
	一部硬い（たとえば，肩が下がっている）	2
	全く硬い（たとえば，まぶたを閉じている）	3
	しかめ面	4
上肢の動き	全く動かない	1
	一部曲げている	2
	指を曲げて完全に曲げている	3
	ずっと引っ込めている	4
人工呼吸器との同調性	同調している	1
	ときに咳嗽　大部分は呼吸器に同調している	2
	呼吸器とファイティング	3
	呼吸器との調節がきかない	4

日本呼吸療法医学会人工呼吸中の鎮静ガイドライン作成委員会：人工呼吸中の鎮静のためのガイドライン．
http://www.square.umin.ac.jp/jrcm/contents/guide/page03.html（2014 年 9 月閲覧）

2. 客観的情報 (objective information)

1) 精神機能・疼痛・鎮静深度・不穏・せん妄

a. 意識レベルの確認
JCS や GCS などが用いられる（資料 b-1, 2）.

b. 鎮静深度の評価
鎮静深度の評価には Richmond Agitation-Sedation Scale (RASS)（表 3-7）[7]や Sadation-Agitation Scale (SAS)（表 3-8）[8]の使用が推奨されている. 深い鎮静ではリハビリの実施内容が制限され, または不穏が強い場合, リハビリ実施は安全性の面から困難である. 急性期から能動的にリハビリを実施するためには RASS −1〜+1 程度の間にあるとよい.

c. せん妄の評価
集中治療室入室中の精神症状の多くはせん妄とされ, この発生が重症患者の予後に影響するとされるため, せん妄評価は重要である. これには Confusion Assessment Method for The Intensive Care Unit (CAM-ICU)（図 3-3）[9]や Intensive Care Delirium Screening Checklist (ICDSC)（表 3-9）がある[10]. CAM-ICU は鎮静深度の指標である RASS と併用で評価できる.

2) 胸部理学所見
視診, 触診, 聴診, 打診などが挙げられる.

a. 視診
呼吸数, 呼吸様式の観察, 努力性呼吸があるか.

① 吸気では頸部補助筋活動, 肋間・胸骨下・鎖骨上部に陥没が見られるか, 胸部と腹部は同調して拡張しているか.
② 吸気と呼気のリズム（吸気と呼気の比率）で吸気が短くないか, 呼気は長くないか（呼気延長, 呼気では強制呼気をしていないか）.
③ 表情は楽そうか, つらそうか.
④ 人工呼吸器を装着している場合は, 呼吸器から送られるタイミングと患者の呼吸のリズムがあっているか.

以上のような項目について数分程度, 患者の全体を見ることができる位置から観察をする. その際自分の呼吸リズムと比べ

表 3-7 Richmond Agitation-Sedation Scale (RASS)

スコア	用語	説明	
+4	好戦的な	明らかに好戦的な，暴力的な，スタッフに対する差し迫った危険	
+3	非常に興奮した	チューブ類またはカテーテル類を自己抜去：攻撃的な	
+2	興奮した	頻繁な非意図的な運動．人工呼吸器ファイティング	
+1	落ち着きのない	不安で絶えずそわそわしている．しかし動きは攻撃的でも活発でもない	
0	意識清明な，落ち着いている		
−1	傾眠状態	完全に清明ではないが，呼びかけに 10 秒以上の開眼，およびアイコンタクトで応答する	呼びかけ刺激
−2	軽い鎮静状態	呼びかけに 10 秒未満のアイ・コンタクトで応答	呼びかけ刺激
−3	中等度鎮静	状態呼びかけに動きまたは開眼で応答するがアイ・コンタクトなし	呼びかけ刺激
−4	深い鎮静状態	呼びかけに無反応．しかし，身体刺激で動きまたは開眼	身体刺激
−5	昏睡	呼びかけにも身体刺激にも無反応	身体刺激

ステップ 1：30 秒間，患者を観察する．これ（視診のみ）によりスコア 0〜+4 を判定する．
スッテプ 2：1）大声で名前を呼ぶか，開眼するようにいう．
　　　　　　2）10 秒以上アイ・コンタクトができなければ繰り返す．以上 2 項目（呼びかけ刺激）によりスコアー1〜−3 を判定する．
　　　　　　3）動きが見られなければ，肩を揺するか，胸骨を摩擦する．これ（身体刺激）によりスコアー4，−5 を判定する．
日本呼吸療法医学会人工呼吸中の鎮静ガイドライン作成委員会：人工呼吸中の鎮静のためのガイドライン．
http://www.square.umin.ac.jp/jrcm/contents/guide/page03.html（2014 年 9 月閲覧）

てみると理解しやすい．

b．触診

胸郭や腹部を触れることで評価する．

(1) 胸郭や頸部への触診

① 胸郭の拡張性〔吸気に胸郭が拡張しているか（左右差，腹側と背側，上部と下部などの対比）〕．

表 3-8 Sedation-Agitation Scale 改訂版（文献8）より引用

スコア	状態	説明
7	危険なほど興奮	気管チューブやカテーテルを引っ張る
		ベッド柵を越える，医療者に暴力的
		ベッドの端から端まで転げ回る
6	非常に興奮	頻回の注意にもかかわらず静まらない
		身体抑制が必要，気管チューブを噛む
5	興奮	不安または軽度興奮
		起き上がろうとするが，注意すれば落ち着く
4	平静で協力的	平静，容易に覚醒し，指示に従う
3	鎮静状態	覚醒困難，声がけや軽い揺さぶりで覚醒するが再び眠る
		簡単な指示に従う
2	過度に鎮静	身体刺激で覚醒，意思疎通はなく，指示に従わない
		自発的動きはある
1	覚醒不能	強い刺激にわずかに反応する，もしくは反応がない
		意思疎通はなく，指示に従わない

Step.1 RASS 評価

- RASS −3〜+4 → **Step.2 CAM-ICU 評価スタート**
- RASS −4, −5 → **CAM-ICU 評価不可能** 後で RASS の再評価

所見1：精神状態変化の急性発症または変動性の経過
・基準線からの精神状態の急性変化があるか？
・（異常な）行動が過去24時間に変動したか？

→ いいえ：せん妄ではない 評価終了
→ はい：

所見2：注意力障害
ASE（注意力スクリーニングテスト：）聴覚ASEができなければ視覚ASEを行う
聴覚ASE:例）1のときに手を振ってくださいと指示する
　→615319 1124（十分な声の大きさで）
視覚ASE：先に5枚の絵を見せ（3秒ずつ），次に異なる5枚の絵を
　加えた10枚の絵を示し，先の5枚に含まれるかを問う。

→ 8点以上：せん妄ではない 評価終了
→ 0〜7点：

所見3：意識レベルの変化 RASSにより判定可能

→ RASS≠0：せん妄である 評価終了 → 活発型せん妄（RASS＝+1〜+4）／不活発型せん妄（RASS＝+0〜−3）
→ RASS=0：

所見4：無秩序な思考
質問（セットA,Bいずれか）の誤答数で判定，誤答1つ以下なら，指示を行う。

（セットA）
1.石は水に浮くか？
2.魚は海にいるか？
3.1グラムは2グラムより重いか？
4.釘を打つのにハンマーを使用してよいか？

（セットB）
1.葉っぱは水に浮くか？
2.ゾウは海にいるか？
3.1グラムは1グラムより重いか？
4.木を切るのにハンマーを使用してよいか？

（指示）評価者は，患者の前で評価者自身の2本の指を上げて見せ，同じことをするよう指示する。今後は評価者自身の2本の指を下げた後，患者にもう片方の手で同じこと（2本の指を上げること）をするよう指示する。

→ 誤答2つ以上または指示ができない：せん妄である
→ 誤答1つ以下かつ指示ができる：せん妄ではない 評価終了

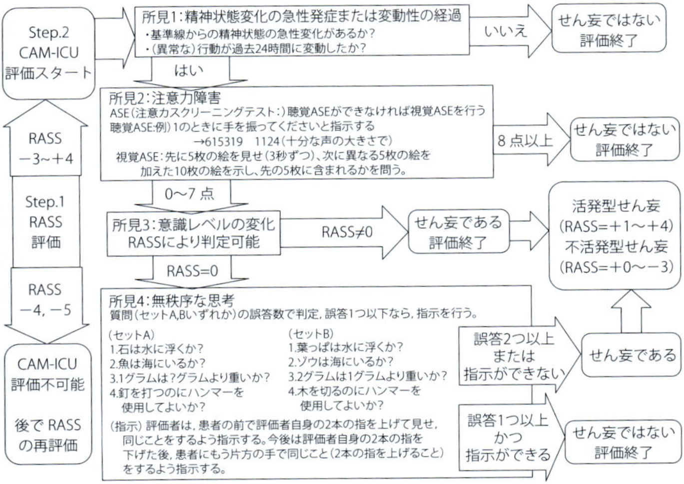

図 3-3 日本語版 CAM-ICU のフローシート（文献9）より引用

表 3-9 **日本語版 ICDSC**（文献 10）より引用

Intensive Care Delirium Screening Checklist (ICDSC)

このスケールはそれぞれ 8 時間のシフトすべて，あるいは 24 時間以内の情報に基づき完成される．明らかな徴候がある＝1 ポイント：アセスメント不能，あるいは徴候がない＝0 ポイントで評価する．それぞれの項目のスコアを対応する空欄に 0 または 1 で入力する．

各質問項目に対して「0 点」または「1 点」の点数をつけて，その合計点が 4 点以上の場合をせん妄と評価する．

1. 意識レベルの変化 　（A）反応がないか，（B）何らかの反応を得るために強い刺激を必要とする場合は評価を妨げる重篤な意識障害を示す．もしほとんどの時間(A)昏睡あるいは(B)昏迷状態である場合，ダッシュ（ー）を入力し，それ以上評価を行わない． 　（C）傾眠あるいは，反応までに軽度ないし中等度の刺激が必要な場合は意識レベルの変化を示し，1 点である． 　（D）覚醒，あるいは容易に覚醒する睡眠状態は正常を意味し，0 点である． 　（E）過覚醒は意識レベルの異常と捉え，1 点である．	＿＿＿
2. 注意力欠如：会話の理解や指示に従うことが困難．外からの刺激で容易に注意がそらされる．話題を変えることが困難．これらのうちいずれかがあれば 1 点．	＿＿＿
3. 失見当識：時間，場所，人物の明らかな誤認．これらのうちいずれかがあれば 1 点．	＿＿＿
4. 幻覚，妄想，精神障害：臨床症状として，幻覚あるいは幻覚から引き起こされていると思われる行動（例えば，空を掴むような動作）が明らかにある．現実検討能力の総合的な悪化．これらのうちいずれかがあれば 1 点．	＿＿＿
5. 精神運動的な興奮あるいは遅滞：患者自身あるいはスタッフへの危険を予防するために追加の鎮静薬あるいは身体抑制が必要となるような過活動（例えば，静脈ラインを抜く，スタッフをたたく）．活動の低下，あるいは臨床上明らかな精神運動遅滞（遅くなる）．これらのうちいずれかがあれば 1 点．	＿＿＿
6. 不適切な会話あるいは情緒：不適切な，整理されていない，あるいは一貫性のない会話，出来事や状況にそぐわない感情の表出．これらのうちいずれかがあれば 1 点．	＿＿＿
7. 睡眠/覚醒サイクルの障害：4 時間以下の睡眠，あるいは頻回な夜間覚醒（医療スタッフや大きな音で起きた場合の覚醒を含まない）．ほとんど 1 日中眠っている．これらのうちいずれかがあれば 1 点．	＿＿＿
8. 症状の変動：上記の徴候あるいは症状が 24 時間のなかで変化する（例えば，その勤務帯から別の勤務帯で異なる）場合は 1 点．	＿＿＿

② 努力性呼吸の確認として，視診とあわせて吸気での頸部や肩の呼吸補助筋の使用があるかを確認．
③ 胸郭への触診の際，呼気時に少々胸郭の運動方向へ圧迫することで，その柔軟性を確認する（用手的呼吸介助手技を用いる前には必要）．

(2) 腹部への触診
① 吸気に横隔膜の収縮があり，腹式呼吸が行われているか．下部胸郭と腹部の拡張があるか（肋骨弓周辺の触診）．
② 呼気努力が強くなっている場合では，呼気に腹筋の収縮による強制呼気が生じていないか．

(3) 気道内分泌物の確認
上胸部に手を置いて，気流の動きに伴った振動（ラトリング）があるかを確認する．特に気管吸引の必要性を判断するために気管部の触診をする．

c．聴診
聴診する各部位に対しての気管支音，気管支肺胞音，肺胞音の正常呼吸音が聴取できるか確認する．正常呼吸音が聴取できない場合は，低下やラ音の聴取などの評価をする（資料 c-6）．

d．打診
肺野での含気状況を確認する．含気が異常に多い（気胸など）場合は高い音（鼓音），含気がない（無気肺，肺水腫など）ところでは低い音（濁音）が聴取される．

3）モニタリング

a．SpO_2 の観察
酸素は血液中に溶解しているもの（溶解酸素）とヘモグロビンと結合しているもの（結合酸素）とがあるが，SpO_2 はヘモグロビンと結合している酸素を評価することで連続的に動脈血の酸素分圧をモニタすることができる．指先や耳朶，額での測定をする．

b．カプノメトリ
吸気・呼気に含まれる二酸化炭素の分圧を測定することで，換気のモニタリングを行う．モニタリングの波形では吸気には二酸化炭素が含まれないのでゼロを示し，呼気に上昇する波形

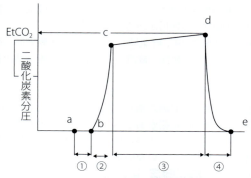

図 3-4 **カプノグラフの波形の特徴**
① 呼気開始（解剖学的死腔からの呼出），② ガス交換にかかわる呼吸細気管支，肺胞腔からのガスが混在して呼出，③ 肺胞気からの呼出，④ 呼気から吸気への移行

を示す（図 3-4）．二酸化炭素分圧を経時的にグラフに表したものをカプノグラフと呼び数値化したものをカプノメトリと呼ぶ．

c．人工呼吸器の画面やグラフ

人工呼吸器の画面には現在の人工呼吸器の設定，患者の換気状況（一回換気量，呼吸数，分時換気量，最高気道内圧など）やグラフィック波形が示される．患者の呼吸様式を見ながら換気状況を確認する．グラフィック波形からは，肺メカニクス（気道抵抗，肺コンプライアンスなど）や患者と人工呼吸器の同調性などを確認することもできる．

4）運動機能（筋力や ROM など）

運動器疾患を伴わない患者でも運動機能の低下が認められるため，これらの評価も重要である．筋力評価：ベッド上での姿勢に制限がある場合が多く，このような症例ではベッド上で測定が可能な四肢筋力を測定することになる．これらの測定部位は肩関節外転，肘関節屈曲，手関節背屈，股関節屈曲，膝関節伸展，足関節背屈などが用いられる．

5）身体活動評価

ADL の評価においては，Barthel Index や FIM が用いられる．しかし，急性期では環境的に制限をきたしていることが多く，これらを配慮して Physical Function ICU Test（PFIT）(**表 3-10**)[11] や Functional Status Score for The Intensive Care Unit（FSS-ICU）(**表 3-11**)[12] が用いられることもある．

表 3-10 Physical Function ICU Test（PFIT）[11]

項目	点数			
	0	1	2	3
立ち上がり	不可能	2人介助	1人介助	介助なし
Cadence（歩数/分）	不可能	0〜49	50〜80	80以上
肩屈曲筋力[注]	0〜2	3	4	5
膝伸展筋力[注]	0〜2	3	4	5

注）徒手筋力検査法に準じて判定

表 3-11 Functional Status Score for the Intensive Care Unit（FSS-ICU）[12]

評価項目	得点	
寝返り	0	不可能
起き上がり	1	全介助
端座位	2	最大介助
立位〜移乗	3	中等度介助
歩行	4	軽度介助
	5	監視
	6	修正自立
	7	完全自立

各評価項目についてその動作レベルにより 0〜7 点をつける．最高点は 35 点

理学療法治療のポイント

急性期ベッドサイドでの理学療法の役割として，① 早期からの障害の把握と治療計画の立案，② 早期離床や運動療法の実施による機能の維持や改善，③ 患者や家族への教育や指導などがある．これを時期別に考えると，人工呼吸器を装着している時期，呼吸器を離脱し機能回復をはかる時期，獲得した機能を維持する時期に分けられる．

1. 人工呼吸器装着期間

急性呼吸不全の原因病態の治療とその間の呼吸管理（人工呼吸器装着や高濃度酸素療法など）を受けている時期と考える．この時期は原疾患の治療が行われており，それと並行して理学療法が行われる．いくつかのケアの束（バンドル）とあわせて行うことが推奨されており，ABCDEバンドルと称されている（**表3-12**）[13)14)]．

この時期の目的は，廃用症候群の進行が懸念されるための筋力・ROMの維持・向上，呼吸機能の維持として分泌物の貯留予防や排痰の促進とされる．理学療法の開始時期は原疾患と重症度によるところがあるが，一般的には循環動態の安定，活動性不穏の状態ではないことなどが目安とされる（**表3-13**）[15)16)]．

実施内容は患者を評価した状況によりベッド上での四肢他動関節

表3-12 **ABCDEバンドル**[13)14)]

A	Awaken the Patient Daily	1日1度鎮静を中断し覚醒させる
B	Breathing：Daily Interruptions of Mechanical Ventilation	1日1度自発呼吸の評価をする
C	Coordination：Daily Awakening and Daily Breathing Choice of sedatives and analgesics	鎮静中断時に自発呼吸の評価をする 鎮静剤と鎮痛剤の選択
D	Delirium Monitoring	せん妄の観察
E	Exercise/Early Mobility	早期離床，運動療法の実施

表 3-13　リハビリテーション開始の目安[15)16)]

意識レベル
　RASS　＋1〜−2
　理解協力可能（安全実施可能）
呼吸状態
　呼吸数　＜35 bpm
　SpO_2≧90%
　不安定な気道管理
循環状態
　平均動脈圧 65〜110 mmHg
　HR　40〜130 bpm
　新規の虚血所見や不整脈，新たな循環補助薬が2時間以内に使われていない
その他
　消化管出血などの出血がないこと

表 3-14　実施していたリハビリテーションを中止する目安[16)]

循環動態
・平均血圧＜65 mmHg
・心拍数＜40 回/分，＞130 回/分
・新たな不整脈の出現
・心虚血の兆候，懸念が見られる場合
呼吸状態
・呼吸数減少（＜5 回/分）や増加（＞40 回/分）
・経皮的酸素飽和度　＜88%
・人工呼吸器との著明な非同調性の出現
気道管理
・挿管チューブの移動や気道管理が難しくなる状況
患者の状況
・疲労や苦痛の増加がみられる
・好戦的な様子がみられる
・転倒，転落

運動から開始し，協力が得られるようであれば自動（介助）運動を進め，端座位などへの離床を進めることになる．下肢筋力があれば立位や車椅子への移乗，歩行練習などへも進めることができる．中止の目安は各患者の病状によりあらかじめ担当医と相談しておく必要があり，表 3-14 のような目安が挙げられている[16)]．

2. 人工呼吸器抜管時期

急性呼吸不全の原因病態の治療が進み,患者の自発呼吸が回復してくると人工呼吸器を離脱を進めていく.この時期の目的は,抜管が可能となる咳嗽力と呼吸法の習得をすることとなる.自発呼吸トライアル(SBT:Spontaneous Breathing Trial)を行い,呼吸器離脱が可能かどうかの評価をする.急性期の治療期間に活動量が低下しており,筋力や体力が低下しており,ADLの低下も見られる時期である.

人工呼吸器が離脱できるとまた,肺疾患などにおいては労作時の呼吸困難感,痰の喀出などが見られる.

3. 人工呼吸器離脱後

人工呼吸器離脱後はベッドから離れることが可能となるため,筋力向上,ADL拡大,労作時の息切れ感の改善を目的に理学療法を進める.急性呼吸不全患者のうち急性呼吸促迫症候群(ARDS)患者においては,長期的予後として運動耐用能の制限や健康関連QOLの低下[18],また認知能力の低下[18]が認められるといわれている.

EBMの活用

・人工呼吸器装着や術後患者など集中治療を受けている患者すべてに痛みがあるものととらえ,接することが重要とされる.まず鎮痛を評価し対応することで,すべての症例に鎮静が必要ということではなくなる[6].
・人工呼吸器を装着したすぐ後からリハビリを開始することで人工呼吸器期間やせん妄頻度が改善するとされ,機能的な改善も見られる[19].
・ARDS患者においては,長期的に運動耐用能の制限や健康関連QOLの低下,認知機能の低下を伴う傾向がある[17)18].

まとめ

- 呼吸不全の定義は PaO_2 の低下であり、それにはガス交換障害と換気不全の2つに分類される.
- 呼吸不全の原因は多くの疾患に起因し、基本的に原疾患の治療を行う. その間の呼吸管理として酸素療法や人工呼吸療法がある.
- 急性呼吸不全において早期リハビリの介入が可能であるので実施していく.

文献

1) Hoozen BV, et al：Acute respiratory failure. In Burton GC, et al (edu)：Respiratory Care：A Guide to Clinical Practice, 4th ed, Lippincott, Philadelphia, 1997
2) 日本呼吸器学会, 他 (編)：酸素療法ガイドライン. メディカルレビュー, 2006
3) Mahmood NA, et al：Frequency of hypoxic events in patients on a mechanical ventilator. *Int J Crit Illn Inj Sci* **3**：124-9, 2013
4) AARC Clinical Practice Guideline Oxygen Therapy for Adults in the Acute Care Facility. *Respir Care* **47**：717-720, 2002
5) Stefano Nava, Nicholas Hill：Non-invasive ventilation in acute respiratory failure. *Lancet* **374**：250-59, 2009
6) Barr J, et al. Clinical practice guidelines for the management of pain, agitation, and delirium in adult patients in the intensive care unit. *Crit Care Med* **41**：263-306, 2013
7) 日本呼吸療法医学会, 人工呼吸中の鎮静ガイドライン作成委員会：人工呼吸中の鎮静のためのガイドライン. http://square.umin.ac.jp/jrcm/contents/guide/page03.html〔Accecced 2014 Sep 18〕
8) 布宮 伸：PAD ガイドライン. 氏家良人, 他 (編)：ABCDEs バンドルと ICU における早期リハビリテーション. 克誠堂出版, 2014
9) 古賀雄二, 他：日本語版 CAM ICU フローシートの妥当性と信頼性の検証. 山口医学 **63**：93-101, 2014
10) 古賀雄二, 他：日本語版 ICDSC の妥当性と信頼性の検証. 山口医学 **63**：103-111, 2014
11) Denehy L, et al：A physical function test for use in the intensive care unit：validity, responsiveness, and predictive utility of the pysicai function ICU Test (scored). *Phys Ther* **93**：1636-1645, 2013
12) Thrush A, et al：The clinical utility of the functional status score for the

intensive care unit (FSS-ICU) at a long-term acute care hospital: a prospective cohort study. *Phys Ther* **92**: 1536-1545, 2012
13) Vasilevskis EE, et al: Reducing Iatrogenic Risks ICU-Acquired Delirium and Weakness—Crossing the Quality Chasm. *CHEST* **138**: 1224-1233, 2010
14) Morandi A, et al: Sedation, delirium and mechanical ventilation: the 'ABCDE' approach, Current Opinion in Critical Care **17**: 43-49, 2011
15) Mendez-Tellez PA, et al: Early physical rehabilitation in the ICU and ventilator liberation. *Respiratory Care* **57**: 1663-1669, 2012
16) Pohlman MC, et al: Feasibility of physical and occupational therapy beginning from initiation of mechanical ventilation. *Crit Care Med* **38**: 2089-2094, 2010
17) Herridge MS, et al: Functional Disability 5 Years after Acute Respiratory Distress Syndrome. *NEJM* **364**: 1293-304, 2011
18) Pandharipande PP, et al: Long-Term Cognitive Impairment after Critical Illness. *NEJM* **369**: 1306-1306, 2013
19) Schweickert WD, et al: Early physical and occupational therapy in mechanically ventilated, critically ill patients: a randomised controlled trial. *Lancet* **373**: 1874-1882, 2009

☑ チェックリスト

- [ ] 呼吸不全の定義がいえる. ☞ P248 へ
- [ ] 呼吸不全には2つの分類があるが,それぞれの定義がいえる. ☞ P248 へ
- [ ] 酸素療法の適応と種類がいえる. ☞ P251 へ
- [ ] 人工呼吸療法の目的(役割)がいえる. ☞ P252 へ
- [ ] 急性呼吸不全患者への理学療法の目的(役割)を挙げられる. ☞ P262 へ

2 慢性呼吸不全

病態（症状）と特徴

呼吸不全とは「室内気吸入時の PaO2 が 60 Torr 以下となる呼吸障害，またはそれに相当する呼吸障害を呈する状態」である．慢性呼吸不全とは，「呼吸不全の状態が少なくとも1カ月間は持続した場合」であり，間質性肺炎，肺線維症，肺結核後遺症などあるが，ここでは最も多い慢性閉塞性肺疾患（COPD：Chronic Obstructive Pulmonary Disease）を解説する．

1. COPD の定義

COPD は以下のように定義される．
「COPD とは，タバコ煙を主とする有害物質を長期に吸入曝露することで生じた肺の炎症性疾患である．呼吸機能検査で正常に復すことのない気流閉塞を示す．気流閉塞は末梢気道病変と気腫性病変がさまざまな割合で複合的に作用することにより起こり，通常は進行性である．臨床的には，徐々に生じる労作時の呼吸困難や慢性の咳，痰を特徴とするが，これらの症状に乏しいこともある」[1]．

2. COPD の症状

1）慢性の咳・喀痰

慢性の咳は COPD の早期から認め，最初は間欠的であるが後に毎日認められるようになる．一般には喀痰を伴うことが多いが，乾性咳の場合もある．また，気流閉塞が顕著でも咳がない場合もある．

2）労作時呼吸困難

COPD の最も特徴的な症状である．最初は労作時のみ呼吸困難が出現し，階段や坂道を上がるときに気づくことが多い．病気の進行

表 3-15 COPD の病期分類 (文献 1) より引用

I期	軽度の気流閉塞	80%≦% FEV_1
II期	中等度の気流閉塞	50%≦% FEV_1<80%
III期	高度の気流閉塞	30%≦% FEV_1<50%
IV期	極めて高度の気流閉塞	% FEV_1<30%

FEV_1:1秒量

により平地歩行でも呼吸困難を生じて休憩を要する.重症な場合は着替え程度の労作でも呼吸困難を生じるようになる.

診断と分類

1. 診断基準

① 気管支拡張薬投与後のスパイロメトリーで1秒率(FEV_1/FVC)が70%未満であること(FVC:努力肺活量).
② 他の気流制限をきたし得る疾患を除外すること.

2. COPD の病期分類

COPD の病期分類を表 3-15 に示す.

医学的治療ポイント

安定期 COPD の管理を図 3-5 に示す.

1. 薬物療法

1) 気管支拡張薬

薬物療法の中心は気管支拡張薬であり,抗コリン薬,β_2刺激薬,メチルキサンチンの3系統がある.気管支平滑筋を弛緩させ,気道抵抗の低下や肺の過膨張の改善をもたらし運動耐容能が改善する.

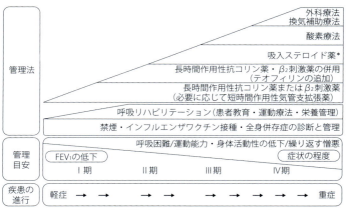

図 3-5 **安定期 COPD の管理**（文献 1）より引用）

Ⅰ期の COPD では，症状の軽減を目的として労作などの必要時に短時間作用性気管支拡張薬が使用される．Ⅱ期以上の COPD では，長時間作用性気管支拡張薬が定期的に使用され，必要に応じて短時間作用性気管支拡張薬を併用する．

2）吸入ステロイド薬（グルココルチコイド）

概ね中等度以上の気流閉塞を有する COPD 患者では，吸入ステロイド薬の定時使用が自覚症状，呼吸機能，QOL を改善し，憎悪の頻度を減らす[1]．長時間作用性 $β_2$ 刺激薬/吸入ステロイド薬配合薬は患者にとって利便性がよく，各単剤で使用するよりも呼吸機能，運動耐容能，呼吸困難が改善する[1]．

2. 非薬物療法

1）呼吸理学療法

COPD 患者は労作時呼吸困難により日常における身体活動性が低下し，ディコンディショニング（身体機能の失調・低下）を生じる．それに伴い呼吸困難がより悪化しさらにディコンディショニングが生じるという悪循環に陥りやすい．呼吸練習，咳嗽練習，筋力

強化練習,全身持久力トレーニング,ADL 練習からなる理学療法は,呼吸困難を軽減し,運動耐容能,健康関連 QOL および ADL を改善させる[1].

2)栄養管理

COPD 患者では栄養障害を認めることが多く,特にⅢ期,Ⅳ期の気腫型 COPD では重度なことが多い.体重減少は気流閉塞とは独立した COPD の予後因子であり,QOL の低下,増悪や入院のリスクも高い[1].

a.食事指導

COPD の栄養障害に対しては高エネルギー,高タンパク食の指導が基本となる.COPD では骨粗鬆症の合併頻度が高いため,カルシウムの摂取も重要である[1].食事による腹部膨満が問題となる場合には,消化管でガスを発生させる食品を避け,できるだけ分食し,ゆっくりと摂食させて空気嚥下を避けるなどの工夫を指導する[1].

b.栄養補給療法

食事摂取量を増やすことが困難な場合や体重減少が進行する場合には経腸栄養剤による経口栄養補給が考慮される[1].

3)患者教育

患者教育の目的は,患者自身が疾患に対する理解を深め,安定期,増悪期におけるセルフマネジメント能力を獲得し,運動習慣や食生活の改善,感染予防などのセルフマネジメント能力を身につけ,生活習慣を改善することである.

4)酸素療法

慢性呼吸不全に対する在宅酸素療法(HOT:Home Oxygen Therapy)の適応は「PaO_2 55 Torr 以下の患者および PaO_2 60 Torr 以下で睡眠時または運動負荷時に著しい低酸素血症をきたす患者であって,医師が HOT を必要であると認めた患者[1]」である.

5)換気補助療法

高二酸化炭素血症($PaCO_2 \geqq 55$ Torr)や夜間の低換気などの睡眠

呼吸障害がある症例，肺性心の徴候を呈する場合や増悪を繰り返す症例には換気補助療法の導入も考慮される[1]．換気補助療法には，非侵襲的陽圧換気療法（NPPV：Noninvasive Intermittent Positive Pressure Ventilation）と気管切開下陽圧換気療法（TPPV：tracheostomy positive pressure ventilation）があり，導入が容易で侵襲度の低い NPPV が第一選択とされる[1]．

6）外科療法（手術療法）

最大限の保存療法が行われているにもかかわらず，呼吸困難で日常生活が大きく障害されている場合に外科的治療が検討される．肺容量減量手術（LVRS：Lung Volume Reduction Surgery）は，上葉優位に気腫性病変が偏在し，運動能力の低下した患者に適応がある[1]．

理学療法評価とその解釈

1. 主観的情報（subjective information）

1）問診

主に咳，喀痰，呼吸困難などの呼吸器系症状，運動の禁忌やリスクとなる既往歴の有無や喫煙歴，運動習慣を聴取する．また家族構成の聴取は介護力の把握が可能となる．

2）呼吸困難

呼吸困難の聴取には mMRC（Modified Medical Research Council）質問票を用いる[1]．労作時の自覚的呼吸困難の評価には Borg CR-10（Category-Ratio 10）スケール[1]を用いて呼吸困難および下肢疲労感をモニタリングする．

3）健康関連 QOL

呼吸器疾患患者は呼吸困難により健康関連 QOL が障害される．疾患特異的質問票として，SGRQ（St. George's Respiratory Questionnaire）や CAT（COPD Assessment Test）がある．CAT は 8 項目の質問のため短時間で記入でき，SGRQ との相関が示されている[2]．

2. 客観的情報 (objective information)

1) 胸部理学所見
以下にCOPD患者に特徴的な所見を示す.
- 視診:労作時の呼吸数増加,呼気延長,樽状胸郭.
- 触診:呼吸補助筋活動増加,胸郭の柔軟性低下,呼気時の腹筋収縮.
- 聴診:肺胞音減弱,気道狭窄音(Wheezes).

2) スパイロメトリー (呼吸機能検査)
%肺活量,1秒率により換気障害の分類を確認する.%1秒量により患者の病期を把握する.

3) 胸部単純X線写真
COPDに特徴的な所見は肺野透過性の亢進,滴状心,横隔膜の平低化などがある.図3-6にCOPD IV期患者の胸部レントゲン写真を示す.

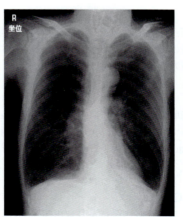

図3-6 COPD患者の胸部レントゲン写真
肺野透過性の亢進,滴状心,横隔膜の平低化を認める

4) 経皮的酸素飽和度（SpO_2）

パルスオキシメータを用いて SpO_2 を測定する．運動により生じる低酸素血症を運動誘発性低酸素血症（EIH：Exercise Induced Hypoxemia）といい，運動に伴う SpO_2 の低下が4％以上であれば有意とされる[1]．

5) 筋力

筋力の評価には一般的に MMT が用いられる．この検査は特別な器具が必要なく検査場所も限定されないが，筋力低下の程度や部位を判定する方法であるため，可能であれば等尺性筋力測定器（ハンドヘルドダイナモメータ）を用いて定量的に評価することが望ましい．握力は簡便に測定でき，全身の筋力を反映する指標であることが示され，運動耐容能との関連も報告されている[3]．

6) フィールド歩行試験

歩行試験は病状が安定し，歩行が自立している患者が適応となる．時間内歩行試験としてシャトル・ウォーキング試験（SWT：The Shuttle Walking Test）と6分間歩行試験（6MWT：6-Minute Walk Test）がある（**資料 c-1**）．

7) ADL

労作時の呼吸困難は COPD 患者の主症状であり，日常生活制限の要因となる．COPD 患者の ADL 評価として，長崎大学呼吸器日常生活活動評価表（NRADL：Nagasaki University Respiratory Emphysema-ADL）や肺気腫患者用 ADL 評価表（P-ADL：Pulmonary Emphysema-ADL）などが提案されている．

8) 身体活動量の評価

身体活動量の評価は歩数計や3軸加速度計を用いる．3軸加速度計は歩数以外の身体活動も定量的に評価することが可能である．

理学療法治療のポイント

1. 急性期

COPD 急性増悪により入院し,抗菌薬およびステロイド治療が行われ,場合によっては安静時の呼吸困難を呈する時期である.労作時の呼吸困難の軽減および廃用予防が目標となり,呼吸数,SpO_2,呼吸困難に注意しながら運動負荷を調整する.

1) 呼吸練習

吸気はゆっくりと鼻から吸うことを意識して行う.呼気は口すぼめ呼吸を指導する.口をすぼめながらゆっくりと息を吐くことで末梢気道の虚脱を防ぎ,呼吸数の減少,ガス交換の改善,動的肺過膨張 (Dynamic Hyperinflation) の減少により呼吸困難が軽減する.

2) 咳嗽練習

痰の所見がある場合は痰を喀出しやすい体位の提案や喀出方法の指導を行う.また,痰の性状によっては去痰薬の使用も考慮される.

3) 早期離床

患者の呼吸数が安定し,安静時の努力性呼吸や呼吸困難が軽減してきたら離床を開始する.呼吸困難を軽減するために動作時に口すぼめ呼吸を併用する.呼吸筋疲労を起こさないよう,呼吸数,SpO_2,労作時の呼吸困難のモニタリングを行う.

2. 回復期

増悪症状が改善し,ある程度の退院目処が立つ時期である.退院後の生活に向けた ADL と運動習慣の獲得が目標となる.理学療法の内容は自宅でも練習できるものに重点を置く.

1) 筋力強化練習

筋力低下,または呼吸困難が強い動作に対応する筋群が適応とな

る．上肢挙上の筋力強化練習により，上肢挙上時の酸素消費量が低下しADL動作に伴う呼吸困難が軽減することが報告されており[5]，下肢筋力だけでなく上肢の筋力強化練習も行うことが望ましい．

2）全身持久力トレーニング

歩行は，特別な器具を用いない最も基本的なトレーニング方法で継続しやすい．自転車エルゴメータは細かい運動負荷量の設定が可能であり，歩行よりも低酸素血症を生じにくい[6]．また，2～3分の運動と同時間の休息を繰り返して行うインターバルトレーニングは，一般的な全身持久力トレーニングと効果が同等とされる[1]．

運動の実施時間は20分以上が目標となる．運動負荷量の設定には高強度負荷と低強度負荷がある．運動療法の生理学的効果は高強度ほど大きいとされるが，低強度運動負荷の有用性も示されており[1]，個々の患者にあわせて運動負荷を設定する．

3）ADL練習

ADL動作の練習時には，口すぼめ呼吸を行い動作の開始時に呼気をあわせるなど，呼吸と動作の同調を行い呼吸困難の軽減を図る．呼気はエネルギー消費量が少ないため，動作が楽に実施できる．また動作をゆっくりと行うことで単位時間あたりの呼吸仕事量を減少させる．呼吸困難が強くなる前に休憩をとるようにすることで回復時間が短くなり，早く次の動作を開始することができる．実際に動作を行い，動作と呼吸の指導，休憩のとり方を指導し，患者自身が自信をもつことができるようにすることが大切である．

3. 安定期

身体活動量の維持および再入院の予防が目標となる．回復期で実施した内容を継続できるよう，各患者にあわせて外来頻度や運動内容を検討する．また，患者教育の1つとして日常生活の工夫と呼吸困難の管理や活動量を維持する必要性，具体的な運動方法を指導する．

表 3-16　**運動療法の中止基準**（文献 4）より引用

呼吸困難	Borg CR-10 スケール 7 以上
その他の自覚症状	胸痛，動悸，疲労，めまい，ふらつき，チアノーゼなど
心拍数	年齢別最大心拍数（220−年齢）の 85％（肺性心を伴う COPD では 65〜70％） 不変ないし減少したとき
呼吸数	毎分 30 回以上
血圧	高度に収縮期血圧が下降したり，拡張期血圧が上昇したとき
経皮的酸素飽和度（SpO_2）	90％未満になったとき

理学療法実施の注意点

表 3-16 に運動療法の中止基準を示す．理学療法時のモニタリングには，自覚症状，SpO_2 などがある．自覚症状には Borg CR-10 スケール[1]を用い，呼吸困難および下肢疲労感をモニタリングする．さらに EIH がないか連続的にモニタリングすることが必要である．安静時に SpO_2 90％以上でも労作時に SpO_2 が 90％未満となる COPD 患者は生存率が有意に低下する[7]ことが報告されており，EIH を認める場合は運動強度の調節よりも酸素投与および流量を増やすことを優先させ，医師と相談し労作時の酸素流量を決定し実施する．酸素投与量の増量によっても動作時に SpO_2 を維持できない場合には，どの程度の動作や歩行距離で休憩をはさむ必要があるかを評価し，休憩を要する動作については患者自身が自己管理できるようにすることが大切である．

EBM の活用

・安定期 COPD 患者において，呼吸練習，咳嗽練習，筋力トレーニング，全身持久力トレーニング，ADL トレーニングからなる理学療法は，呼吸困難を軽減し，運動耐容能，健康関連 QOL および ADL を改善する[1]．

- 急性期からの早期運動療法の有用性にはまだ検証が必要な段階であり，実施時には患者の全身状態，呼吸状態を確認し，医学的治療の進行具合を把握しながら運動負荷を調製する必要がある．

まとめ

- 慢性呼吸不全とは，呼吸不全の状態が少なくとも1カ月間持続した場合であり，間質性肺炎，肺線維症，肺結核後遺症，COPDなどがある．
- COPDは慢性の咳・喀痰と労作時呼吸困難を主徴とし，気流閉塞の程度によって4つの病期に分類される．
- COPD患者は労作時呼吸困難による活動性低下によりディコンディショニングが生じ，さらなる呼吸機能低下を招くという悪循環に陥りやすい．
- 安定期COPD患者に対する理学療法は，呼吸困難を軽減し，運動耐容能，健康関連QOLおよびADLを改善させる．
- 急性期COPD患者に対する理学療法は，患者の全身状態，呼吸状態を確認し，医学的治療の進行具合を把握しながら運動負荷を調整する必要がある．

文献

1) 日本呼吸器学会COPDガイドライン第4版作成委員会（編）：COPD（慢性閉塞性肺疾患）診断と治療のためのガイドライン 第4版．メディカルレビュー社，2013
2) Jones PW, et al：Development and first validation of the COPD Assessment Test. *Eur Respir J* **34**：648-654, 2009
3) Cortopassi F, et al：Resting handgrip force and impaired cardiac function at rest and during exercise in COPD patients. *ResPir Med* **105**：748-754, 2011
4) 日本呼吸ケア・リハビリテーション学会，他（編）：呼吸リハビリテーションマニュアル―運動療法 第2版．照林社，2012
5) Couser JI Jr, et al：Pulmonary rehabilitation that includes arm exercise reduces metabolic and ventilatory requirements for simple arm elevation. *Chest* **103**：37-41, 1993
6) 有薗信一，他：COPD患者における4種の運動負荷試験の特徴．日呼ケアリハ学誌 **22**：94-98, 2012

7) Ciro Casanova, et al：Distance and oxygen desaturation during the 6-min walk test as predictors of long-term mortality in patients with COPD. *Chest* **134**：746-752, 2008

✅ チェックリスト

- [ ] COPD の定義と診断基準がいえる． ☞ P267 へ
- [ ] COPD の症状がいえる． ☞ P267 へ
- [ ] COPD の病期分類がいえる． ☞ P268 へ
- [ ] 安定期 COPD の治療がいえる． ☞ P275 へ
- [ ] 理学療法の評価項目がいえる． ☞ P273 へ
- [ ] 急性期・回復期・安定期の理学療法の目標がいえる． ☞ P274 へ
- [ ] 運動療法の中止基準がいえる． ☞ P276 へ

✏ one point コラム　スタンダードプリコーションって何？

スタンダードプリコーション（Standard Precautions：標準予防策）とは、「病院における隔離予防策のための CDC（centers for disease control and prevention；米国疾病予防管理センター）ガイドライン」で提唱されたすべての患者に対して標準的に実施する感染対策である．すべての患者の「血液，汗を除くすべての体液・分泌物・排泄物，粘膜，損傷した皮膚（傷のある皮膚）」を感染の可能性のある物質とみなして対応し，患者と医療従事者双方の医療関連感染の危険性を減少させることが目的となる．

具体的内容としては，「手指衛生」「防護用具の使用」「患者のケアに使用した機材などの取り扱い」「周囲の環境対策」「汚染リネンの取り扱い」「血液媒介病原体対策」「適切な患者の配置」「呼吸器衛生」がある．

3 周術期呼吸理学療法

病態（症状）の特徴

　全身麻酔下における開胸・開腹術では，術後呼吸障害による呼吸器合併症が危惧される．

　術後呼吸器合併症は死亡率や在院日数を最も増加させる合併症の1つであり，無気肺，肺炎，肺水腫，呼吸不全などがそれに含まれる[1]．その発症頻度は食道がん手術患者の15～30%，肺がん手術患者の4～14.5%，開腹手術患者の18～39%と報告されている．発症率に差が見られるのは，各報告において術後呼吸器合併症の定義が異なっていることが挙げられる．

　全身麻酔下での手術による術後呼吸機能低下について，以下に示す．

1. 肺活量の低下

　術中の麻酔薬による中枢性呼吸抑制や創部痛の影響により術後は肺活量が低下する．さらに開胸肺切除術後では胸郭のコンプライアンスの低下や肺実質の切除により肺活量低下をきたしやすい．

2. 機能的残気量の低下とガス交換能の低下

　術後は創部痛や術後のさまざまな要因（創部痛やライン類やドレーンなどの管理物を自己管理ができないこと）により臥床傾向となりやすく，横隔膜が頭側へ変位し，機能的残気量（FRC：Functional Residual Capacity）の低下をきたす．FRCはガス交換に関与しているため，FRCの低下は酸素化の低下を生じる．

表 3-17 がんの stage 分類における共通概念

stage	特徴
I	早期がん.腫瘍径も小さく発生部位に限局している.積極的治療[注]の対象.根治可能.
II	Stage I より進行しているが,局所に限局したがん.積極的治療の対象.根治可能.
III	局所進行がん.周囲臓器に直接浸潤,もしくは原発巣周囲のリンパ節に転移しているがん.積極的治療の対象だが,転移再発のリスクが高まっており,根治が難しい.
IV	高度なリンパ節転移や遠隔転移のあるがん.遠隔転移がある場合は根治不能.治療の目標は緩和と延命.

注) 積極的治療:がんを少しでも改善させ,病状をよくするための治療のことだが,正確な定義はない.手術,化学療法,放射線療法を用いる

3. 繊毛運動の低下,気道内分泌物の増加,咳嗽力の低下

 全身麻酔時の気管内挿管などにより術後は気道内分泌物が増加し,吸入麻酔薬や乾燥した医療ガスにより繊毛運動が低下するため喀痰排出が障害される.また,創部痛や肺活量の低下により咳嗽力が低下するため喀痰排出が障害される.食道切除後においては咳反射の低下などによりさらに喀痰排出が障害されやすくなる.

診断と分類

 あらゆる悪性腫瘍において,病気の進行具合を客観的に評価するツールとして stage 分類が用いられている.各 stage に分類するためには,国際対がん連合(UICC:Union for International Cancer Control)によって定められた TNM 分類が広く用いられている.疾患ごとによって stage 分類や TNM 分類の詳細は異なるが,表 3-17 にすべてに共通した概念を示す[2].

医学的治療ポイント

近年，術後回復能力強化プログラムといわれるエビデンスに基づいた周術期のチームによる医療行為を推奨するプログラムが注目されている．これは術後回復を遅らせる三大因子（疼痛・経口摂取遅延・離床遅延）に対して特に積極的な介入をすることが推奨されている．

1. 術後疼痛管理

術後は創部痛が呼吸機能低下や離床の妨げになることが多く，疼痛管理は術後呼吸器合併症を予防することや早期離床を促すために重要となる．鎮痛薬には，オピオイドやNSAIDs，アセトアミノフェンなどがあり，鎮痛方法には，硬膜外麻酔や自己調節鎮痛（PCA：Patient-Controlled-Analgesia），末梢神経ブロックなどがある．理学療法士は体動時や咳嗽時の疼痛評価が可能であるため，適宜看護師や医師と情報を共有し，最適な鎮痛をはかる必要がある．

2. 酸素療法

術後は前述したように呼吸機能の障害をきたすため，低酸素血症を回避する目的で予防的に酸素療法が実施される．多くの術後症例は術当日もしくは翌日に酸素から離脱できるが，食道がん術後症例や既往に呼吸器疾患を有する症例では酸素療法の継続が必要となることがある．運動時の酸素化の評価は理学療法士が担う役割である．

3. 禁煙指導

禁煙により繊毛運動の回復や喀痰分泌物の減少などが期待できる．術後呼吸器合併症を減らすためには，少なくとも4週間以上の禁煙が必要であるが，4週間の禁煙期間を保つための手術延期は有意義ではないといわれている．いずれにせよ医師は早期に患者に禁煙を勧める必要がある．

表 3-18 **一般外科の領域における VTE のリスクレベルと推奨予防法**
(文献 3) より引用)

リスクレベル	一般外科[注2]	推奨予防法
低リスク群	60 歳未満の非大手術. 40 歳未満の大手術[注3].	早期離床および積極的な運動.
中リスク群	60 歳以上,あるいは危険因子のある非大手術. 40 歳以上,あるいは危険因子のある大手術.	弾性ストッキングあるいは間欠的空気圧迫法.
高リスク群	40 歳以上のがんの大手術.	間欠的空気圧迫法あるいは抗凝固療法.
最高リスク群	静脈血栓症の既往,血栓性訴因のある症例の大手術.	抗凝固療法と機械的予防法(間欠的空気圧迫法あるいは弾性ストッキング)の併用.

注 2) 上記表の一般外科とは,消化器外科および胸部外科のことを指す.
注 3) 大手術の厳密な定義はないが,大手術とはすべての腹部手術あるいはその他の 45 分以上要する手術を基本とし,麻酔法,出血量,輸血量,手術時間などを参考として総合的に評価する

4. 静脈血栓塞栓症の予防

静脈血栓塞栓症(VTE:Venous Thromboembolism)の要因は,① 血液凝固能の亢進,② 血流うっ滞,③ 静脈壁損傷(Virchow の三要因)であり,手術は三要因すべてを惹起する.「VTE 予防ガイドライン」における胸部外科を含む一般外科の領域の VTE のリスクレベルと推奨予防法を表 3-18 に示す.予防法の基本は早期離床と積極的な運動であるため,術後は可及的速やかに離床をはかる必要がある.

5. 感染

周術期の感染症対策には,手術患者の感染症予防(手術部位感染と手術部以外の肺炎や腸炎などの遠隔部位感染)と医療従事者の職業感染を予防するものがある.手術患者の感染症予防対策には,術前の禁煙や糖尿病管理,栄養管理,除毛法などや術中・術後の術野消毒,予防的抗菌薬投与,体温管理などがある.職業感染を予防す

6. 体液の移動と輸液管理

　手術患者は，術前からの脱水や食事制限などで体液を喪失する要因が多いため，術中輸液を積極的に行う必要がある．しかし，術中は手術操作や組織損傷による炎症により血管透過性が亢進し，サードスペースと呼ばれる非機能的細胞外液，つまり循環に関与しない領域へ水分の漏出が起こり，浮腫や腹水として貯留する．この時期は循環血液量が減少し低血圧になりやすいため，離床時の起立性低血圧に注意が必要である．術後2～3日が経過すると，利尿期となりサードスペースから血管内へ水分が戻るため循環血液量が増加する．この時期に食道がん術後患者のような大量輸液患者や心機能や腎機能が低下している患者は，肺水腫や心不全，気道内分泌物の増加による無気肺や肺炎を発症しやすくなるため注意が必要である．

理学療法評価とその解釈

　周術期呼吸理学療法の目的は，術後肺合併症の予防，院内ADLの早期自立，運動耐容能の低下予防である[4]．

1. 術前評価

　術前評価では，術後呼吸器合併症の患者リスク因子や手術内容の情報収集や問診を行い，術後呼吸器合併症のリスクを把握し術前後の理学療法の実施内容や介入頻度の参考にする．表3-19にACP（American College of Physicians）のガイドラインの術後呼吸器合併症の危険因子とオッズ比を一部抜粋して記載する[5]．

1）開始前の評価（カルテ情報収集）

① 年齢．
② 米国麻酔学会術前状態分類（ASA-PS：American Society of Anesthesiologists Physical Status）の評価（表3-20）．

表 3-19 **ACP ガイドラインによる術後呼吸器合併症の危険因子とオッズ比(一部抜粋)**[5]

患者リスク因子	オッズ比
年齢	
50〜59 歳	1.50
60〜69 歳	2.28
70〜79 歳	3.90
≧80 歳	5.63
ASA-PS	
ASA-PS≧II [注]	4.87
胸部レントゲン異常所見の有無	4.81
うっ血性心不全の有無	2.93
不整脈の有無	2.90
ADL の自立度	
ADL 部分介助	1.65
ADL 全介助	2.51
COPD の有無	2.36
併存疾患の有無	1.48
喫煙者	1.40
手術リスク因子	
腹部大動脈瘤手術	6.90
胸部手術	4.24
上腹部手術	2.96
緊急手術	2.52
長時間手術(≧3 時間)	2.26
輸血≧4 単位	1.47

注)オッズ比とは,ある事象の起こりやすさを示す尺度のことである.上記表で説明するとASA-PS≧IIの症例はASA-PS=Iの症例と比較して4.87倍術後呼吸器合併症を発症しやすいということを示す

表 3-20　ASA-PS

米国麻酔学会術前状態分類（ASA Physical Status classification）	
Class I	器質的，生理的，生化学的あるいは精神的な異常がない．手術の対象となる疾患は局在的であって，全身的（系統的）な障害を惹き起こさないもの． 例：鼠径ヘルニアあるいは子宮筋腫などがあるが，他の点では健康な患者．
II	軽度～中程度の系統的な障害がある．その原因としては外科的治療の対象となった疾患または，それ以外の病態生理学的な原因によるもの． 例：AHA（American Heart Association）の心疾患の分類の1および2aに属するもの．軽度糖尿病，本態性高血圧症貧血，極度の肥満，気管支炎（新生児および80歳以上の老人では特に系統的疾患がなくともこのclassに入る）．
III	重症の系統的疾患があるもの．この場合，系統的な障害を起こす原因は何であっても良いしはっきりした障害の程度を決められない場合でも差し支えない． 例：AHAの2bに属するもの．重症糖尿病で血管病変を伴うもの．肺機能の中～高度障害．狭心症またはいったん治癒した心筋梗塞のあるもの．
IV	それによって生命がおびやかされつつあるような高度の系統的疾患があって，手術をしたからといって，その病変を治療できるとは限らないもの． 例：AHAの3に属するもの．肺，肝，腎，内分泌疾患の進行したもの．
V	瀕死の状態の患者で助かる可能性は少ないが，手術をしなければならないもの．
VI	脳死患者．

③ 胸部レントゲン異常所見の有無．
④ うっ血性心不全の有無．
⑤ 不整脈の有無．
⑥ 慢性閉塞性肺疾患（COPD）の有無．
⑦ 併存疾患の有無．

2）問診

① 術前活動量の評価：術後目標の目安となるため，職業の有無や仕事内容，運動習慣を問診する．また，食道がん手術患者では術前

活動量が低下している患者は術後呼吸器合併症を発症しやすい.
② ADL 自立度:術後呼吸器合併症のリスク因子としてだけでなく,術後の目標の目安となる.
③ 喫煙歴:喫煙本数(本/日)と喫煙期間,禁煙期間を聴取する.

3)理学所見
① 理解度:術前説明の理解度を把握し,術後の自己管理が可能な症例であるか評価する.
② 咳嗽力の評価:喀痰喀出が可能であるか評価しておく.
③ 運動耐容能の評価(6 分間歩行試験):術後の目標設定や術前後の効果判定として用いる.

2. 術後評価

術後評価は,安全に理学療法を実施することや患者が管理物や喀痰喀出の自己管理ができる能力があるかを評価する.

1)理学療法介入前の評価
a.手術記録の参照
術式,手術時間,輸液量,輸血量,in out バランスを確認し,表 3-18 の手術リスク因子に該当するか評価する.
b.胸部レントゲン写真
術直後は透過性が低下していることが多いが,術前との比較や術後経過と比較するために確認する.
c.管理物の確認
術後離床時にラインやドレーン類の事故抜去などを防ぐためにあらかじめベッド上やベッド周りの管理物を確認する.

2)問診
a.疼痛評価
安静時痛および体動時痛の評価を行う.その際に,意識レベルや理解力も評価する.
① NRS(主観的数値化スケール):0~10 の 11 段階で痛みの程度を数値であらわす評価方法.

② FRS（表情評価スケール）：痛みの程度を笑っている顔から泣いている顔の6段階であらわし，どの表情に近いかを選択する方法．
③ VAS（視覚的評価スケール）：痛みが0～10の100 mmの直線上のどの位置にあるかあらわす．

3）理学所見
a．表情
鎮静や鎮痛の程度や顔面が蒼白でないか評価する．術後初回離床時に顔面蒼白が出現しやすいため，その際にはすぐに安全の確保とバイタルサインの評価を行う．

b．視診／触診
呼吸数や呼吸様式，胸郭の拡張の左右差（開胸手術時や無気肺の有無など）を評価する．呼吸数の増加や努力呼吸が出現している際には疼痛の程度の評価や喀痰所見の評価を行い，必要に応じて鎮痛薬の使用の提案や排痰練習，呼吸練習を行う．

c．聴診
肺胞音や気道音が正常か異常か評価する．特に術後早期は下肺野の肺胞音が減弱しやすいため下肺野に換気を促すように呼吸指導や離床練習を行う．また連続性ラ音を聴取した際には喀痰貯留による影響を疑い，咳嗽指導などの排痰指導を行う必要がある．

d．咳嗽力
喀痰喀出ができる程度の咳嗽が可能か評価する．咳嗽力が減弱していれば，その要因（創部痛，姿勢など）を評価し，対策を講じる必要がある．

e．筋力評価
起立や歩行が可能な下肢筋力を発揮できるか評価する．

f．肩関節可動域
開胸手術時の際は術側肩関節の可動域を評価し，痛みに応じてROM練習を実施する．

g．動作能力評価
基本動作時の介助量や自立度を評価する．疼痛により動作能力が低下している際には，ベッドのギャッジアップの実施方法

や起き上がり方法の指導を行う．

理学療法治療のポイント

1. 術前

『がんのリハビリテーションガイドライン』[6]では，開胸・開腹術を施行される予定の患者に対して，術前から呼吸リハビリテーションを行うことは，術後呼吸器合併症が減り，術後の入院期間が短縮するので推奨する（推奨グレードB）としている[6]．術前介入の最大の目的は術後呼吸器合併症を予防するための喀痰喀出や早期離床の重要性を理解してもらうことである．また，活動量向上や運動耐容能の向上を目的とした術前からのリハビリの内容や頻度，期間は一定の見解が得られておらず，今後検討が必要になってくるが，自転車エルゴメータや歩行といった有酸素運動を主体に行うことが多い．

1）術前オリエンテーション

周術期呼吸理学療法の目的を理解させる必要がある．喀痰は速やかに喀出することや医師の許可が出れば術後翌日から離床を開始することが重要であることを伝え，信頼関係を築き術後から協力を得られるようにする．また，術後は十分な疼痛管理を行い離床や喀痰喀出を行うため，痛みは我慢せず鎮痛薬の使用の希望を医療従事者へ申し出るように指導することも有効である．

2）呼吸指導，排痰指導

術後呼吸器合併症を予防するために腹式呼吸を主とした呼吸指導や咳嗽やハフィングの排痰指導を行う．インセンティブスパイロメトリーを使用する際は術前より指導を行い，使用方法を理解させておく必要がある．また，理解力のある患者に対しては，呼吸調整，深呼吸，ハフィングを繰り返しながら実施するアクティブサイクル呼吸法（ACBT：Active Cycle Breathing Technique）が喀痰喀出に有効となることが多く，必要に応じて指導する．

3）有酸素運動

術前化学療法や低栄養などで運動耐容能が低下している症例に対しては，可能であれば術前数週間前から運動耐容能の向上を目的として有酸素運動を実施する．

2. 術直後～術後3日前後―術後呼吸器合併症が起きやすい時期

喀痰喀出のための排痰指導や早期離床を積極的に促し術後呼吸器合併症を予防することが主体となる．トイレ歩行が開始されると離床回数や離床時間が増加するため，早期にトイレ歩行を獲得できるようにかかわることが大切である．

1）呼吸指導，排痰指導

術後呼吸器合併症を予防するために，術前で指導した呼吸練習や排痰練習を継続し，気道内分泌物の喀出が必要な症例には積極的に実施する．また，早期離床も気道内分泌物の喀出には有効であるため，呼吸練習や排痰指導と併用して実施することが効果的である．

2）早期離床，ADL練習，自主練習歩行指導

全身状態が安定しており，医師から術後離床を許可されていれば疼痛管理を行ったうえで可及的早期より離床を開始する．早期離床の目的は，肺活量の向上，機能的残気量の向上，咳嗽力の向上によって呼吸器合併症を予防すること，早期にADLを獲得することである．

術後離床時の注意点を下記に示す．
① 各種ラインやドレーン類の事故抜去．
② 起立性低血圧や眩暈，嘔気，冷汗，疼痛などの自覚症状の出現や増悪．

上記のような自覚症状の出現の有無を注意深く観察しながら離床を進め，歩行が可能な状態であれば歩行練習を実施する．歩行中に意識レベルが低下することもあるため，歩行中も絶えず話しかけをしながら患者の反応や表情，冷汗の有無を確認する．

術後の理学療法実施期間は，施設や術式によって異なるが，当院

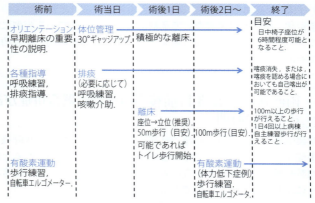

図 3-7　周術期理学療法実施内容と流れ

では開腹術後患者は呼吸状態に問題がなく，1 日 3，4 回病棟自主練習歩行が可能となれば終了を検討しており，術後 3〜5 日程度で終了することが多い（図 3-7）．肺がんや食道がんの開胸術後患者では，労作時の息切れが残存し，運動耐容能が低下している症例が多いため退院まで下記の有酸素運動を継続することが多い．

3）有酸素運動

術前と比較して運動耐容能が低下している症例などに対しては，退院まで歩行練習や自転車エルゴメータを用いた有酸素運動を実施する．当院では病棟や院内で自主的に歩行練習が可能な症例は，週 3〜5 日，最大仕事量の 60〜80％の負荷で自転車エルゴメータを実施することが多い．

3. 術後 3 日目〜改善終了もしくは退院時

呼吸状態が良好で，ADL が自立し，自主的な歩行練習などで入院中の活動量が保たれていれば終了を検討する．前述のように術前と比較し運動耐容能が低下している症例などでは必要に応じて退院まで筋力強化練習や有酸素運動を継続する．

EBM の活用[6]

『がんのリハビリテーションガイドライン』[6]では,開胸・開腹術前からの呼吸リハビリテーションは術後の呼吸合併症が減り,術後の入院期間が短縮する(推奨グレードB)としている.

術後に関しては,開胸・開腹術後に肺を拡張させる手技を含めた呼吸リハビリテーションは術後呼吸器合併症が減少する(推奨グレードA),術後低酸素血症を生じた患者に対して肺機能の改善のために体位ドレージを行うこと有効である(推奨グレードB).術後早期離床や歩行練習を行うことに関しては,考慮してもよいが,十分な科学的根拠はない(推奨グレードC1)としている.しかし,術後に生じる呼吸機能障害に対して早期離床は有効であり,術後回復強化プログラムにおいては積極的に術後離床するように推奨されている.

まとめ

周術期呼吸理学療法の目的は,術後呼吸器合併症を予防し,早期に術前ADLや運動耐容能を獲得することである.そのためには,術後呼吸器合併症のリスク因子や術後に生じる呼吸機能障害を理解し,理学療法を実施する必要がある.具体的には,術前はオリエンテーション,呼吸/排痰指導,必要に応じて運動耐容能の向上を目的とした有酸素運動を実施し,術後は疼痛管理を行ったうえで,呼吸練習を中心とした肺拡張療法の実施,排痰指導,早期離床を安全に実施していく必要がある.

文献

1) Canet J, et al：Postoperative pulmonary complications. *Minerva Anestesiolodica* **76**：138-142, 2010
2) 宮越浩一（編）：がん患者のリハビリテーション―がん治療の原則と stage 分類の意味．メジカルビュー社，pp11-24，2013
3) 肺血栓塞栓症/深部静脈血栓症（静脈血栓塞栓症）予防ガイドライン作成委員会：肺血栓塞栓症/深部静脈血栓症（静脈血栓塞栓症）予防ガイドライン．Medical Front International, 2004
4) 日本呼吸ケアリハビリテーション学会，他：呼吸リハビリテーションマニュアル-運動療法 第2版．pp94-97，照林社，2012
5) Smetana GW, et al：Preoperative pulmonary risk stratification for noncardiothoracic surgery：systematic review for the American College of Physicians. *Ann Intern Med* **144**：581-95, 2006
6) 日本リハビリテーション医学会・がんのリハビリテーションガイドライン策定委員会（編）：がんのリハビリテーションガイドライン．金原出版，2013

✅ チェックリスト

- [ ] 術後呼吸器合併症にはどのような診断名や病態が含まれるか？　☞ P279 へ
- [ ] 手術によって低下する呼吸機能低下を3つ挙げられるか？　☞ P279, 280 へ
- [ ] 周術期に理学療法を実施する目的を挙げられるか？　☞ P283 へ
- [ ] 術後には疼痛が伴うが，具体的な疼痛評価方法を3つ挙げられるか？　☞ P286, 287 へ
- [ ] 術後離床時の注意点を挙げられるか？　☞ P289 へ

one point コラム　インセンティブスパイロメトリーは使用したほうがよいの？

　術後呼吸器合併症を予防するための肺拡張療法の1つとして，インセンティブスパイロメトリー（IS）が使用されることがある．インセンティブスパイロメトリーの有効性に関して，ルーチンで使用を強く支持するエビデンスは乏しい．しかし，患者自身が現状の最大吸気量や目標値を視覚化できることや呼吸練習の動機づけとしては有効と考えるため，当院では肺切除術予定患者と食道切除術予定患者，著しい呼吸機能低下を生じている開腹術予定患者に対しては術前より使用している．

4 気道吸引の方法

気道吸引の定義と目的

　気道吸引とは人工気道を含む気道からカテーテルを用いて機械的に分泌物を除去するための準備，手技の実施，実施後の観察，アセスメントと感染管理を含む一連の流れのことと定義される[1]．気道吸引の目的は，気道の開放性を維持・改善することにより，呼吸仕事量や呼吸困難感を軽減すること，肺胞でのガス交換能を維持・改善することである[1]．

1. 気道吸引の種類

　気道吸引の種類には，吸引（カテーテル挿入）する部位から，気管吸引，口腔吸引，鼻腔吸引に分けられる．

1）気管吸引

　気管切開チューブや挿管チューブから気管内へ吸引カテーテルを挿入する方法で，気管の分泌物を吸引する．気管吸引の際は吸引カテーテルを操作する側の手は滅菌操作が必要で滅菌手袋を装着する．

2）口腔・鼻腔吸引

　口腔・鼻腔からカテーテルを挿入する方法で，口腔，鼻腔，咽頭部の唾液や気管分泌物を除去することを目的とする．気管吸引のような滅菌操作は必要でなく，未滅菌手袋の装着で実施する．
　気管吸引は滅菌操作，口腔・鼻腔吸引は滅菌でなくてもよい．そのため気管吸引を終えた後，口腔・鼻腔吸引を行うことは可能である．しかし，その逆に口腔・鼻腔吸引を行ったカテーテルを気管吸引には用いることはできない．

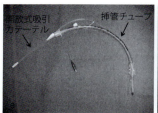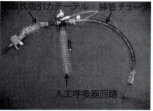

図 3-8　気管吸引の種類
a：開放式吸引，b：閉鎖式吸引

2. 気管吸引の実施方法

気管吸引は実施方法により開放式吸引と閉鎖式吸引とがある．

1）開放式吸引（図 3-8 a）

挿管チューブ（気管切開チューブ）へ吸引カテーテルを挿入するとき，人工呼吸器をチューブから外して行う．

2）閉鎖式吸引（図 3-8 b）

閉鎖式吸引では挿管チューブ（気管切開チューブ）と吸引カテーテル，人工呼吸器の回路が連結しているため回路を開放せずに吸引が可能となる．

医学的治療ポイント（適応と禁忌）

1. 適応

気道内に分泌物などがあることで呼吸仕事量が増加している所見があるときである．具体的には，患者が自身の咳嗽やその他の侵襲性の少ない方法を実施したにもかかわらず，気道内から分泌物を喀出できず，以下のような所見が見られる場合とされる[1)2)]．
① 努力性呼吸が強くなっている．
　・呼吸数増加や呼吸パターンが浅く速くなる．

- ・頸部の呼吸補助筋活動が増加する．
- ・陥没呼吸（鎖骨上部，肋骨間，胸骨下部などの吸気時の内方向への凹み）．
② 視覚的に確認できる（チューブ内や口腔に分泌物が見える）．
③ 胸部聴診：気管から左右主気管支にかけて分泌物の存在を示唆する副雑音〔低音性連続性ラ音：ロンカイ（rhonchi）〕が聴取される．または，呼吸音の減弱が認められる．
④ 気道分泌物により咳嗽が誘発されている場合であり，咳嗽に伴って気道分泌物の存在を疑わせる音が聴こえる（湿性咳嗽）．
⑤ 胸部触診：前胸部を触診し，呼吸とともに振動が感じられる（ラトリング）．
⑥ 誤嚥した場合．
⑦ ガス交換障害がある．SpO_2 モニタで低酸素血症を認める．

また，人工呼吸器を装着している患者においては，

⑧ グラフィック波形のフロー波形にて "のこぎり歯状の波形" が観察されるときに気管内分泌物が貯留しているとされる[3]．

2. 禁忌

気道の確保は生命維持のために求められる処置であるため気道を開通させる気管吸引が禁忌になることは基本的にない．しかし，気管吸引を行うことで生命に危険を及ぼす有害事象や病態の悪化をきたす可能性があるため，注意を払い気管吸引を行う．

以下のような場合は医師監督のもとに，慎重に気管吸引を行うことを推奨する[1]．

- ・低酸素血症：高濃度酸素療法や高い PEEP（呼気終末陽圧）が必要な状態．
- ・出血傾向：DIC（播種性血管内凝固症候群），高度の肝機能障害．
- ・頭蓋内圧亢進：頭蓋内出血，広範囲な脳梗塞，くも膜下出血など．
- ・吸引刺激で病態の悪化しやすい病態：破傷風，気管・気管支の術後，気管支喘息，開心術後など．
- ・感染症では排菌中の結核菌感染症，気道から採取された分泌物から MRSA（メチシリン耐性黄色ブドウ球菌）や多剤耐性病原菌などが検出されているなど．

表 3-21　気管吸引の合併症 (文献 1) より引用)

- 鼻腔・気管支粘膜などの損傷
- 低酸素症・低酸素血症，無気肺
- 循環動態変調：不整脈・心停止・血圧変動など
- 呼吸停止
- 咳嗽による疲労
- 気管支攣縮
- 嘔吐
- 不快感・疼痛
- 肺炎
- 無気肺
- 頭蓋内合併症
- 気胸

また，気道吸引の合併症は，表 3-21 のように挙げられており，各患者の原疾患やその重症度，また併存疾患などを念頭に注意を払う．

評価と解釈

気道吸引は吸引カテーテルを体内へ挿入するので侵襲的な手段となる．そのため気道内分泌物の喀出を行う際は，まず非侵襲的な手段を試みて気道内分泌物の除去が可能かどうかを確認し，気道内分泌物が十分には喀出できない場合に気道吸引を行う．

気道吸引は口腔，鼻腔，咽頭，気管支からの分泌物の回収を目的としている．主気管支より先へのカテーテル挿入は困難であるため，気道吸引の必要性を評価する場合は主に気管や気管チューブ内に分泌物が貯留しているかの所見をとることである．そのため吸引の前に気管まで気道内分泌物を移動させることができるかの評価もあわせて必要とされる．

1. 非侵襲的な手段での気道内分泌物の移動や移動を補助すること

気道吸引を行う前に自力で喀出可能であるかを確認する．また，

1回の気道吸引で回収できるように気道へ喀痰を移動させる.

1) 咳嗽

気管, 気管支レベルまで分泌物が移動した所見がある場合に試みる. 姿勢は座位をとるほうが咳嗽しやすいため, できればベッドアップ45°以上もしくは端座位をとらせて行う.

2) ハフィング

咳嗽が十分に行えない場合, 声帯を開いたまま呼気を強く出す. いわゆる"ハッ, ハッ, ハッ"と短く強く吐き出すように行う.

3) 体位ドレナージ

分泌物が気道まで移動できず, 肺野に貯留している所見がある場合は, 体位を変えることで気道内分泌物を移動させるようにする. 貯留している部位が相対的に上になるような体位をとるようにする.

4) 加温加湿

人工気道（気管切開, 挿管チューブ）を装着している場合, 鼻腔での加温加湿機能が作用しない. 気道内の加温加湿が不十分であると, 気道内分泌物が移動しにくく貯留しやすくなる.

5) 体動, 姿勢

ベッド上で同一姿勢であると気道内分泌物の移動が得られにくいため, ベッドアップをする, また端座位にするなど姿勢を変化させ, できるだけ離床させる姿勢をとるようにする.

治療のポイント

ここでは各種の気道吸引の実施について吸引前, 吸引中, 吸引後の3つに分けて進める. また合併症についても触れ, 治療の際の注意を述べる[1].

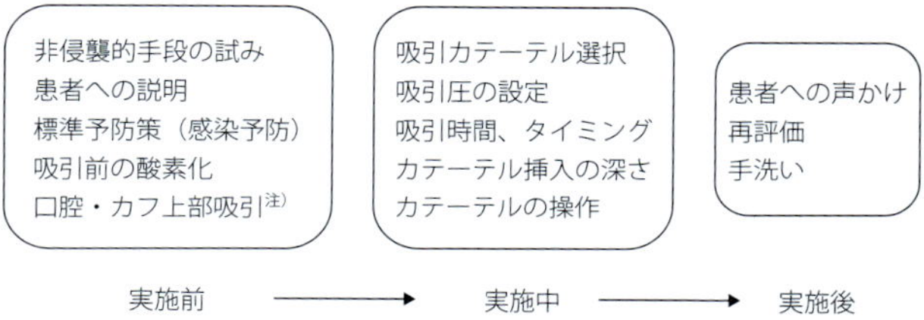

実施前	実施中	実施後
非侵襲的手段の試み 患者への説明 標準予防策（感染予防） 吸引前の酸素化 口腔・カフ上部吸引[注]	吸引カテーテル選択 吸引圧の設定 吸引時間、タイミング カテーテル挿入の深さ カテーテルの操作	患者への声かけ 再評価 手洗い

実施前 → 実施中 → 実施後

図 3-9　基本手技の手順について
手技前から手技を終えるまで患者のアセスメントは継続して行う
注）人工気道を有している患者

1. 吸引の手順（流れ）

気道吸引の種類に限らず，実施前，実施中，実施後に注意すべき事項や患者のアセスメントは継続して行われるべきである（図 3-9）．

1）実施前（吸引カテーテル挿入前）

a．患者の観察

視診，触診，聴診や SpO_2（装着されている場合は心電図など）をモニタリングする．これは吸引の実施前から終了まで継続する．観察ポイントは，吸引によって所見が改善したか？　と副作用は出現していないか？　の2点である．

b．非侵襲的な排痰法の実施

前述したように，気道吸引は侵襲的な処置のため，咳嗽などで喀出可能であるかを試みる．

c．患者への説明

短時間であるが患者にとっては苦痛を伴う手技のため，説明をして協力してもらうように努める．

d．吸引前の酸素化

酸素療法や人工呼吸療法を実施している患者の場合，実施前に吸入気酸素濃度を上げてから行うこともある．

e．感染予防（標準予防策）

患者の体液と接触する恐れがあるので，標準予防策をとって実施する（各患者に特別感染対策の指示がある場合はその指示

を優先する).

2) 実施中（吸引カテーテル挿入中）の注意点[1]

a．吸引圧
吸引圧は最大で 20 kPa（150 mmHg）であり，これを超えないように設定する．吸引圧の設定の確認は接続チューブを完全に閉塞させた状態で行う．

b．挿入の深さ
気管吸引では気管分岐部に達しない程度のカテーテル挿入をする．挿管チューブにはチューブ先端からの距離（cm 表示）があるため，その表示を参考に挿入する．

気管切開チューブでは，気管口から約 10～12 cm で気管チューブの先端になるため，その距離を目安とする．万が一，吸引カテーテルを深く挿入してしまった場合は，カテーテル先端が気管分岐部に"コツ"と当たる．当たった場合はカテーテルを少し引き戻す．

c．吸引の時間
カテーテル挿入時間は，挿入開始から終了までに 15 秒以内で終了するようにする．

d．吸引をかけるタイミング
吸引カテーテルに陰圧をかけるタイミングは，基本的には予定した長さのカテーテルを挿入した後，カテーテルを引いてくるときとし，10 秒以上陰圧をかけないようにする．

e．吸引時の手技（吸引カテーテルをよじる操作）
多孔性カテーテルを使用していることが多いため，指先でよじることでカテーテル周辺の分泌物を吸引することができると考えられている．

3) 実施後

a．患者への声かけ
苦痛を経験した患者に対してのねぎらいの言葉をかけるようにする．

b．終了後は手洗いをする

表 3-22 効果判定のためのアセスメントの内容 (文献 1 より引用)

① 胸部理学所見
　・視診：呼吸数，呼吸様式，胸郭の動き，皮膚の色，表情.
　・触診：振動や胸郭の拡張性.
　・聴診：副雑音の有無.
② 血行動態：心拍数，脈拍数，血圧，心電図.
③ ガス交換所見：SpO_2，動脈血ガス分析の値.
④ 気道内分泌物：色，量，粘性，出血の有無の確認.
⑤ 主観的不快感：呼吸困難の訴えなど.
⑥ 人工呼吸器装着患者では以下を観察する
　・肺メカニクス所見としての気道抵抗.
　・量設定モード使用時：最高気道内圧，最高気道内圧とプラトー圧の差.
　・圧設定モード使用時：換気量.
　・フローボリュームカーブの波形："のこぎり歯状の波形".

c．効果判定とアセスメント

前述のように，実施前から実施後にかけては継続して患者アセスメントが必要である（表 3-22）．気道吸引を必要と判断した症状は消失（改善）しているか？　また，気道吸引を行ったことでむしろ患者の状態を悪化させていないか？　を判断する．

EBM の活用

気道吸引に関する文献は，臨床試験では RCT は少なく，サンプルサイズが小さい．または動物実験に拠るところがあるため，各ガイドラインでは RCT 研究の報告のみではなく，まとめられている傾向がある．

まとめ

・気道吸引の目的は呼吸仕事量の減少，ガス交換改善であり，呼吸仕事量増加所見の観察について精通しておく．

- 気道吸引は侵襲的手法であるため,実施の前は必ず非侵襲的手法を試みる.
- 実施に際しては実施前,実施中,実施後のアセスメントが大切であり,安全に(合併症なく)目的が達成(吸引を必要と判断した所見が改善)したかどうかの確認をする.

文献

1) 日本呼吸療法医学会気管吸引ガイドライン改訂ワーキンググループ:気管吸引ガイドライン 2013(成人で人工気道を有する患者のための). 人工呼吸 **30**:75-91, 2013
2) American Association for Respiratory Care:AARC Clinical Practice Guidelines. Endotracheal suctioning of mechanically ventilated patients with artificial airways 2010. *Respir Care* **55**:758-764, 2010
3) Guglielminotti J, et al:Bedside detection of retained tracheobronchial secretions in patients receiving mechanical ventilation:is it time for tracheal suctioning? *Chest* **118**:1095-1099, 2000
4) Pedersen CM, et al:Endotracheal suctioning of the adult intubated patient-what is the evidence? *Intensive Crit Care Nurs* **25**:21-30, 2009

☑ チェックリスト

- [ ] 気道吸引の主な目的を2つ挙げられるか? ☞ P294 へ
- [ ] 気道吸引にはどのような種類があるか述べられるか? ☞ P294 へ
- [ ] 気道吸引が必要となる所見はどのようなものがあるか? 5つ挙げよ. ☞ P295,296 へ
- [ ] 気道吸引を行う前に非侵襲的な排痰の方法にはどのようなものがあるか? ☞ P297,298 へ
- [ ] 合併症にはどのようなものがあるか? ☞ P296 へ

5 急性心筋梗塞

病態（症状）の特徴

- 急性心筋梗塞：心筋を栄養する冠（状）動脈の閉塞によって，心筋壊死に至る病態．
- 冠動脈閉塞の原因：動脈硬化が起こった血管にて不安定プラークの破綻と同時にマクロファージが多量に産出する組織因子が管腔内に放出され急激な血栓性閉塞をきたす．また，冠攣縮が長時間連続した場合にも原因となる．
- 冠（状）動脈の硬化の原因：冠危険因子（高血圧，糖尿病，喫煙，脂質異常，肥満など）．
- 心筋リモデリング：壊死した心筋は浮腫，細胞浸潤を経て線維組織に置換され，菲薄化する．また一回拍出量を維持するための代償機転として，非梗塞領域の拡大も生じる．梗塞後の心不全，生命予後の規定因子として重要である．

診断と分類

胸痛などの症状に伴い，ST 上昇などの特徴的な心電図変化，クレアチニンキナーゼ（CK），心筋アイソザイム（CK-MB），トロポニンなどの血液データでの異常高値を認める場合に診断される．また心エコーでの冠動脈閉塞部位に一致した壁運動の異常所見，緊急冠（状）動脈造影検査で血栓性閉塞や高度狭窄を認める．重症度分類に Killip 分類[1]がある（表 3-23）．

表 3-23 **Killip 分類：身体所見に基づいた重症度分類**（文献 1 より引用）

クラス I	ポンプ失調なし	肺野にラ音なく，III 音を聴取しない
クラス II	軽度～中等度の心不全	全肺野の 50% 未満の範囲でラ音を聴取，あるいは III 音を聴取する
クラス III	重症心不全 肺水腫	全肺野の 50% 以上の範囲でラ音を聴取する
クラス IV	心原性ショック	血圧 90 mmHg 未満，尿量減少，チアノーゼ，冷たく湿った皮膚，意識障害を伴う

医学的治療ポイント

1. 薬物療法

抗血小板療法・左室リモデリング抑制に対し β 遮断薬・アンジオテンシン変換酵素阻害薬（ACE 阻害薬）・アンジオテンシン受容体拮抗薬（ARB）が使用される．高血圧，脂質異常症，糖尿病などに対しては，冠（状）動脈リスクファクターの病態に応じて内服投与される．

2. 経皮的冠（状）動脈形成術（PCI：Percutaneous Coronary Intervention）

冠動脈カテーテルを使用して冠動脈の閉塞部や狭窄部を拡張する治療法である．

3. 冠（状）動脈バイパス手術（CABG：Coronary Artery Bypass Grafting）

開胸し，狭窄，閉塞した冠動脈に別の血管でバイパスをつくり，血流の少ない血管に血液を通す治療法である．

表 3-24　心疾患患者に対する運動療法の禁忌（文献2）より引用）

絶対的禁忌	・不安定狭心症または閾値の低い〔2 METs（平地ゆっくり歩行）以下で誘発される〕心筋虚血. ・コントロールされていない不整脈（心室細動，持続性心室頻拍など）. ・非代償性（体液量がコントロールされていない）心不全. ・重症かつ症候性の弁狭窄症，弁逆流症，先天性心疾患，左室流出路狭窄. ・活動性の心筋炎，心膜炎. ・急性全身性疾患または発熱. ・運動療法が禁忌となるその他の疾患（中等症以上の大動脈瘤，重症高血圧，血栓性静脈炎，2週間以内の塞栓症，重篤な他臓器障害など）.
相対的禁忌	・急性心筋梗塞発症9日以内で心破裂のリスクが高い例（ST上昇が持続または再上昇を示す例，心嚢液が進行性に増加する例）. ・運動により収縮期血圧が低下する例. ・中等症の弁狭窄症または左室流出路狭窄. ・運動誘発性の中等症不整脈（非持続性心室頻拍，頻脈性心房細動など）. ・高度房室ブロック. ・運動による自覚症状の悪化（疲労，めまい，発汗多量，呼吸困難など）.

心破裂リスクの高い急性心筋梗塞例では，発症9日目までは血圧上昇を伴う積極的な運動療法は控えることが望ましい

理学療法評価とその解釈

まずは，その症例が介入可能な状態なのか，運動療法の禁忌を確認する必要がある（**表 3-24**）.

1. 介入前チェック

1）冠（状）動脈造影検査

どこが責任病変か，残存病変がある場合は症状再発のリスクあり.

2）採血データ

CK, CK-MB は心筋の壊死により血中に流出した血清酵素. 最大値により梗塞の大きさを推定できる. CK 値, 全身状態に応じてクリニカルパスが選択されることが多い. カリウム異常は重篤な不整脈が出やすい状態である.

3）心エコー

局所壁運動異常は虚血範囲や責任冠動脈を推測できる. 左室自由壁破裂, 心嚢液貯留, 心室中隔穿孔, 乳頭筋機能不全・断裂により, 心不全, 心原性ショックのリスクが考えられる. 左室駆出率（Ejection Fraction：EF）低下例には, 運動により心不全症状や危険な不整脈が出現するリスクを有する症例が多い.

4）冠危険因子

動脈硬化のリスクを把握しておく.

5）既往歴

整形・中枢疾患などの既往歴を知ることで, 目標とする ADL, また運動負荷量の調整などを検討する.

6）合併症

心不全がいったん発症すると病状が急速に悪化するため, 安静および早急な治療が必要となる.

急性期に心不全を合併した症例では再燃のリスクが高く, 運動負荷による心不全増悪も懸念されるため, 理学療法では慎重な対応が必要である.

2. 診療中モニタリング

急性期心筋梗塞に対する急性期リハビリテーション負荷試験時の判定基準（表 3-25）該当時は運動を休止, 中止する. 中止時は意識レベル確認, 安静座位か臥位で血圧測定し, 随伴症状を伴えば下肢挙上し経過観察, 医師に報告する. 患者急変時は BLS（Basic Life Support；一次救命処置）を実施する.

表 3-25 負荷試験時の急性心筋梗塞に対する急性期リハビリテーション判定基準 (文献 2) より引用)

1. 胸痛, 呼吸困難, 動悸などの自覚症状が出現しないこと.
2. 心拍数が 120 拍以上にならないこと, または 40 拍以上増加しないこと.
3. 危険な不整脈が出現しないこと.
4. 心電図上 1 mm 以上の虚血性 ST 低下, または著明な ST 上昇がないこと.
5. 室内トイレ使用時までは 20 mmHg 以上の収縮期血圧の上昇・低下がないこと (ただし 2 週間以上経過した場合は血圧に関する基準は設けない).

負荷試験に不合格の場合は, 薬物追加などの対策をした後, 翌日に再度同じ負荷試験を行う.

1) 症状

胸痛, 胸部圧迫感などの有症状の場合が多いが, 高齢者, 痛覚伝導路の機能障害, 糖尿病による痛覚の閾値上昇の場合に無症候性心筋虚血も認められるため, 胸部症状だけに頼らず, バイタル, 心電図などのモニタリングが必要である.

2) 血圧

心負荷の増加が心破裂のリスクを高めたり梗塞部のリモデリングを促進する可能性があるため, 過度の血圧上昇は避けるべきである. また運動負荷の増大に伴い血圧が低下する場合は, 心臓のポンプ機能不全により心拍出量が限界に達している可能性があり運動中止が必要である. 運動後の急激な血圧低下, めまいやふらつきが生じる場合もある. 徐々に運動強度を下げて運動を終了することが予防につながる.

3) 心電図

心筋虚血は心電図の ST 部分にあらわれるため, 通常は ST 変化があらわれやすい CM5 誘導や CC5 誘導を選択する. モニター心電図は心筋虚血に対する感度は低いため, ST 変化が認められなくても症状などから心筋虚血が疑われる場合には, 運動を中止し, できるだけ早く 12 誘導心電図を記録する.

心房細動では目標心拍数は参考値となる. 運動時の平均心拍数が 140 回/分以上を持続する場合は, 運動を一時中止し, 医師に報告し

表 3-26 **Lown 分類**(文献 3) より引用)

0	心室期外収縮なし
I	散発性心室期外収縮
II	多発性心室期外収縮(>1 個/分または>30 個/時間)
III	多源性心室期外収縮
IV	連発する心室期外収縮 　a　2 連発 　b　3 連発以上
V	早期心室期外収縮(R on T 型)

判断を仰ぐ.心房粗動も 140 拍以上の場合(2:1)は休止も選択枝となる.心室性期外収縮は Lown 分類(表 3-26)にて判断する.発症後早期では IVa 以下でもリスクの高い場合は多い.運動により明らかに心室期外性収縮が増加する場合には運動をいったん中止し,医師に報告し判断を仰ぐ.

理学療法治療ポイント

1. 急性期(第 I 相)

梗塞範囲や心機能の程度,合併症の有無などを把握し,リスクに応じたリハビリテーションを行い,退院に向け ADL を拡大することにある.過剰な安静臥床はデコンディショニングの原因になるため,必要最小限にとどめるべきである.クリニカルパスが診療の質の向上に有効とされている[4].パスを用い,立位,歩行負荷試験をすすめる(クラス I,エビデンスレベル C).しかし,血行動態が不安定な症例,心筋虚血の症状・所見が認められる症例,合併症のある症例,もともと身体機能が低くパスにのらない逸脱症例は医師に安静度,負荷量を確認し個別に介入する.また早期に二次予防に向けた教育を開始する(表 3-27).

表3-27 亀田メディカルセンターの急性心筋梗塞のパス（1週間）

日時	入院当日	2日目	3日目	4日目	5日目	6日目	7日目
内服							
	看護師管理			1日本人管理	本人管理		
安静度	CKピークアウト前：ベッド上安静、ピークアウト後：ベッド上安静、包交後：ベッド上フリー。*上肢の場合はピークアウト後ベッド上フリー	室内フリー	トイレ歩行（大部屋）、室内フリー（個室）	棟内フリー、リハビリ後歩行練習1日3回	心リハ室でリハビリ可	院内フリー	退院
リハビリ		立位1分	50 m歩行	200 m歩行、歩行自主練習	心リハ室でリハビリ可	心肺運動負荷試験、試験不可例は入浴負荷	
排泄	尿カテ、ベッド上で排便	ポータブル（大部屋）、室内トイレ（個室）	棟内トイレ（大部屋）、室内トイレ（個室）				
清拭	ベッド上清拭	室内洗面台（個室）、清拭、洗髪可	室内洗面台（個室）、清拭	棟内洗面台（大部屋）、清拭	清拭	シャワーまたは入浴	
説明	病状・治療検査説明（医師）、安静度説明（看護師）	CCUカンファで情報共有（全員）、患者情報収集・栄養指導・体重測定・薬剤指導の日程調整（看護師）、ソーシャルワーカー介入検討	理解度チェック（1）（看護師）、理学療法士介入開始、栄養指導1、薬剤指導1	身長測定	理解度チェック（2）	心リハDVD、栄養指導2、薬剤指導2	理解度チェック（3）

2. 回復期（第Ⅱ相）

心肺運動負荷試験にもとづいて医師が策定した運動処方に基づき，再発予防，日常生活獲得，復職，運動耐容能向上目的に運動を実施する．

在院日数が短縮傾向であり，入院中だけでは十分な運動，教育の時間が確保できなくなってきている．また長期予後改善のエビデンスはすべて退院後の外来心リハビリテーションによるものであるため，退院後も引き続き回復期リハビリテーションにつなげ，継続する必要がある[2]（クラスⅠ，エビデンスレベル A）．外来通院にてリハビリテーションを継続し，心肺運動負荷試験を定期的に行い，効果判定，運動処方の再策定を行う．

3. 維持期（第Ⅲ相）

心臓リハビリテーションは，再発予防が目的でもあり，自宅でも継続して生涯にわたり続けられるよう，支援，指導を行う．

4. 負荷試験後の運動療法

1）ウォーミングアップ

トータルで少なくとも 10 分以上行うこと，静的なストレッチングと動的なストレッチングを適宜組み合わせること，静的なストレッチングは一つの動作を 15〜60 秒行うこと，伸ばす程度は「気持ち良い」と感じるくらいが望ましいことなどが薦められている[5]．

2）有酸素運動

心肺運動負荷試験（CPET：Cardiopulmonary Exercise Test）の結果に基づき実施．嫌気性代謝閾値（AT：Anaerobic Threshold）レベルで，最大酸素摂取量の 40〜60％，最大心拍数の 55〜69％，心拍数予備能の 40〜60％（Karvonen 法の $\kappa=0.4〜0.6$）が用いられる．AT 時の心拍数が目標心拍数，また Borg 指数 11〜13 と自覚症状による指標も推奨されている[6]．（クラスⅠ，エビデンスレベル A）

3）レジスタンストレーニング

上肢運動は1RMの30〜40%，下肢運動では50〜60%の負荷と上肢で軽度の負荷を処方することが薦められている．Borg指数では11〜13とする．反復回数は10〜15回，同一種目を2〜4セット，頻度は週2〜3日．Valsalva効果を避けるために，息こらえをしないよう注意する．

多職種との協働

運動療法単独だけではなく，生活指導，禁煙，カウンセリング，栄養指導などの多職種がかかわる包括的なリハビリテーションを行うことで予後改善効果が認められた，との報告がある[7]．

EBMの活用

ST上昇型急性心筋梗塞後に心臓リハビリテーションを実施することはクラスI，エビデンスレベルAとして推奨されている[2]．

まとめ

・病態を知り，リスク管理を行う．
・急性期ではパスに沿ってリハビリを行う．
・長期予後改善のために回復期のリハビリ継続に努める．

文献

1) Killip T, Kimball JT：Treatment of myocardial infarction in a coronary care unit：A two year experience with 250 patients. *Am J Cardiol* **20**：4, 1967
2) 循環器病の診断と治療に関するガイドライン．ST上昇型急性心筋梗塞の診療に関するガイドライン（2013年改訂版）．（2015年3月閲覧）
3) Lown B, Wolf M：Approaches to sudden death from coronary heart disease. *Circulation* **44**：130, 1971
4) Cannon CP, et al：Critical pathways for management of patients with acute

coronary syndromes: an assessment by the National Heart Attack Alert Program. *Am HeartJ* **143**: 777-789, 2002
5) American Colledge of Sports Medicine, ACSM`s guidelines, for exercise testing and prescription. Eight editions, Lippmcott Wiliams & Wilins, p157, 2009
6) Fletcher GF, et al: Exercise standards for testing and training: a statement for healthcare professionals from the American Heart Association. *Circulation* **104**: 1694-1740, 2001
7) Dinnes J, et al: Cardiacrehabilitation. *Quality in Health Care* **8**: 65-71, 1999

✅ チェックリスト

- [ ] 急性心筋梗塞の病態を述べよ.　　　　　　　　　☞ P303 へ
- [ ] 急性心筋梗塞の診断はどのように行われるか.　　☞ P303 へ
- [ ] 急性心筋梗塞の治療にはどのようなものがあるか.　☞ P304 へ
- [ ] 急性心筋梗塞の理学療法において，介入前にチェックすべき項目は何か.　　☞ P305 へ
- [ ] 急性心筋梗塞の理学療法において，診療中にモニタリングすべき項目は何か.　　☞ P306 へ
- [ ] 急性心筋梗塞の病期と，それぞれの理学療法治療のポイントは何か.　　☞ P308 へ
- [ ] 急性心筋梗塞に対する有酸素運動の負荷量は，どのような基準で決定されるか.　　☞ P310 へ

● one point コラム　人工腱索を使用した僧帽弁形成術後のリハビリについて

人工腱索を用いた僧帽弁形成術後においては，リハビリを実施する際の血圧制限や心肺運動負荷試験の実施時期について制限を設ける場合がある．この判断は施設間や外科医によって異なるためリハビリ介入前に確認されたい．

6 心臓血管外科術後

　心臓血管外科術後においてリハビリが必要になる病態は主に3つに分類される.

冠動脈疾患

1. 病態（症状）の特徴

　冠動脈疾患（CAD：Coronary Artery Disease）は主に狭心症と心筋梗塞とに大きく分けられる. これらの病態はアテローム性動脈硬化や血管攣縮により冠動脈が狭窄, あるいは閉塞することで発症する. 狭心症では冠動脈が狭窄することでその灌流域の心筋が一過性に虚血となり, 狭心痛や胸部圧迫感などを呈する. 一方, 心筋梗塞では冠動脈の狭窄, 閉塞のため心筋が虚血状態から壊死に陥り, 不可逆的障害となる. 冠動脈疾患に対しカテーテル治療や薬剤治療などの内科的治療が困難と判断された場合や複雑な冠動脈病変をもっている場合は外科的加療の対象となる.

2. 医学的治療ポイント

　冠動脈バイパス術（CABG：Coronary Artery Bypass Grafting）は人工心肺を使用する冠動脈バイパス術（on pump CABG）と人工心肺を使用しない冠動脈バイパス術（off pump CABG：OPCAB）とに大別される. また, 人工心肺を使用する on pump CABG には心停止下で実施する術式と心拍動下で実施する術式（on pump beating CABG）がある. OPCAB は体外循環を使用しないため侵襲度が低く, 脳梗塞などの合併症も少ないとされている. 現在, OPCAB は国内で実施されている冠動脈バイパス術の約65％を占めている[1].

心臓弁膜症

1. 病態（症状）の特徴

　心臓には4つの弁（三尖弁，肺動脈弁，僧帽弁，大動脈弁）があり，血液の逆流を防止している．これらの弁がなんらかの原因によって狭窄や閉鎖不全を起こし，血液の流入障害や逆流をきたした状態を心臓弁膜症（以下，弁膜症）という．弁膜症は進行すると心不全，心房細動などの不整脈，血栓閉塞症などの誘因となる．一般的に心臓超音波検査において中等度以上の弁膜症と診断され，薬物療法などの内科的加療に限界があると判断された場合，あるいは自覚症状があり日常生活が高度に障害された場合は外科的加療の対象となる．心臓弁膜症に関する手術適応の詳細については日本循環器学会のガイドラインを参照されたい．

2. 医学的治療ポイント

1) 人工弁置換術

　罹患した弁を人工弁に置き換える術式．使用する人工弁には機械弁と生体弁がある．機械弁は生体弁より耐久性に優れているが，術後の抗凝固療法が必須となる．一方，生体弁は不整脈を伴わない場合は長期の抗凝固療法は不要となるが，機械弁と比較し耐久性に乏しく長期的に再手術のリスクが伴う．また人工弁には細菌感染の危険性もあり術後注意が必要となる．

　代表的な弁置換術には以下のものがある．
・大動脈弁置換術（AVR：Aortic Valve Replacement）
・僧帽弁置換術（MVR：Mitral Valve Replacement）

2) 弁形成術

　罹患した弁を修復・形成し自己弁を温存する術式．不整脈を伴わない場合，術後の長期的な抗凝固療法は不要であり，感染症のリスクも少ないとされている．僧帽弁閉鎖不全における弁形成術は急性期および長期治療成績ともに弁置換術より優れていることが広く認

知されており[2)3)],現在では病因にかかわらず適応があれば僧帽弁形成術が第一選択となっている.以下に代表的な弁形成術を挙げる.
・大動脈弁形成術(AVP:Aortic Valve Plasty)
・僧帽弁形成術(MVP:Mitral Valve Plasty)
・三尖弁輪縫縮術(TAP:Tricuspid Annuloplasty)

3)カテーテルを用いた治療法

①経皮的大動脈弁形成術(PTAV:Percutaneous Transluminal Aortic Valvuloplasty):経皮的に血管内に進めたバルーン・カテーテルによって狭窄している大動脈弁口を広げ,症状の軽減を図る術式.

②経カテーテル大動脈弁植え込み術(TAVI:Transcatheter Aortic Valve Implantation):カテーテルを用いて人工弁を大動脈弁位に留置する術式.重症の大動脈弁狭窄症があるにもかかわらず高齢やハイリスクのために大動脈弁置換術の適応とならなかった症例に適用される[4)].

大動脈疾患

1. 大動脈解離

1)病態(症状)の特徴

大動脈解離(Aortic Dissection)とは大動脈壁が中膜のレベルで二層に剥離し,動脈走行に沿ってある長さをもち二腔になった状態と定義されている.急性大動脈解離の発症のピークは男女とも70歳代とされ,激しい胸背部痛とともに発症する場合が多い.上行大動脈に解離が及ぶStanford A型解離は致死率が高く予後不良とされ,緊急手術の適応となる.上行大動脈に解離が及んでいないStanford B型解離は内科的降圧療法が第一選択とされるが,合併症を有する症例については外科的加療の対象となる.発症から2週間以上が経過し,状態が安定した慢性期の大動脈解離は予後が良好で,Stanford分類のいかんを問わず内科的加療が優先される.

2）医学的治療のポイント

Stanford A 型解離に対する外科的加療には主に 2 つの手術が挙げられる．

①開胸人工血管置換術：真腔から偽腔へ血液が流入する部位（エントリー）を含む大動脈を人工血管に置き換えるのが原則である．エントリーが下行大動脈に存在する逆行性 A 型解離に対する人工血管置換術では，エントリーが置換部に含まれない場合もある．A 型解離に対する人工血管置換術では上行大動脈置換術，あるいは上行弓部大動脈置換術が一般的である．

②カテーテル治療（ステントグラフト内挿術）：逆行性 A 型解離症例に対してはステントグラフトを用いたカテーテル治療が選択される場合がある．

2. 大動脈瘤

1）病態（症状）の特徴

大動脈瘤（Aortic Aneurysm）とは大動脈の一部の壁が全周性，または局所性に（径）拡大または突出した状態と定義されている．大動脈瘤は壁の性状により真性，仮性，解離性に大別され，真性大動脈瘤は形状により紡錘状と囊状に分類される．大動脈瘤の多くは無症候性であるが，胸部大動脈瘤では嗄声や嚥下困難感といった症状が，腹部大動脈瘤では腹部膨満感，便秘，腹痛などの症状が見られることがある．また腹部拍動性腫瘤を触知されるケースもある．

2）医学的治療ポイント

破裂の可能性が高い瘤については外科的治療を優先する．手術適応としては胸部大動脈瘤では瘤径が 60 mm 以上，腹部大動脈瘤では瘤径 50 mm 以上とされている[5]．

理学療法治療のポイント

1. 術前オリエンテーション

　術前のオリエンテーションは術後のリハビリを円滑に進めるうえで重要な介入といえる．術後のリハビリの目的や内容，予定されるリハビリスケジュールなどの説明をはじめ，患者の術前の運動機能やADL能力を評価する良い機会となる．術前から患者と十分にコミュニケーションを取ることで，術後のリハビリ導入がスムーズになされる場合が多く，術前オリエンテーションの導入が推奨される．

2. 心臓外科術後のリハビリテーション

　心臓外科術後は安静臥床に伴う廃用症候群や各種合併症を予防するため，循環動態などのリスク管理を実施しつつ可及的速やかに離床を進めることが望ましい．早期にリハビリが実施されることによる合併症の低下や在院日数の短縮が報告されている[6]．

　リハビリのスケジュールについてはクリニカルパスを作成し，その進行を管理する施設が多い．また，手術の低侵襲化や術後管理の進歩とともにより速いペースで実施されるプログラム内容が多くなっている．離床開始後はステップアップ方式で段階的に歩行距離を延長し，運動負荷を増加させるのが一般的である．術後，どのタイミングで離床を開始し，どのようなスケジュールでリハビリを進めていくかについては施設間や医師によりプログラムが若干異なるため介入前に確認されたい．

　「心血管疾患におけるリハビリテーションに関するガイドライン(2012年改訂版)」で紹介されている心臓外科術後の各種基準とリハビリプログラムを表3-28～30に示す[7]．

　亀田メディカルセンターにおいてもほぼ同様の基準でリハビリを進めているが，術後1日目の歩行距離については患者の術前の運動機能やADL能力に応じ50～200mで調整している．またノルアドレナリンやカテコラミン製剤が使用されていても投与量や患者の状態により，医師に確認のうえ離床を進めている．スワンガンツカテー

表 3-28 心臓外科術後の離床開始基準（以下の内容が否定できれば離床が開始できる）

1. 低（心）拍出量症候群（Low Output Syndrome：LOS）により
   ① 人工呼吸器，IABP，PCPS などの生命維持装置が装着されている．
   ② ノルアドレナリンやカテコラミン製剤など強心薬が大量に投与されている．
   ③ （強心薬が投与されていても）収縮期血圧が 80～90 mmHg 以下．
   ④ 四肢冷感，チアノーゼを認める．
   ⑤ 代謝性アシドーシス．
   ⑥ 尿量：時間尿が 0.5～1.0 ml/kg/hr 以下が 2 時間以上続いている．
2. スワンガンツカテーテルが挿入されている．
3. 安静時心拍数が 120 bpm 以上．
4. 血圧が不安定（体位交換だけでも低血圧症状が出現する）．
5. 血行動態の安定しない不整脈（新たに発生した心房細動，Lown IVb 以上の PVC）．
6. 安静時に呼吸困難や頻呼吸がある（呼吸回数 30 回/分未満）．
7. 術後出血傾向が継続している．

循環器病の診断と治療に関するガイドライン：心血管疾患におけるリハビリテーションに関するガイドライン（2012 年改訂版）．http://www.j-circ.or.jp/guideline/pdf/JCS2012_nohara_h.pdf（2015 年 3 月閲覧）

表 3-29 心臓外科手術後のリハビリテーション進行表の例（日本の複数の施設を参考）

ステージ	実施日	運動内容	病棟リハビリ	排泄	その他
0	/	手足の自他動運動，受動座位，呼吸練習	手足の自他動運動，呼吸練習	ベッド上	嚥下障害の確認
I	/	端座位	端座位 10 分× 回	ベッド上	
II	/	立位，足踏み（体重測定）	立位・足踏み× 回	ポータブル	
III	/	室内歩行	室内歩行× 回	室内トイレ可	室内フリー
IV-1	/	病棟内歩行（100 m）	100 m 歩行× 回	病棟内トイレ可	棟内フリー
IV-2	/	病棟内歩行（200～500 m）	200～500 m 歩行× 回	院内トイレ可	院内フリー 運動負荷試験
V	/	階段昇降（1 階分）	運動療法室へ		有酸素運動を中心とした運動療法

循環器病の診断と治療に関するガイドライン：心血管疾患におけるリハビリテーションに関するガイドライン（2012 年改訂版）．http://www.j-circ.or.jp/guideline/pdf/JCS2012_nohara_h.pdf（2015 年 3 月閲覧）

表 3-30　運動負荷試験の判定基準(ステップアップの基準)

1. 胸痛,強い息切れ,強い疲労感(Borg 指数>13),めまい,ふらつき,下肢痛がない
2. 他覚的にチアノーゼ,顔面蒼白,冷汗が認められない
3. 頻呼吸(30 回/分以上)を認めない
4. 運動による不整脈の増加や心房細動へのリズム変化がない
5. 運動による虚血性心電図変化がない
6. 運動による過度の血圧変化がない
7. 運動で心拍数が 30 bpm 以上増加しない
8. 運動により酸素飽和度が 90%以下に低下しない

循環器病の診断と治療に関するガイドライン:心血管疾患におけるリハビリテーションに関するガイドライン(2012 年改訂版).http://www.j-circ.or.jp/guideline/pdf/JCS2012_nohara_h.pdf(2015 年 3 月閲覧)

表 3-31　亀田メディカル・センターにおける心臓血管外科術後リハビリテーションプログラム

	術前 1-2 日	術当日	術後 1 日目	術後 2 日目	術後 3 日目	術後 4 日目	術後 5 日目	術後 6 日目	術後 7 日目	術後 8 日目
プログラム 1	術前評価・指導		50 m 歩行	100 m 歩行	200 m 歩行	300 m 歩行	400 m 歩行	CPET 可	運動指導	退院可能
安静度	制限なし	ベッド上安静	ラウンジまで許可	*病棟内制限なし				院内制限なし		
プログラム 2	術前評価・指導		100 m 歩行	200 m 歩行	300 m 歩行	400 m 歩行	CPET 可	運動指導	退院可能	
安静度	制限なし	ベッド上安静	*病棟内制限なし				院内制限なし			
プログラム 3	術前評価・指導		200 m 歩行	300 m 歩行	400 m 歩行	CPET 可	運動指導	退院可能		
安静度	制限なし	ベッド上安静	*病棟内制限なし				院内制限なし			

術後 1 日目の歩行距離は患者の術前運動機能や ADL 能力によって 50〜200 m で調整する.プログラム 1 は術後 1 日目に 50 m 歩行を実施した場合,プログラム 2 は術後 1 日目に 100 m まで,プログラム 3 は 200 m まで実施した場合のリハビリプログラムとなる.それぞれ術後 2 日目よりステップアップ方式で歩行距離の延長を図る

*:連続歩行距離はリハビリで実施している距離内とする

表 3-32 大血管術後のプログラム進行基準例

血圧		残存解離なし SBP≦160 mmHg	残存解離あり SBP≦140 mmHg	胸部下行動脈瘤 SBP≦140 mmHg
ステージ	I	1 病後日から	7 病後日まで	3 病後日まで
	II	2 病後日から	14 病後日まで	3 病後日から
	III	3 病後日から	14 病後日から 残存偽空血栓化を 評価しながら	5 病後日から 酸素化を 評価しながら
	IV	4 病後日から		
	V	5 病後日から		
	VI	6 病後日から	21 病後日から	10 病後日から
	VII	7 病後日から		

SBP：収縮期血圧
循環器病の診断と治療に関するガイドライン：心血管疾患におけるリハビリテーションに関するガイドライン（2012年改訂版）. http://www.j-circ.or.jp/guideline/pdf/JCS2012_nohara_h.pdf（2015年3月閲覧）

テルが挿入されている場合も立位・足踏みまで実施している．**表 3-31** に亀田メディカルセンターにおける心臓外科術後プログラムを示す．

患者の高齢化に伴い，術後のプログラムを用いたリハビリの実施が困難な症例も数多く見受けられる．そのような場合は術後プログラム逸脱例として ADL 能力向上を目的としたリハビリの実施が必要とされる．

3. 大血管術後のリハビリテーション

心臓外科術後のリハビリと同様，安静臥床に伴う廃用症候群や各種合併症を予防する目的で実施される．胸部大動脈疾患術後の早期リハビリの安全性や効果については明確にはなっておらず[5]，リハビリプログラムを作成し積極的に行っている施設は少ないとされている．

表 3-32, 33 に『心血管疾患におけるリハビリテーションに関するガイドライン（2012年改訂版）』に掲載されている胸部大動脈疾患術後のリハビリプログラムの進行基準例と中止基準を示す[7]．同ガイドラインでは血圧管理についても言及されており，術後の至適血

表 3-33 大血管疾患リハビリテーション進行の中止基準

1. 炎症
   - 発熱 37.5℃以上
   - 炎症所見（CRP の急性増悪期）
2. 不整脈
   - 重症不整脈の出現
   - 頻脈性心房細動の場合は医師と相談する
3. 貧血
   - Hb 8.0 g/dL 以下への急性増悪
   - 無輸血手術の場合は Hb 7.0 g/dL 台であれば医師と相談する
4. 酸素化
   - SpO2 の低下（酸素吸入中も 92%以下，運動誘発性低下 4%以上）
5. 血圧
   - 離床期には安静時収縮期血圧 100 mmHg 以下，140 mmHg 以上
   - 離床時の収縮期血圧の 30 mmHg 以上の低下
   - 運動前収縮期血圧 100 mmHg 以下，160 mmHg 以上
6. 虚血性心電図変化，心拍数 120 bpm 以上

循環器病の診断と治療に関するガイドライン：心血管疾患におけるリハビリテーションに関するガイドライン（2012 年改訂版）．http://www.j-circ.or.jp/guideline/pdf/JCS2012_nohara_h.pdf（2015 年 3 月閲覧）

表 3-34 腹部大動脈瘤術後のリハビリテーションプログラム例（済生会熊本病院心臓血管センター）

ステージ	術後	安静度	食事	活動	排泄・清拭
1	術後当日	他動 30°	絶飲食	ベッド上	全身清拭
2	術翌日，1 日	端座位	飲水可	ポータブルトイレ	全身清拭
3	2 日	歩行練習	全粥食	病棟トイレ	全身清拭
4	3～4 日	歩行練習	常食	病棟トイレ	下半身シャワー
5	5～10 日	運動療法（エルゴメータなど）	常食	病院内	入浴
				退院	

循環器病の診断と治療に関するガイドライン：心血管疾患におけるリハビリテーションに関するガイドライン（2012 年改訂版）．http://www.j-circ.or.jp/guideline/pdf/JCS2012_nohara_h.pdf（2015 年 3 月閲覧）

表 3-35 **目標となる血圧，心拍数**（文献 5）より引用）

血圧	心拍数
安静時：収縮期血圧 110 mmHg 以下	安静時：70 回/分
運動時：収縮期血圧 140 mmHg 以下	運動時：90 回/分

圧は術後の尿量維持と脳血流維持に配慮したうえで，なるべく低血圧を維持するとされている．ADL の拡大とともに目標血圧は若干変更するが，基本的には収縮期血圧は 130 mmHg 以下に維持することが推奨されている．

腹部大動脈瘤の手術は胸部大動脈と比較し，手術侵襲が低いため術後早期からのリハビリが可能である．しかしながら腹部大動脈瘤術後のリハビリについてもエビデンスが少なく施設間でプログラム内容が多少異なる[5]．表 3-34 に『心血管疾患におけるリハビリテーションに関するガイドライン（2012 年改訂版）』で紹介されている済生会熊本病院心臓血管外科センターのリハビリプログラムを示す[7]．

ステントグラフトによる治療後は多くの場合，術後翌日より歩行が可能となる．同治療後のリハビリにおいて最も重要なリスク管理は循環動態の監視である．動脈瘤患者においては主に血圧を，大動脈解離患者においては血圧と心拍数のモニタリングが必要となる[5]．表 3-35 に目標となる血圧，心拍数を示す．

EBM の活用

前述してきた「心血管疾患におけるリハビリテーションに関するガイドライン（2012 年改訂版）」では，心臓血管外科術後リハビリテーションの EBM を以下のように述べている[7]．

1. クラス I

・冠動脈バイパス術後患者への自覚症状と運動耐容能の改善および冠危険因子の是正に有効であるため推奨される（エビデンスレベ

ル A).
- 弁膜症術後患者の自覚症状および運動耐容能の改善を目的とした運動療法の実施は推奨される（エビデンスレベル A）.

2. クラス II

- 心臓外科手術後は可及的早期に離床を進めることは妥当である（エビデンスレベル B）.

まとめ

- 心臓血管外科術後リハビリが必要になる病態には，冠動脈疾患，心臓弁膜症，大動脈疾患の 3 つがある.
- 心臓外科術後のリハビリの目的は，廃用症候群や各種合併症の予防であり，循環動態などのリスク管理を実施しつつ，可及的速やかに離床を進めることが望ましい.
- 心臓外科後のリハビリでは，クリニカルパスを作成し，各種基準に従い，その進行を管理する施設が多い.

文献

1) 日本冠動脈外科学会：冠動脈外科全国アンケート調査結果 2013 年. http://www.jacas.org/enquete/2013.html
2) Enriquez-Sarano M, et al：Valve repair improves the outcome of surgery for mitral regurgitation：a multivariate analysis. *Circulation* **91**：1022-1028, 1995
3) Grossi EA, et al：Valve repair versus replacement for mitral insufficiency：when is a mechanical valve still indicated ?. *J Thorac Cardiovasc Surg* **115**：389-396, 1998
4) Salinas P, et al：Transcatheter aortic valve implantation：Current status and future. *World J cardiol* **3**：177-185, 2011
5) 牧田　茂，他：大動脈疾患のリハビリテーション：オーバービュー. 臨床リハ **20**：712-717, 2011
6) Herdy AH, et al：Pre- and postoperative cardiopulmonary rehabilitation in hospitalized patients undergoing coronary artery bypass surgery：a randomized controlled trial. *Am J Phys Med Rehabil* **87**：714-719, 2008

7) 循環器病の診断と治療に関するガイドライン：心血管疾患におけるリハビリテーションに関するガイドライン（2012年改訂版）. http://www.j-circ.or.jp/guideline/pdf/JCS2012_nohara_h.pdf（2015年3月閲覧）

☑ チェックリスト

- [ ] 心臓血管外科術後においてリハビリが必要になる病態を3つ述べよ. ☞ P313 へ
- [ ] 術前のリハビリの内容を説明せよ. ☞ P317 へ
- [ ] 心臓外科術後のリハビリの目的を述べよ. ☞ P317 へ
- [ ] 心臓外科術後離床開始基準を7つ述べよ. ☞ P318 へ
- [ ] 心臓リハビリにおける EBM にはどのようなものがあるか. ☞ P322 へ

● one point コラム　　Adamkiewicz 動脈（前根髄質動脈）って？

胸腹部の大動脈の手術において最も重篤な術後合併症の1つに対麻痺がある．下行大動脈から分岐した Adamkiewicz 動脈は脊髄の栄養血管である前脊髄動脈に至る．この動脈の血流が障害されると脊髄虚血による対麻痺症状を呈する場合がある．下行大動脈の手術の際には Adamkiewicz 動脈の解剖学的位置を同定するために CT や MRI を用いた術前画像診断が実施されている．

7 心不全

病態（症状）の特徴

心不全は，心臓機能低下に起因し，末梢組織の代謝要求に答えるだけの血液量を心臓が拍出できない状態と定義される[1]．急性心不全，慢性心不全の急性増悪，慢性心不全に分類される．また，これらを Gheorghiade ら[2]は，一連の変化としてとらえている（図 3-10）．心不全の原因疾患は，多岐にわたりさまざまな疾患の終末像とも考えられる．本邦における近年の急性心不全症例のレジストリ[3]では平均年齢は 70 歳台と高齢であったことが報告されている．

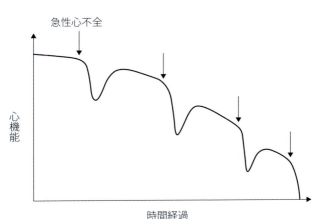

図 3-10　慢性心不全と急性心不全の経過概念図

表 3-36　Framingham 研究の心不全基準

大基準
発作性夜間呼吸困難
頸静脈怒張
ラ音
胸部 X 線での心拡大
急性肺水腫
Ⅲ音ギャロップ
中心静脈圧上昇（>16 cm H_2O）
循環時間延長（≧25 秒）
肝・頸静脈逆流
剖検での肺水腫，内臓うっ血や心拡大

大または小基準
治療によって反応して 5 日間で 4.5 kg 以上の体重減少

小基準
両足首の浮腫
夜間咳嗽
労作性呼吸困難
肝腫大
胸水
肺活量の低下（最大の 1/3）
頻脈（≧120 bpm）

2 つ以上の大基準，または 1 つ以上の大基準と 2 つ以上の小基準で心不全と診断

診断と分類

著名な心不全研究である Framingham 研究[4]では，自覚症状と身体所見を組み合わせて心不全の診断を行うことを推奨している（表 3-36）.

心不全の臨床分類は，New York Heart Association 分類（NYHA 分類）（表 3-37）や American Heart Association/American College of Cardiology（AHA/ACC）ステージ分類（表 3-38）が用いられている.

表 3-37　NYHA 分類

I度	心疾患はあるが身体活動に制限はない. 日常的な身体活動では著しい疲労，動悸，呼吸困難あるいは狭心痛を生じない.
II度	軽度の身体活動の制限がある. 安静時には無症状．日常的な身体活動で疲労，動悸，呼吸困難あるいは狭心痛を生じる.
III度	高度な身体活動の制限がある. 安静時には無症状．日常的な身体活動以下の労作で疲労，動悸，呼吸困難あるいは狭心痛を生じる.
IV度	心疾患のためいかなる身体活動も制限される. 心不全症状や狭心痛が安静時にも存在する．わずかな労作でこれらの症状は増悪する.

循環器病の診断と治療に関するガイドライン．急性心不全治療ガイドライン（2011年改訂版）．http://www.j-circ.or.jp/guideline/pdf/JCS2011_izumi_h.pdf（2014年8月閲覧）

表 3-38　AHA/ACC ステージ分類

ステージA	危険因子を有するが心機能障害がない． 対策：高血圧，耐糖能異常，脂質異常症，喫煙などの危険因子を除去する．
ステージB	無症状の左室収縮不全． 対策：ACE 阻害薬または ARB，β遮断薬の投与を開始．
ステージC	症候性心不全． 対策：上記に利尿薬，抗アルドステロン薬を加え，必要に応じて入院加療．
ステージD	治療抵抗性心不全． 対策：心臓移植，補助人工心臓を考慮，または終末期ケアを行う．

循環器病の診断と治療に関するガイドライン．慢性心不全ガイドライン（2010年改訂版）．http://www.j-circ.or.jp/guideline/pdf/JCS2010_matsuzaki_h.pdf（2014年8月閲覧）

医学的治療ポイント

『慢性心不全治療ガイドライン（2010年改訂版）』[6)]は，心不全の重症度から見た薬物治療指針を示している（図 3-11）．

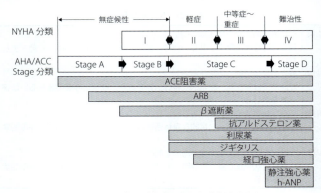

図 3-11　心不全の重症度から見た薬物治療指針
循環器病の診断と治療に関するガイドライン．急性心不全治療ガイドライン（2011 年改訂版）．http://www.j-circ.or.jp/guideline/pdf/JCS2011_izumi_h.pdf（2014 年 8 月閲覧）

理学療法評価とその解釈

『心血管疾患におけるリハビリテーションに関するガイドライン（2012 年改訂版）』[6]で推奨される運動療法の適応となるのは，安定期にあるコントロールされた心不全症例である．運動療法の絶対的禁忌（**表 3-39**）がないことを確認し，筋力やバランス能力，運動耐容能など運動機能を評価して運動療法を開始する．

相対的禁忌の場合は担当医師と運動療法の介入について検討する．『心血管疾患におけるリハビリテーションに関するガイドライン（2012 年改訂版）』にある心不全に対する運動処方を示す（**表 3-40**）．当院では 200 m の病棟歩行が可能となれば心肺運動負荷試験を実施している．心肺運動負荷試験が実施可能であれば，AT（嫌気性代謝域値）レベルでの運動処方を行い 3 カ月ごとに効果判定する．心不全で入院している高齢者は，脳血管疾患や整形外科疾患の合併により心肺運動負荷試験を実施できない症例も多く経験する．心肺運動負荷試験を実施しない症例では，Karvonen 法の式から求めた目標心拍数や Borg 指数を用いた運動処方を行う．当院の入院から外来までの心不全症例の介入フローチャートを提示する（**図 3-12**）．

表 3-39 **心不全の運動療法の禁忌**

絶対的禁忌	1) 過去1週間以内における心不全の自覚症状(呼吸困難,易疲労性などの)増悪 2) 不安定狭心症または閾値の低い(平地ゆっくり歩行(2 METs)で誘発される) 心筋虚血 3) 手術適応のある重症弁膜症,特に大動脈弁狭窄症 4) 重症の左室流出路狭窄(閉塞性肥大型心筋症) 5) 未治療の運動誘発性重症不整脈(心房細動,持続性心室頻拍) 6) 活動性の心筋炎 7) 急性全身性疾患または発熱 8) 運動療法が禁忌となるその他の疾患(中等度以上の大動脈瘤,重症高血圧,血栓性静脈炎,2週間以内の塞栓症,重篤な他臓器障害など)
相対的禁忌	1) NYHA IVまたは静脈強心薬投与中の心不全 2) 過去1週間以内に体重が2 kg以上増加した心不全 3) 運動により収縮期血圧が低下する例 4) 中等症の左室流出路狭窄 5) 運動誘発性の中等症不整脈(非持続性心室頻拍,頻脈性心房細動など) 6) 高度房室ブロック 7) 運動による自覚症状の悪化(疲労,めまい,発汗多量,呼吸困難など)
禁忌とならないもの	1) 高齢 2) 左室駆出率低下 3) 補助人工心肺(LVAS)装着中の心不全 4) 植え込み型除細動器(ICD)装着例

循環器病の診断と治療に関するガイドライン. 心血管疾患におけるリハビリテーションに関するガイドライン (2012年改訂版). http://www.j-circ.or.jp/guideline/pdf/JCS2012_nohara_h.pdf (2014年8月閲覧)

理学療法治療のポイント

心不全症例に対する運動療法の効果はさまざま報告されているが(表 3-41),運動負荷が過大であることを示唆する指標を確認しながら実施することが重要である(表 3-42).

表 3-40 **心不全の運動療法における運動処方**

運動の種類	歩行(初期は屋内監視下),自転車エルゴメーター,軽いエアロビクス体操 低強度レジスタンストレーニング
運動強度	1. 開始初期 　屋内歩行 50～80 m/分×5～10 分間または自転車エルゴメーター 10～20 w×5～10 分程度から開始 　自覚症状や身体所見をめやすにして 1 カ月程度をかけて時間と強度を徐々に増量する. 　簡便法として,安静時 HR＋30 bpm(β 遮断薬投与例では安静時 HR＋20 bpm)を目標 HR とする方法もある. 2. 安定期達成目標 　a) 最高酸素摂取量(peakVO$_2$)の 40～60％のレベルまたは嫌気性代謝域値(AT)レベルの HR. 　b) 心拍数予備機能(HR reserve)の 30～50％,または最大 HR の 50～70％. 　Karvonen の式(最高 HR－安静時 HR)×κ＋安静時 HR において,軽症(NYHA I-II)では κ=0.4～0.5,中等症-重症(NYHA III-IV)では κ=0.3～0.4 　c) Borg 指数 11～13(自覚的運動強度「楽である～ややつらい」のレベル).
運動持続期間	1 回 5～10 分×1 日 2 回程度から開始,1 日 30～60(1 回 20～30 分×1 日 2 回)まで徐々に増加させる.
頻度	週 3～5 回(重症例では週 3 回,軽症例では週 5 回まで増加させてもよい). 週 2～3 回程度,低強度レジスタンス運動を併用してもよい.
注意事項	開始初期 1 カ月間は特に低強度とし,心不全の増悪に注意する. 原則として開始初期は監視型,安定期では監視型と非監視型(在宅運動療法)との併用とする. 経過中は,常に自覚症状,体重,血中 BNP の変化に留意する.

循環器病の診断と治療に関するガイドライン.心血管疾患におけるリハビリテーションに関するガイドライン(2012 年改訂版).http://www.j-circ.or.jp/guideline/pdf/JCS2012_nohara_h.pdf(2014 年 8 月閲覧)

EBM の活用[5)～7)]

運動療法のエビデンスとして報告されている研究[8)9)]は,慢性期に

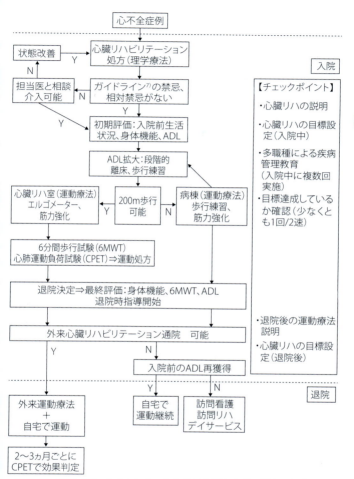

図 3-12 亀田メディカルセンターにおける心不全症例に対する心臓リハビリテーション介入

表 3-41　心不全に対する運動療法の効果

1．運動耐容能．
2．心臓への効果． 　a）安静時左室駆出率不変または軽度改善，運動時心拍出量増加反応改善，左室拡張早期機能改善． 　b）冠循環：冠動脈内皮機能改善，運動時心筋灌流改善，冠側副血行路増加． 　c）左室裏モデリング：悪化させない（むしろ抑制），BNP 低下．
3．末梢効果． 　a）骨格筋：筋量増加，筋力増加，好気的代謝閾値改善，抗酸化酵素発現増加． 　b）呼吸筋：機能改善． 　c）血管内皮：内皮依存性血管拡張反応改善，一酸化窒素合成酵素（eNOS）発現増加．
4．神経体液性因子． 　a）自律神経機能：交感神経活性抑制，副交感神経活性増大，心拍変動改善． 　b）換気応答：改善，呼吸中枢 CO_2 感受性改善． 　c）炎症マーカー：炎症性サイトカイン（TNF-α）低下，CRP 低下．
5．QOL：健康関連 QOL 改善．
6．長期予後：心不全入院減少，無事故生存率改善，総死亡率低下（メタアナリシス）．

循環器病の診断と治療に関するガイドライン．心血管疾患におけるリハビリテーションに関するガイドライン（2012 年改訂版）．http://www.j-circ.or.jp/guideline/pdf/JCS2012_nohara_h.pdf（2014 年 8 月閲覧）

表 3-42　運動負荷が過大であることを示唆する指標

1．自覚症状（倦怠感持続，前日の疲労感の残存．同一負荷量における Borg 指数の 2 以上の上昇）．
2．体重増加傾向（1 週間で 2 kg 以上の増加）．
3．心拍数増加傾向（安静時または同一負荷量における心拍数の 10 bpm 以上の上昇）．
4．血中 BNP 上昇傾向（前回よりも 100 pg/mL）．

実施されており，高齢者や整形外科疾患，脳血管疾患や歩行困難である心不全症例は除外されている．臨床では高齢心不全患者を担当することが多い．これらの症例に対する効果は限定的であるという報告[10]もあり，検討が必要である．

1. 急性心不全

- すべての急性心不全患者に対して再発予防・自己管理についての教育プログラムの実施が推奨される（クラスⅠ，エビデンスレベルC）．
- すべての急性心不全患者に対して心不全安定後に心臓リハビリプログラムの実施は妥当である（クラスⅡa，エビデンスレベルC）．

2. 慢性心不全

- 運動耐容能の低下を示す慢性心不全患者への自覚症状の改善および運動耐容能の改善を目的として，心不全安定後に心臓リハビリプログラムの実施は妥当である（クラスⅠ，エビデンスレベルC）．
- 収縮能低下を有するすべての慢性心不全患者への運動耐容能の改善やQOLの改善および心事故減少を目的とした運動療法の実施は妥当である（クラスⅡa，エビデンスレベルB）．
- 筋力低下を有する慢性心不全患者に対して，運動耐容能の改善を目的とした低強度レジスタンストレーニングを含めた運動療法の実施は妥当である（クラスⅡa，エビデンスレベルC）．

まとめ

- 心不全とは，末梢組織の代謝要求を満たすだけの血液量を心臓が拍出できなくなった状態であり，急性心不全，慢性心不全の急性増悪，慢性心不全に分類される．
- 心不全の診断は，自覚症状と身体所見を組み合わせて行われる．
- 心不全症例に対する運動療法の効果はさまざま報告されている．
- 心不全症例に対する運動療法では，適応を判断し，運動負荷が過大であることを示唆する指標を確認しながら実施することが重要である．

文献

1) 日本心臓リハビリテーション学会（編）：心臓リハビリテーション必携　指導

士資格認定試験準拠．日本心臓リハビリテーション学会，2011
2) Gheorghiade M, et al：Pathophysiologic targets in the early phase of acute heart failure syndromes. *Am J Cardiol* **96**（6A）：11G-17G, 2005
3) Sato N, et al：Acute decompensated heart failure syndromes（ATTEND）registry. A prospective observational multicenter cohort study：rationale, design, and preliminary data. *Am Heart J* **159**：949-955, 2010
4) Patrick A, et al：The Natural History of Congestive Heart Failure：The Framingham Study. *N Engl J Med* **285**：1441-1446, 1971
5) 循環器病の診断と治療に関するガイドライン．急性心不全治療ガイドライン（2011年改訂版）．http://www.j-circ. or.jp/guideline/pdf/JCS2011_izumi_h.pdf（2014年8月閲覧）
6) 循環器病の診断と治療に関するガイドライン．慢性心不全ガイドライン（2010年改訂版）．http://www.j-circ.or.jp/guideline/pdf/JCS2010_matsuzaki_h.pdf（2014年8月閲覧）
7) 循環器病の診断と治療に関するガイドライン．心血管疾患におけるリハビリテーションに関するガイドライン（2012年改訂版）．http://www.j-circ.or.jp/guideline/pdf/JCS2012_nohara_h.pdf（2014年8月閲覧）
8) Piepoli MF, et al：Exercise training meta-analysis of trials in patients with chronic heart failure（ExTraMATCH）. *BMJ* **328**：189-92, 2004
9) O'Connor CM, et al：Efficacy and safety of exercise training in patients with chronic heart failure：HF-ACTION randomized controlled trial. *JAMA* **301**：1439-50, 2009
10) Miles D, et al：Efficacy and Cost of an Exercise Program for Functionally Impaired Older Patients With Heart Failure：A Randomized Controlled Trial, Circulation：*Heart Failure* **5**：209-216, 2012

✅ チェックリスト

- [ ] 心不全の病態を述べよ． ☞ P325 へ
- [ ] 心不全の診断はどのように行われるか． ☞ P326 へ
- [ ] 心不全の臨床分類にはどのようなものがあるか． ☞ P327 へ
- [ ] 日本循環器学会の『心血管疾患におけるリハビリテーションに関するガイドライン』で推奨される，運動療法の適当となるのは，どのような時期にある患者か． ☞ P328 へ
- [ ] 心不全の運動療法における絶対禁忌を8つ挙げよ． ☞ P329 へ
- [ ] 心不全の運動療法において，運動負荷が過大であることを示唆する指標を4つ挙げよ． ☞ P332 へ

8 糖尿病

病態（症状）の特徴

　糖尿病とは，なんらかの原因でインスリンの分泌量低下や能力低下，作用する組織の問題などが起こり，慢性的に高血糖状態を示すもので，糖質および脂質，タンパク質などの代謝異常障害を伴う疾患である．

　糖尿病は膵臓の β 細胞が自己免疫疾患やウイルスによって破壊される 1 型糖尿病と加齢や日常の生活習慣の乱れ（過食，運動不足，ストレス，アルコール多飲など）が誘因となって発病する 2 型糖尿病が代表的である．日本人の約 90％が 2 型糖尿病といわれている（表 3-43）．高血糖状態が長期化すれば三大合併症（神経障害，網膜症，腎症）を呈し，さらに動脈硬化を促進し脳血管障害や心疾患，循環障害をきたす可能性が高い．

表 3-43　糖尿病とそれに関連する耐糖能低下の成因分類（文献 1）より引用）

① **1 型糖尿病**（膵臓 β 細胞破壊に基づく．通常は絶対的インスリン欠乏に至る）
② **2 型糖尿病**（インスリンの相対的不足を伴うもの，など）
③ **その他の特定の機序，疾患による糖尿病**
　A．遺伝因子として遺伝子異常が同定されたもの
　B．他の疾患，病態に伴うもの
　　(1) 膵外分泌疾患
　　(2) 内分泌疾患
　　(3) 肝疾患
　　(4) 薬剤や化学物質によるもの
　　(5) 感染症
　　(6) 免疫機序による稀な病態
　　(7) その他の遺伝的症候群で糖尿病を伴うことの多いもの
④ **妊娠糖尿病**

一部には，糖尿病特有の合併症をきたすかどうかが確認されていないものも含まれる

表3-44 空腹時血糖値および75g経口糖負荷試験（OGTT）2時間値の判定基準（静脈血漿値，mg/dl）（文献1）より引用）

	正常域	糖尿病域
空腹時値	<110	≧126
75g OGTT 2時間値	<140	≧200
75g OGTTの判定	両者を満たすものを正常型とする	いずれかを満たすものを糖尿病型[注1]とする
	正常型にも糖尿病型にも属さないものを境界型とする	

[注1] 随時血糖値≧200 mg/dlおよびHbA1c（NGSP）≧6.5％の場合も糖尿病型とみなす．
正常型であっても，1時間値が180 mg/dl以上の場合には，180 mg/dl未満のものに比べて糖尿病に悪化するリスクが高いので，境界型に準じた取り扱い（経過観察など）が必要である．また，空腹時血糖値100〜109 mg/dlのものは空腹時血糖正常域の中で正常高値と呼ぶ

診断と分類

糖尿病の診断は慢性高血糖を確認し，症状，臨床所見，家族歴，体重歴などを参考として判断する．高血糖の判定として，空腹時血糖値，75g経口ブドウ糖負荷試験（OGTT：Oral Glucose Tolerance Test）2時間値の組み合わせにより，糖尿病型，正常型，境界型に分ける．またHbA1c（NGSP：National Glycohemoglobin Standardization Program）≧6.5％の場合も糖尿病型とする（表3-44）．糖尿病型が別日採血で2回以上認められる場合，血糖値とHbA1cが同一採血で糖尿病型と示す場合などで糖尿病を診断する（図3-13）．

治療方針を決定するために，合併症の状態を把握する必要があるため，①胸部X線写真（心肥大の有無），②神経機能検査（深部腱反射・感覚など），③神経伝達速度（上肢は尺骨・正中神経，下肢では脛骨・腓骨神経が対象），④眼底検査（網膜症の有無），⑤下肢血流検査（API：Ankle Pressure Index，足背または後脛骨動脈の上腕動脈に対する血圧比．1.0〜1.3であれば正常，0.9以下であったら下肢の血流障害を疑う），⑥自律神経機能検査として心電図，起立負荷試験，尿流量計（神経因性膀胱の有無）を検査する．

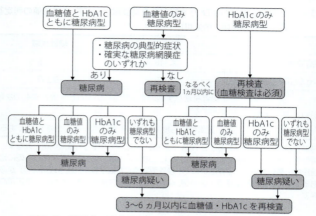

図 3-13 糖尿病の臨床診断フローチャート（文献 1）より引用）
糖尿病型：血糖値（空腹時≧126 mg/dl，OGTT 2 時間値≧200 mg/dl，随時≧200 mg/dl のいずれか）HbA1c（NGSP）≧6.5%

医学的治療のポイント

糖尿病治療の3本柱は食事・運動・薬物療法である．これらを患者本人が自主的に取り組めるように，糖尿病に関する専門知識を患者に提供し，良好な血糖コントロールが可能となるようにサポートしていく（表 3-45）．

1. 食事療法

食事療法は第一に選択され，最も重要な治療である．十分な栄養補給に伴い，代謝異常の是正，血糖，血中脂質，血圧を良好に保つことを目的とする．年齢，性別，肥満度，身体活動量，血糖値，合併症の有無などを考慮しエネルギー摂取量を決定する．適正エネルギー量は次の式によって決めることができる．

<u>適正な摂取エネルギー＝標準体重｛(身長 m)^2×22｝×身体活動量から見た適正エネルギー量</u>（表 3-46）．

表 3-45 血糖コントロールの目標（文献 2 より引用）

空腹時血糖値：130 mg/dl 未満
随時血糖値：180 mg/dl 未満
HbA$_{1c}$：7.0%未満
尿糖：陰性
尿ケトン体：陰性
BMI：20～24
血圧：収縮時血圧 130 mmHg 未満
　　　　拡張期血圧 80 mmHg 未満
総コレステロール：200 mg/dl 未満
LDL コレステロール：120 mg/dl 未満
中性脂肪：150 mg/dl 未満（早朝空腹時）
HDL コレステロール：40 mg/dl 以上

表 3-46 身体活動量の目安（文献 3 より引用）

作業内容	活動量
軽労作（デスクワークが主な人，主婦）	25～30 kcal/kg 標準体重
普通の労作（立ち仕事が多い職業）	30～35 kcal/kg 標準体重
重い労作（力仕事の多い職業）	35 以上 kcal/kg 標準体重

例）身長 175 cm でセールスマン（普通の労作）では，適正エネルギー摂取量/日＝$\{(1.75\,\text{m})^2 \times 22\} \times 30 = 2{,}021$ kcal

2. 運動療法

運動療法はインスリン抵抗性の改善，血糖値上昇抑制，糖尿病進行予防をはかるために，症状，身体組成，運動機能などを評価し，効果的かつ安全な運動処方を行う．合併症の状態によっては症状が増悪する場合があるため，主治医と運動制限について相談する必要がある（図 **3-14**）．

3. 薬物療法

1 型糖尿病の場合，インスリン生成能低下のため，インスリン療法が必須となる．

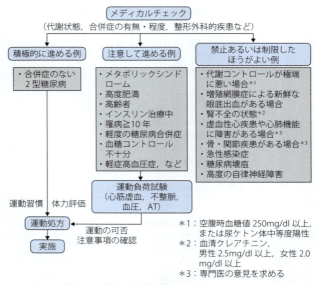

図 3-14 **運動の適応と禁忌**（文献 4）より引用）

2型糖尿病の場合，食事療法と運動療法では十分な血糖コントロールが困難な場合，経口血糖降下薬から開始し徐々に増量したり，薬を組み合わせながら血糖値を正常に保つ．コントロールが困難な場合，インスリン療法となる．

1）インスリン療法

インスリン療法の絶対適応は，1型糖尿病，糖尿病ケトアシドーシス，高血糖高浸透圧症候群，感染症，手術，外傷，妊娠糖尿病である．相対的適応は，経口血糖降下薬でコントロール不十分なとき，糖尿病合併症が進行した症例，肝・腎臓に障害がある症例，ステロイド使用時などである．インスリンは上腕部，腹壁，大腿部などに皮下注射する．注射後の効き方や持続時間によって，超速効型，速効型，混合製剤，中間型，持続型の5種類に分かれる．

表 3-47 低血糖，高血糖の症状

低血糖の症状	
軽症（血糖値 60〜40 mg/dl）	空腹感，冷汗，手のふるえ，動悸，めまい いらだち，不安感
中等症（40〜20 mg/dl） 重症（20 mg/dl 以下）	異常行動，失見当識，痙攣，病的反射出現 昏睡，徐脈，浅く速い呼吸
高血糖の症状	多尿，頻尿，口渇，多飲，全身倦怠感，体重減少

表 3-48 低血糖が起きたときの対処法

意識がある場合
- 運転中ならただちに中止
- 血糖自己測定（SMBG：Self Monitoring of Blood Glucose）を行う
- 角砂糖（3〜5 個），スティックシュガー（10〜20 g）を食べる
- ジュース（糖分 10％程度のもの）250 ml 缶を 1/2〜2/3 飲む

＊上記の処置をしても症状が改善しなければ再度試みる
　症状が消失し血糖値 100 mg/dl 以上ならパン，ビスケットなどを食べる

意識のない場合
主治医，担当医にただちに連絡

2）糖尿病コントロール時の注意

インスリン製剤および経口血糖降下薬使用中の患者では低血糖に注意が必要である．内服管理の遵守，食事時間や食事量を規則正しくし，食前の激しい運動は控えるようにする．低血糖症状が出現した場合，早急な対応が要求される（**表 3-47, 48**）．

理学療法評価とその解釈

糖尿病患者の運動療法を行ううえで，大血管症，糖尿病合併症である末梢神経障害や網膜症や腎症，さらには整形外科的疾患などの有無や程度を聴取，身体組成や運動機能を評価し，運動強度や頻度の設定，運動中のリスク管理を把握する．その評価を運動療法の効果判定として用い，運動療法の実施状況などとあわせて，運動療法

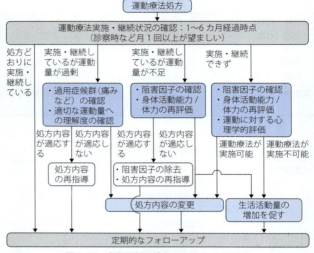

図 3-15 **定期評価の流れ**（文献 5）より引用）

の変更，または継続を判断する（図 **3-15**）．

1. 主観的情報（subjective information）

1）問診

自覚症状，糖尿病の現病歴，既往歴（内科，整形外科疾患），糖尿病以外の治療内容，服用薬剤，血圧状況などを確認する．

2）生活状況

家族歴，食生活（嗜好，間食の有無など），日常生活内容（仕事含む）を確認する．

3）運動状況

過去の運動歴，現在の運動習慣（強度，時間，運動量），好みの運動内容，利用可能な運動施設などを確認する．

2. 客観的情報 (objective information)

1) 体組成
　身長，体重，BMI，筋肉量，体脂肪，腹囲，ウエスト/ヒップ比の測定を行い，潰瘍，裂傷，胼胝など足部病変の有無を観察する．

2) 運動機能
　ROM，筋力（握力，膝伸展筋力，立ち上がりテストなど），感覚（しびれなど）を測定する．

3) パフォーマンステスト
　10 m 歩行テスト，2 ステップテスト，片脚立位時間，functional reach テスト，TUG，6MWT，シャトルウォーキングテストなどを測定する．

4) 代謝機能
　血圧，血糖，HbA1c，グリコアルブミン，尿糖，尿ケトン体，尿タンパク，HDL コレステロール，LDL コレステロールなどを臨床検査データから確認する．

理学療法治療のポイント

1. 運動療法の強度

　運動を処方する場合，運動強度が重要であり，各個人の運動強度を相対的に判別する指標として心拍数や自覚的運動強度（RPE：Rate of Perceived Exertion）を用いる方法がある（**表 3-49**）．また，身体活動がどのぐらいの強度になるかを把握するためにメッツ（METs：Metabolic Equivalents）も併用する（**表 3-50**）．

　運動療法導入時の運動強度の1つの目安を軽～中強度の RPE 11～12，最大心拍数の 50～60％，3～4 METs として，中強度の RPE 12～13，最大心拍数 60～70％，5～6 METs へ全身状態を考慮して，運動強度を順次高めていく．身体活動量や運動時間，運動意

表 3-49　自覚的運動強度（RPE）(文献 3) より引用）

RPE 点数	強度の割合 (% VO_2 max)	強度の感じ方	1分間あたりの脈拍数					その他の感覚
			60歳代	50歳代	40歳代	30歳代	20歳代	
- 19	100	最高にきつい	155	165	175	185	190	からだ全体が苦しい
- 18								
- 17	90	非常にきつい	145	155	165	170	175	無理, 100%と差がないと感じる, 若干ことばが出る, 息がつまる
- 16								
- 15	80	きつい	135	145	150	160	165	続かない, やめたい, のどが乾く, がんばるのみ
- 14								
- 13	70	ややきつい	125	135	140	145	150	どこまで続くか不安, 緊張, 汗びっしょり
- 12								
- 11	60	やや楽である	120	125	130	135	135	いつまでも続く, 充実感, 汗が出る
- 10								
- 9	50	楽である	110	110	115	120	125	汗が出るか出ないか, フォームが気になる
- 8								
- 7	40	非常に楽である	100	100	105	110	110	楽しく気持ちがよいがもの足りない
- 6								
- 5	30	最高に楽である	90	90	90	90	90	動いたほうが楽, まるでもの足りない
- 4								
- 3	20		80	80	75	75	75	

欲，関節痛の有無などの情報をもとに，ウォーキングなどの有酸素運動の運動強度・運動量を設定し，さらに必要に応じて筋力トレーニングを併用することが推奨されている（図 3-16）．

2. 運動療法の頻度

運動による代謝改善作用はおよそ 24～48 時間程度持続するため，少なくとも週 3 回以上の頻度で運動し，身体活動量を増加させることが望ましい．

表 3-50 METs による身体活動強度分類[6]

メッツ	運動	生活活動
2.5	ストレッチング, ヨガ, キャッチボール	軽い掃除, 植物への水やり, 料理や食材の準備
3	普通歩行 (平地, 67 m/分), 自転車エルゴメータ (50 ワット), ボウリング, フリスビー, バレーボール	普通歩行 (平地, 67 m/分), 階段を下りる, 家財道具の片づけ, 梱包, 車の荷物の積み下ろし
4	速歩 (平地, 95〜100 m/分) 水中運動 (体操), 卓球, 太極拳	速歩 (平地, 95〜100 m/分), 通勤, 子どもと遊ぶ, 屋根の雪下ろし, 車椅子を押す
5	かなり速歩 (平地, 107 m/分), ソフトボール, 野球, ドッジボール	かなり速歩 (平地, 107 m/分), 子どもと遊ぶ・動物の世話 (活発に)
6	ジョギングと歩行の組み合わせ, ウエイトトレーニング (高強度), ジャズダンス, バスケットボール	家具や家財道具の移動・運搬, スコップでの雪かき
7	ジョギング, サッカー, テニス, 水泳 (背泳)	
8	サイクリング (20 km/時), ランニング (134 m/分), 水泳 (ゆっくりとしたクロール)	運搬 (重い荷物), 農作業 (活発に), 階段を上がる
9		荷物を運ぶ (上の階へ)
10	ランニング (161 m/分), 柔道, キックボクシング, ラグビー, 水泳 (平泳ぎ)	

身体活動は「運動」と「生活活動」に分けられる. 生活活動とは, 日常生活における労働, 家事, 通勤・通学などの身体活動を指す

3. 運動療法における注意

インスリンや経口血糖降下薬 (特にスルニホル尿素薬) を服用している患者の場合, 運動中や運動当日〜翌日に低血糖を起こすリスクがある.

心血管疾患を有する患者やそのリスクが高い患者の場合, 負荷心電図などによる評価を運動中に併用する必要がある.

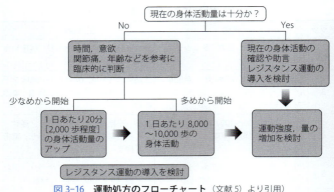

図 3-16 **運動処方のフローチャート** (文献 5) より引用)

　糖尿病性腎症患者の場合,血圧を上昇させる運動は避け,有酸素運動を主体とした中強度までの運動が推奨される.

　下肢の末梢神経障害を有する患者の場合,バランス不良などの影響によって,歩行などの運動を配慮する必要があり,水泳や自転車エルゴメータ,上肢体幹運動などが推奨される.

EBM の活用

・軽~中強度の運動を長期間に継続すればインスリン抵抗性が改善する[7].
・ジョギングなどの有酸素運動は高強度のレジスタンス運動よりもインスリン感受性改善に有用である.しかし,高齢者では有酸素運動に加えて,チューブや軽いダンベルなどのレジスタンス運動の併用も有用である[7].
・糖尿病を含め多くの身体活動のガイドラインで,中強度の運動(最大心拍数の 50~70%)を少なくとも週 150 分行うことが推奨されている[8].

まとめ

　糖尿病治療の目的はインスリン作用低下を解消させ，合併症の発症または進行の予防であり，ADLおよびQOL向上・維持である．そのために，食事・運動・薬物の3つの治療を併用する必要がある．運動療法の治療効果は，血糖コントロールの改善だけでなくインスリン抵抗性改善，脂質代謝や高血圧改善にも寄与し，合併症予防にも期待できるため，各個人にあった運動処方を提案していくことが必要である．

文献

1) 糖尿病診断基準に関する調査検討委員会：糖尿病の分類と診断基準に関する委員会報告．糖尿病　**53**：450-467，2010
2) 日本糖尿病学会（編）：科学的根拠に基づく糖尿病診療ガイドライン2013．南江堂，pp21-30，2013
3) 日本糖尿病療養指導士認定機構（編）：糖尿病療養指導ガイドブック2014．メディカルレビュー社，pp50-64，2014
4) 佐藤祐造（編）：糖尿病運動療法指導マニュアル．南江堂，pp13-19，2011
5) 荒木栄一，他（編）：糖尿病患者の食事と運動　考え方と進め方．中山書店，pp184-210，2014
6) Ainsworth BE, et al：Compendium of physical activities：An update of activitycodes and MET intensities. Med Sci Sports Exerc　**32**（Suppl）：498-516, 2000
7) 矢崎義雄（編）：内科学　第10版．朝倉書店，pp141-144，2013
8) Sigal, R. J., et al.：Physical activity/exercise and type 2 diabetes：a consensus statement from the American Dia—betes Association. Diabetes Care　**29**：1433-1438, 2006.
9) 岩本安彦，他（編）：糖尿病最新の治療2013-2015．南江堂，pp111-120，2013
10) 亀田メディカルセンターリハビリテーション事業管理部：PT臨床ハンドブック．三輪書店，2007

✅ チェックリスト

- [ ] 糖尿病の2つのタイプと合併症がわかる. ☞ P336 へ
- [ ] 糖尿病と診断するために必要な検査である空腹時血糖値, 75 g 経口ブドウ糖負荷試験の糖尿病域値が説明できる.
☞ P337, 338 へ
- [ ] 糖尿病の3つの治療の柱を説明できる. ☞ P338-340 へ
- [ ] 理学療法評価として主観的情報3つ, 客観的情報4つを挙げられる. ☞ P341-343 へ
- [ ] 運動療法の強度を設定するための指標を3つ挙げられる.
☞ P343 へ

one point コラム　身体活動（身体活動量）とは？

　身体活動とは身体を動かすことであるが，生活活動と運動に分けられる．生活活動は日常生活における労働，家事，通勤，通学などの活動であり，運動はスポーツやウォーキング，ストレッチなど計画的または意図的な活動のことをいう．身体活動における生活活動と運動の割合は居住地域，職業，年齢，性別，趣味，運動習慣などによって変化する．例えば，通勤が自家用車と自転車とでは自転車のほうが身体活動が高いといえる．

　また身体活動の強度や量をあらわす指標として，一般的にカロリー（kcal）が知られている．しかし，カロリーによる運動量の目標設定は体格の影響を受けるため，カロリーではなくメッツ（METs）という指標が用いられている．METs は身体活動の強度をあらわす単位で，1 METs は安静座位の強度とし，身体活動の強度がその何倍にあたるかを示す．

① 1 METs＝安静座位
② 3 METs＝普通歩行

　さらに，どれくらいの強度で何時間の運動を行ったかをエクササイズ（Ex；Ex＝METs×時間（h））という身体活動の量をあらわす単位を指標とすることがある．

① 3Ex＝3 METs×1 時間；3 METs の普通歩行を 1 時間行った
② 6Ex＝3 METs×2 時間；3 METs の普通歩行を 2 時間行った

　METs や Ex からあらわされる消費カロリーの算出式を利用して，運動処方内容の選択，時間の設定，身体活動の目標値として運動指導に有益である．

① 消費カロリー＝1.05×METs×時間（h）×体重（kg）
② 消費カロリー＝1.05×Ex×体重（kg）

9 腎疾患

病態（症状）の特徴

腎臓の機能は血液中の老廃物や水溶性代謝物を濾過し尿として排泄，尿中への酸の排出とアルカリ吸収による酸塩基平衡の調節，レニン-アンジオテンシン-アルドステロン系による血漿量調節（血圧調節），エリスロポエチンによる赤血球数の調節（造血調節），骨代謝調節などの役割をもつ[1]．糸球体腎炎，糖尿病性腎症，ネフローゼ症候群など，なんらかの原因疾患により腎機能低下を起こすと，浮腫，蛋白尿，尿量異常，うっ血性心不全，水分貯留による高血圧，エリスロポエチン減少による腎性貧血，低ナトリウム（Na）・高カリウム（K）・低カルシウム（Ca）・高リン（P）などの電解質異常，クレアチニン（Cr）などの代謝産物の排泄障害，代謝性アシドーシスなど多彩な腎不全症状を起こす（表 3-51）[2]．

近年，腎機能が慢性的に低下した病態を慢性腎臓病（CKD：Chronic Kidney Disease）という包括的な概念として提唱されている[3]．CKDは，次第に腎機能が低下すると末期腎不全（ESKD：End-Stage Kidney Disease）に進行する予備軍であり，ESKDでは腎機能を補うため腎移植や透析療法が必要となる．またCKDは循環器疾患，脳血管疾患などの心血管疾患（CVD：Cardiovascular Disease）

表 3-51　腎不全徴候（文献 2）より引用）

体液貯留	浮腫，胸水，腹水，心外膜液貯留，肺水腫
体液異常	高度の低ナトリウム血症，高カリウム血症，低カルシウム血症，高リン血症，代謝性アシドーシス
消化器症状	食欲不振，悪心・嘔吐，下痢
循環器症状	心不全，不整脈
神経症状	中枢神経障害：意識障害，不随意運動，睡眠障害 末梢神経障害：かゆみ，しびれ
血液異常	高度の腎性貧血，出血傾向
視力障害	視力低下，網膜出血症状，網膜剥離症状

の合併症を併発するリスクが高いとされる．そのため CKD は ESKD と CVD の重要なリスクファクターである[3]．

診断と分類

1. CKD の定義

腎機能評価には尿検査（尿タンパク），血液生化学検査，画像検査，腎生検（病理）がある．その結果より CKD は次のように定義されている．
① 尿異常，画像診断，血液，病理で腎障害の存在が明らかであること．特に 0.15 g/gCr 以上のタンパク尿の存在が重要である．
② 糸球体濾過率（GFR：Glomerular Filtration Rate）<60 mL/分/1.73 m^2 であること．

①② のいずれか，または両方が 3 カ月以上持続するとされている．CKD とは GFR であらわされる腎機能の低下があるか，もしくはタンパク尿など腎臓の障害を示唆する所見が慢性的（3 カ月以上）に持続するものすべてを包含している[3]．

2. CKD の診断

血液生化学検査にて腎機能の目安となる血中尿素窒素（BUN：Blood Urea Nitrogen）は血液中に含まれる尿素分子の窒素量として表現した場合の値を示しており，Cr は血清 Cr として測定され BUN とともに腎機能の目安として使用されている．

正確に GFR を求めるのは煩雑であるため，日常臨床では，CKD は 0.15 g/gCr 以上のタンパク尿と GFR<60 mL/分/1.73 m^2 で診断する．GFR は Cr と年齢，性別より成人では日本人の GFR 推算式を用いて推算 GFR（eGFR：estimated GFR）として評価する．eGFR は以下の血清 Cr の推算式（eGFR creat）で算出される．

・男性　eGFR creat（mL/分/1.73 m^2）= $194 \times Cr^{-1.094} \times 年齢^{-0.287}$
・女性　eGFR creat（mL/分/1.73 m^2）= $194 \times Cr^{-1.094} \times 年齢^{-0.287} \times 0.739$

試験紙法による尿タンパクの検査では濃縮尿や希釈尿では尿タン

パクの評価が困難である．原則として尿タンパク濃度と尿中 Cr 濃度を定量し，尿タンパクを g/gCr で評価することが推奨される[3]．糖尿病性腎症の早期ではアルブミン尿で評価する[3]．

3. CKD の分類（表 3-52）

CKD の重症度は原因（Cause：C），腎機能（GFR：G），タンパク尿（アルブミン尿：A）による KDIGO（Kidney Disease：Improving Global Outcomes）の CGA 分類で評価する．CKD は原因（C）と，その腎機能障害の区分（G1～G5）とタンパク尿区分（A1～A3）を組み合わせたステージの重症度に応じ，適切な治療を行う[3)4)]．

医学的治療のポイント

1. CKD に対する治療[3]

CKD の進行や ESKD へ至ることの阻止，CVD 発症の危険因子の治療により CVD の新規発症を抑制することを目的とする．そのため包括的な治療が行われる．

1）生活習慣

CKD の治療にあたっては，まず生活習慣の改善（禁煙，減塩，肥満の改善など）を行う．禁煙を行い，BMI（Body Mass Index）は 25 以下とする．

2）血圧管理

CKD 患者の血圧の管理目標は 130/80 mmHg 以下にする．原則的に ACE 阻害薬や ARB を処方し，血清クレアチニン値の上昇や高 K 血症に注意する．ACE 阻害薬や ARB は，アルブミン尿やタンパク尿の改善と腎機能低下を軽減する効果があり第一選択薬とされている．血圧コントロール目標を達成できなければ，多剤併用治療（Ca 拮抗薬，少量の利尿薬）を開始する．高齢者においては 140/90 mmHg を目標に降圧し，腎機能悪化や臓器の虚血症状が見られな

表 3-52 慢性腎不全の重症度分類 (文献3) より引用)

原疾患	蛋白尿区分			A1	A2	A3
糖尿病	尿アルブミン定量 (mg/日)			正常	微量アルブミン尿	顕性アルブミン尿
	尿アルブミン/Cr 比 (mg/gCr)			30 未満	30〜299	300 以上
高血圧 腎炎 多発性嚢胞腎 移植腎 不明 その他	尿蛋白定量 (g/日)			正常	軽度蛋白尿	高度蛋白尿
	尿蛋白/Cr 比 (g/gCr)			0.15 未満	0.15〜0.49	0.50 以上
GFR 区分 (ml/分/ 1.73 m²)		G1	正常または高値	≧90		
		G2	正常または軽度低下	60〜89		
		G3a	軽度〜中等度低下	45〜59		
		G3b	中等度〜高度低下	30〜44		
		G4	高度低下	15〜29		
		G5	末期腎不全 (ESKD)	<15		

重症度は原疾患・GFR 区分・蛋白尿区分をあわせたステージにより評価する.CKD の重症度は死亡,末期腎不全,心血管死亡発症のリスクを■のステージを基準に,■,■,■の順にステージが上昇するほどリスクは上昇する.(KDIGO CKD guideline 2012 を日本人用に改変)

いことを確認し,130/80 mmHg 以下に慎重に降圧する.また,収縮期血圧 110 mmHg 未満への降圧を避ける.

3) 食事指導

水分の過剰摂取や極端な制限は有害である.高血圧や細胞外液量増加による浮腫,心不全,肺水腫などがあれば 3 g/日以上,6 g/日未満の減塩食とする.血清尿素窒素低下や尿毒症状抑制目的に CKD ステージ G3 以下ではタンパク質制限(0.8〜1.0 g/kg 体重/

日),CKD ステージ G4 以下ではタンパク質制限 (0.6〜0.8 g/kg 体重/日) を行う.不整脈による突然死のリスクのある高 K 血症があれば K 摂取制限を行う.

4) 血糖値管理

糖尿病治療の基本は食事療法と運動療法である.総エネルギー摂取量は CKD ステージ G1〜G2 では 25〜30 kcal/kg/日,CKD ステージ G3 以降では 25〜35 kcal/kg/日の総エネルギー摂取量とする.運動療法は推奨されるが,心血管障害やそのリスクが高い場合,明らかな神経障害がある場合,進行した網膜症や腎症がある場合は,専門医の指示のもとに行う.糖尿病では血糖を HbA1c 6.9%(NGSP 値)未満に管理する.糖尿病性腎症の CKD ステージ G3 以降では,薬物投与による重症低血糖リスクが高いので個々の症例に応じた血糖コントロール目標を設定する.

5) 脂質管理

脂質管理においても,まずは食事療法や運動療法などの生活習慣の改善が優先される.食事療法では,総摂取エネルギー,栄養素配分およびコレステロール摂取量の適正化をはかる.運動療法は血圧,尿蛋白,腎機能などを慎重に見ながら運動量を調節する.CKD では CVD の予防を含めて,食事療法・運動療法にて LDL コレステロールは 120 mg/dL 未満(可能であれば 100 mg/dL 未満)にコントロールすることが重要である.

6) 貧血管理

CKD ステージ G3a〜G5 では貧血の有無を確認する.腎性貧血は,腎からのエリスロポエチン産生低下,尿毒症性物質による造血障害,赤血球寿命低下など多因子により,一般に正球性正色素性貧血となる.腎性貧血は緩徐に進行するため自覚症状に乏しく,心不全の増悪因子で生命予後悪化因子である.そのため貧血治療は心・腎保護の目的をもつ.また鉄欠乏の評価と適切な鉄補充が重要である.CKD 患者に赤血球造血刺激因子製剤 (ESA:Erythropoiesis Stimulating Agent) の投与開始は Hb 濃度 10 g/dl 以下とし,治療目標 Hb 値を 10〜12 g/dl として,12 g/dl を超えないよう配慮すること

7）骨・ミネラル対策

　腎臓はミネラル代謝調節に大きな役割を果たしており，その異常はCKDの進行に伴って必発しCKD-Mineral and Bone Disorder（CKD-MBD）と総称されている．生化学検査や骨の変化だけではなく，血管石灰化など全身の広範な異常を生じ生命予後にも影響を及ぼす．CKDステージG3aより，血清P，Ca，PTH，ALPのモニタリングを行い，基準値内に維持するよう治療を行う．ステージG4以降は，腎臓内科医にもコンサルトしながら管理することが望ましいとされる．CKD患者の骨粗鬆症（骨量減少）の評価と治療は注意を要する．

8）K・アシドーシス対策

　CKDステージG3aより，高K血症，代謝性アシドーシスに対する定期的な検査を行う．

　CKDステージG4以降では1.5 g/日かそれ未満のK制限を行う．薬物（ACE阻害薬，ARBなど）や食事によるK摂取過剰も血清K値上昇に関与する．血清K値5.5 mEq/l以上を高K血症といい，7 mEq/l以上では心停止の危険があり，緊急治療の適応となる．腎機能低下により腎臓からの酸排泄量が低下すると，血液中の重炭酸イオン（HCO_3^-）が消費され，HCO_3^-減少による高塩素（Cl）性の代謝性アシドーシスとなる．

9）尿毒症対策

　球形吸着炭が用いられる．透析導入による対応もある．

理学療法評価とその解釈

1. 主観的情報（subjective information）

1）自覚症状

　倦怠感が強い場合や初回透析症候群による不均衡症状を呈してい

る場合は非介入を含めて検討する．不均衡症状とは透析による急速な血中有害物質の除去のため，細胞内外に濃度勾配が生じるため起こる症状をいう．尿毒症性物質の急激な除去に対し血清浸透圧が低下し脳浮腫を起こすためとされる．透析前後に生じる中枢神経症状（頭痛・嘔吐・痙攣・興奮・昏睡・見当識障害など），全身倦怠感，不整脈などで診断される．

2. 客観的情報 (objective information)

経時的なバイタルサインの確認，血液生化学検査により電解質異常や血清 Cr や BUN が増加し腎機能悪化がないかどうか確認する．運動によりアシドーシスに傾き，腎機能低下によりこれを補う能力が低下していることを考慮すると理学療法前に確認する必要がある．また食事摂取量や栄養状態，合併症を併発している傾向がないかどうかも確認する．

透析患者は合併症を併発することが多く（表 3-53），特に注意を要する合併症として虚血性心疾患，心不全，透析アミロイドーシスが挙げられる[5)6)]．心血管系疾患の合併症は運動療法の実施の可否にかかわるため，リスクを正確に評価する必要がある．透析アミロイドーシスは骨関節障害や末梢神経障害を生じるため，初期評価，定期評価において疼痛やしびれ，各部位の ROM や重症度を把握する必要がある．また透析や CKD に起因する筋力低下，活動性低下による廃用があるため，筋力評価や ADL 評価を要する[6)]．

また，米国スポーツ医学会（ACSM：American College of Sports Medicine）では，腎疾患者をテストするために多種多様な体力テストが使用されているとしている．心血管系，筋力テスト，バランス能力を評価するためのテストが適切であるとされているが[7)]，個々の状態に応じて検討されることが望ましい．

理学療法治療のポイント

CKD の患者の運動機能はすべての CKD ステージのおいて際立って低く，同年代平均の約 60～65％にあると報告されている[8)]．

表 3-53　**透析患者における合併症例**（文献 5）10）より改変）

(1) 呼吸・循環系
心不全，虚血性心疾患，心膜炎，肺水腫，初回透析症候群，動脈硬化，血圧変動（高血圧・低血圧）
(2) 血液・消化器系
貧血，鉄沈着症，尿路感染症
(3) 骨・関節系
二次性副甲状腺機能亢進症（腎性骨異栄養症，異所性石灰化，CKD-MBD），透析アミロイドーシス（手根管症候群，透析脊椎症，可動域制限，関節痛，腱断裂，骨折など）
(4) 筋肉系
尿毒症性ミオパチー，廃用症候群，透析中の栄養素の喪失，腎不全に伴う低下（代謝性アシドーシス，炎症性サイトカイン産生，酸化ストレスなど），併存疾患による低下（糖尿病・心不全など）
(5) 神経系
脳血管障害（脳梗塞，脳出血，くも膜下出血，透析脳症），末梢神経障害（尿毒症性多発性ニューロパチー，自律神経障害）
(6) 代謝障害系
糖代謝障害，脂質代謝障害，Ca，P，ビタミン D 代謝障害

腎疾患患者に対しての理想的な運動処方は確立されていない．保存期と透析導入期においての現時点での見解を示す．

1. 保存期（透析導入前）

1）身体活動度の維持

以前は尿タンパクや腎機能を悪化させるという懸念から病期ごとに推奨される運動制限が提示さていたが，『エビデンスに基づく CKD 診療ガイドライン 2009』[9]では，CKD 患者に安静・運動制限を一律に行うべきではなく，肥満の是正，糖尿病新規発症の予防，高血圧の治療，CVD 予防のために身体活動度を維持すべきであるとしている．また，運動負荷については，運動疲労を起こさない程度の運動（5 METs 前後）が安定した CKD を悪化させるという根拠はなく，合併症などの身体状況が許すかぎり，定期的遂行が推奨されるとしている．

『CKD 診療ガイド 2012』[3]でも CKD の各ステージを通して，過労を避けた十分な睡眠や休養は重要であるが，安静を強いる必要はな

いとしている．また個々の患者では，血圧，尿タンパク，腎機能などを慎重に見ながら運動量を調節する必要があり，肥満では ESKD に至るリスクが高まるとしている．

2) 運動処方の目安

ACSM では CKD 患者のための運動負荷試験と運動処方について配慮と勧告がなされている．そこでは CKD 患者への運動処方は十分に確立されていないとしており，有酸素運動については，初期の運動強度を軽度強度（酸素摂取予備能の 40%未満）〜中等度強度（酸素摂取予備能の 40〜60%）とし，患者の耐容能に基づいて時間をかけて徐々に進行させていくように修正すべきとしている[7]．またレジスタンス運動は，安定した CKD 患者に対しての総対的な健康のために重要であるとし，有酸素運動とレジスタンス運動の目安を表 3-54 のように提示している．

2. 透析導入後

上月ら[10]は透析患者への運動療法は最大酸素摂取量の増加，心機能改善，骨格筋線維の増加，血圧低下，血清脂質改善，低栄養・炎症・動脈硬化複合症候群（MIA：Malnutrition-Inflammation Atherosclerosis）の改善，透析効率の改善，ADL・QOL が改善するなどの効果を有するとしている（表 3-55）．

米国 K/DOQI（Kidney Disease Outcomes Quality Initiative）による透析患者の心血管疾患に対する臨床ガイドラインでは，すべての透析患者には，腎臓病・透析部門のスタッフが定期的にカウンセリングを実施して，運動レベルを引き上げるように奨励すべきと勧められている．また勧められるだけの根拠は明確ではないとしているが，評価は少なくとも 6 カ月ごとに実施し，運動機能は，運動能力検査や質問紙検査で測定することができるとしている．運動の目標として，毎日でなくても週の大部分で強度が中程度の心血管運動を 30 分/日実施すべきであり，現在，運動を積極的にしていない患者では，非常に低いレベルで短い運動から始め，徐々にこの勧告レベルまで引き上げる必要があるとしている[11]．

表 3-54 CKD 患者への有酸素運動とレジスタンス運動

	有酸素運動	レジスタンス運動
頻度	3〜5 日/週	2〜3 日/週
強度	中等度強度の有酸素運動（酸素摂取予備能の 40〜60%，自覚的運動強度（RPE：Rating of perceived exertion）の Borg scale 6〜20 点の 15 点法での 11〜13 点）．	1RM（repetition maximum）の 60〜75%．
時間	持続的な有酸素運動で 20〜60 分/日．この時間に耐えられない場合は 10 分間の間欠的運動曝露で計 20〜60 分/日．	10〜15 回反復で 1 セット．患者の耐容能と時間に応じて何セット行ってもよいとしている．
種類	ウォーキングやサイクリングなど．	レジスタンス運動はマシーンかフリーウエイトを使用し大筋群を動かすための 8〜10 種類の異なる運動を選ぶとしている[7]．フリーウエイトについては重錘やゴムチューブが用いられることが多い．
捕捉	心肺運動負荷試験が行えない場合は予測最大心拍数の 50%の強度で 10 分より開始し，徐々に強度と時間を増加させ，予測最大心拍数の 70%の強度で 30〜60 分を目標とすると良いとしている[5]．	1RM 試験は裂離骨折を発症する恐れから，禁忌であると一般的には考えられている．3RM 以上反復できる負荷（例えば 10〜12RM）を使用して行われるべきであるとしている[7]．

3. 透析導入後の注意点

生体腎では 24 時間×7 日，腎血流量 1,000 ml/min の濾過をされているが，それに対して血液透析（HD：hemodialysis）は 4 時間×3 日，血流量 250 ml/min にとどまる．HD は生体腎の 1/56 の濾過に過ぎず尿毒症状態を脱していないことが前提としてある．4 時間週 3 回の HD は「最小限，尿毒症症状をコントロールして日常生活で許される治療に割ける時間と頻度」であることを念頭に置き，介入をする必要があると思われる[10]．

また，透析患者の運動実施日や実施時間帯については，非透析日が最もバイタルサインが安定し，自覚症状も少ないので運動を行うには適している．監視型の運動療法を行う場合，透析日が週 3 回ある対象者にとっては時間的制約が大きい．その欠点を補うため透析

表3-55 腎不全透析患者における運動療法の効果 (文献10) より引用

- 最大酸素摂取量の増加
- 左心室収縮能の亢進(安静時・運動時)
- 心臓副交感神経系の活性化
- 心臓交感神経過緊張の改善
- MIA(低栄養・炎症・動脈硬化複合)症候群の改善
- 貧血の改善・睡眠の質の改善
- 不安・うつ・QOLの改善
- ADLの改善
- 前腕静脈サイズの増加(特に等張性運動による)
- 透析効率の改善
- 死亡率の低下

表3-56 運動負荷試験の禁忌

絶対禁忌	1.	2日以内の急性心筋梗塞
	2.	内科治療により安定していない不安定狭心症
	3.	自覚症状または血行動態異常の原因となるコントロール不良の不整脈
	4.	症候性の高度大動脈弁狭窄症
	5.	コントロール不良の症候性心不全
	6.	急性の肺塞栓または肺梗塞
	7.	急性の心筋炎または心膜炎
	8.	急性大動脈解離
	9.	意思疎通の行えない精神疾患
相対禁忌	1.	左冠動脈主幹部の狭窄
	2.	中等度の狭窄性弁膜症
	3.	電解質異常
	4.	重症高血圧(注)
	5.	頻脈性不整脈または徐脈性不整脈
	6.	肥大型心筋症またはその他の流出路狭窄
	7.	運動負荷が十分行えないような精神的または身体的障害
	8.	高度房室ブロック

注)原則として収縮期血圧>200 mmHg,または拡張期血圧>110 mmHg,あるいはその両方とすることが推奨されている

循環器病の診断と治療に関するガイドライン.心血管疾患におけるリハビリテーションに関するガイドライン(2012年改訂版)http://www.j-circ.or.jp/guideline/pdf/JCS2012.nohara.h.pdf(2015年3月閲覧)

表 3-57　運動負荷の中止基準

1．症状	狭心痛，呼吸困難，失神，めまい，ふらつき，下肢疼痛（跛行）
2．徴候	チアノーゼ，顔面蒼白，冷汗，運動失調
3．血圧	収縮期血圧の上昇不良ないし進行性低下，異常な血圧上昇（225 mmHg 以上）
4．心電図	明らかな虚血性 ST-T 変化，調律異常（著明な頻脈ないし徐脈，心室性頻拍，頻発する不整脈，心房細動，R on T，心室期外収縮など），II〜III度の房室ブロック

循環器病の診断と治療に関するガイドライン．心血管疾患におけるリハビリテーションに関するガイドライン（2012 年改訂版）http://www.j-circ.or.jp/guideline/pdf/JCS2012.nohara.h.pdf（2015 年 3 月閲覧）

中に運動を実施する場合，低血圧反応を避ける目的に透析開始 2 時間以内での実施とする．一方で透析直後は倦怠感，低血圧，不整脈が出現するリスクがある．また透析前は血圧や心拍数の過剰な上昇を引き起こす可能性があり，これらのタイミングは運動実施にはあまり適していないとされている[5]．ACSM の「CKD 患者のための運動勧告」で透析患者に対する特別な配慮を加え同様の内容が述べられている[7]．

4. リスク管理

腎疾患における運動負荷試験や運動療法の禁忌・中止基準は明示されていない．現時点においては，『心血管疾患におけるリハビリテーションに関するガイドライン』（表 3-56, 57），『慢性心不全治療ガイドライン』の生活習慣病に対する運動療法の適応と禁忌（表 3-58）が参考となる[10)12)]．透析患者は体液過多の状態に陥りやすいという点で，心不全における運動療法の禁忌を参考に適用することもできる[5)10)13)]．また，腎機能の急性増悪期，透析や腎移植を行っていない ESKD，およびネフローゼ症候群を呈している患者に対しては医学的管理を優先し，積極的な運動療法は実施すべきではない．医師に許可された範囲での ADL 指導にとどめるほうがよいとしている[5]．運動負荷試験についても異常反応を報告しているものもあり，実施の可否については注意が必要であるとしている[5]．

表 3-58 **生活習慣病に対する運動療法の適応と禁忌**

疾患	適応	条件付適応	禁忌
高血圧	140～159/90～94 mmHg	160～179/95～99 mmHg または治療中かつ禁忌の値でない 男性40歳，女性50歳以上はできるだけ運動負荷試験を行う 運動負荷試験ができない場合はウォーキング程度の処方とする	180/100 mmHg 以上 胸部X線写真でCTR：55%以上 心電図で重症不整脈，虚血性変化が認められるもの（運動負荷試験で安全性が確認された場合は除く） 眼底でIIb以上の高血圧性変化がある 尿蛋白：100 mg/dL 以上
糖尿病	空腹時血糖：110～139 mg/dL	空腹時血糖：140～249 mg/dL または治療中かつ禁忌の値でない 男性40歳，女性50歳以上はできるだけ運動負荷試験を行う 運動負荷試験ができない場合はウォーキング程度の処方とする	空腹時血糖：250 mg/dL 以上 尿ケトン体（+） 糖尿病性網膜症（+）
脂質異常症	TC：220～249 mg/dL または TG：150～299 mg/dL	TC：250 mg/dL 以上または TG：300 mg/dL，または治療中 男性40歳，女性50歳以上はできるだけ運動負荷試験を行う 運動負荷試験ができない場合はウォーキング程度の処方とする	
肥満	BMI：24.0～29.9	BMI：24.0～29.9 かつ下肢の関節障害整形外科的精査と運動制限	BMI：30.0 以上

TC：総コレステロール，TG：中性脂肪，BMI：Body Mass Index〔体重(kg)/身長(m)^2〕
循環器病の診断と治療に関するガイドライン．心血管疾患におけるリハビリテーションに関するガイドライン（2012年改訂版）http://www.j-circ.or.jp/guideline/pdf/JCS2012.nohara.h.pdf（2015年3月閲覧）

表 3-59 　運動中のモニタリング項目と運動療法の中止基準 (文献6) より引用)

モニタリング項目	中止基準
収縮期血圧	安静時より 40 mmHg 以上の上昇，また 10 mmHg 以上の低下
心拍数	130 拍/min 以上への上昇
心電図	明らかな虚血性 ST-T 変化，発作性心房細動，心室性期外収縮頻発，R on T 型心室性期外性収縮，または心室頻拍の出現
兆候	チアノーゼ，顔面蒼白，冷汗，または運動失調の出現
自覚症状	狭心痛，動悸，呼吸困難，息切れ，めまい，ふらつき，倦怠感，また下肢疼痛の出現

　運動中のモニタリング項目や運動療法の中止基準については忽那ら[6)]の報告があり (表 3-59)，また ACSM の「慢性腎疾患患者のための運動勧告」において，心拍数は運動強度の指標として常に信頼できるものではないので RPE を常に監視し使用するとしている[7)]．これらを参考に運動強度，頻度について調整していく．

　その際，ACSM では患者の動静脈接合部（シャント）に直接体重をかけないかぎりは，シャントのある腕で運動を行うとしている．シャントの圧迫は禁忌であり，血圧測定は実施してはならない．シャント閉塞を避けるため肘関節屈曲など血管が閉塞する肢位を持続することは避ける．腹膜透析を受けている患者に対しては，腹腔内に透析液があるうちに運動を試みるかもしれないが，この結果がよくない場合は透析液を除去することが勧められるとしている[7)]．

EBM の活用

　『エビデンスに基づく CKD 診療ガイドライン 2013』[4)] では，透析患者の死亡と inactivity（無活動・活動の低下）には関連があり，また健康関連の QOL（HRQOL：Health Related Quality of Life）は透析患者において重要なアウトカム（入院や死亡）と関連していると報告されている．しかし，CKD 患者における検討は少なく，特に運動が腎機能および尿タンパクに影響を与え，運動負荷によって

CKDの発症率が高まるといったアウトカムとした報告はない[4].

まとめ

- 腎機能低下が慢性的に低下した病態を慢性腎臓病（CKD）と呼び，さらに腎機能が低下した状態を末期腎不全（ESKD）と呼ぶ.
- 腎疾患患者に対しての理想的な運動処方は確立されておらず，禁忌・中止基準も明確ではないのが現状であるが，いくつかの推奨・提示されているものを参考に介入されている.
- 腎疾患患者に対する理学療法では，病期や症状をふまえたうえで医師と緊密に連携しながらプログラムを実施していくことが重要である.

文献

1) 石澤光郎, 他（著）：標準理学療法学・作業療法学　専門基礎分野—生理学第3版. 医学書院, pp66-73, 2007
2) 日本透析医学会：維持血液透析ガイドライン：血液透析導入. 日本透析医学会雑誌　46：1107-1155, 2013
3) 日本腎臓学会（編）：CKD 診療ガイド 2012. p1147　http://www.jsn.or.jp/guideline/pdf/CKDguide2012.pdf
4) 日本腎臓学会（編）：エビデンスにもとづく CKD 診療ガイドライン 2013. http://www.jsn.or.jp/guideline/pdf/CKD_evidence2013/all.pdf
5) 忽那俊樹：腎機能障害者に対する理学療法. 理学療法　40：486-492, 2013
6) 忽那俊樹, 他：透析患者に対する運動療法の適応と禁忌. 臨牀透析　27：1313-1316, 2011
7) ACSM：運動処方の指針　運動負荷試験と運動プログラム　原書 第8版. 南江堂, 2011
8) Patricia Painter and Baback Roshanravan：The association of physical activity and physical function with clinical in adults with chronic kidney disease. *Curr Opin Nephrol Hypertens*　22：615-623, 2013
9) 日本腎臓学会（編）：エビデンスに基づく CKD 診療ガイドライン 2009. 東京医学社, 2009
10) 上月正博（編著）：腎臓リハビリテーション. 医歯薬出版, p14, 2011
11) K/DOQI clinical practice guidelines for cardiovascular disease in dialysis patients. *Am j Kid Dis*　45（suppl 3）：S1-S153, 2005
12) 循環器病の診断と治療に関するガイドライン. 心血管疾患におけるリハビリ

テーションに関するガイドライン(2012年改訂版). http://www.j-circ.or.jp/guideline/pdf/JCS2012_nohara_h.pdf(2015年3月閲覧)
13) 循環器病の診断と治療に関するガイドライン. 慢性心不全治療ガイドライン(2010年改訂版). http://www.j-circ.or.jp/guideline/pdf/JCS2010_matsuzaki_h.pdf(2015年3月閲覧)

✅ チェックリスト

- [ ] CKDとはどのような病態をさすか,説明せよ. ☞ P350 へ
- [ ] CKDの定義を説明せよ. ☞ P351 へ
- [ ] CKDの重症度は,どのように決められるか説明せよ. ☞ P352 へ
- [ ] 腎不全症状には,どのようなものがあるか説明せよ. ☞ P350 へ
- [ ] CKDに対する医学的治療には,どのようなものがある説明せよ. ☞ P352 へ
- [ ] 腎疾患患者の保存期(透析導入前)における理学療法の目的を説明せよ. ☞ P357 へ
- [ ] 腎疾患患者の保存期(透析導入後)における理学療法の効果として,どのようなものが報告されているか. ☞ P358 へ

10 がん（悪性腫瘍）

病態（症状）の特徴

がん（悪性腫瘍）は以下の特徴を有し，結果として疼痛や食欲不振などさまざまな症状をもたらし最終的に生命の維持を困難にする疾患の総称．1981年以降の日本人の死因第1位を占め続けている．

1. がんの特徴

① 正常な新陳代謝の都合を考えず，自律的に勝手に増殖を続け止まることがない（自律性増殖）．
② 周囲にしみ出るように広がったり（浸潤），体のあちこちに飛び火（転移）する．
③ 正常組織が摂取する栄養をどんどん取ってしまう（悪液質）．
④ 異常な内分泌により正常な生体機能を妨げる．
⑤ 臓器の正常組織を置き換え，もしくは圧迫して機能不全を起こす
⑥ 不安やうつなど日常生活への適応を脅かす心理的負担が生じやすい．

診断と分類

1. がんの診断

問診と身体診察を経て血液検査や画像検査で精査される．最終的に組織診や細胞診による病理学的診断により確定される．

2. がんの種類と表記

発生に由来する細胞によって3つに大別される（**表3-60**）．漢字

表 3-60 がんの種類と疾患例

由来する細胞	疾患例
① 造血器細胞	白血病，悪性リンパ腫，多発性骨髄腫など
② 上皮細胞（癌：carcinoma）	肺癌，乳癌，胃癌，大腸癌，子宮癌など
③ 非上皮細胞（肉腫：sarcoma）	骨肉腫，横紋筋肉腫，平滑筋肉腫など

表 3-61 TNM 分類

T（tumor：原発巣）	原発巣の大きさや深達度，浸潤の度合いを示す．
N（node：リンパ節）	領域リンパ節転移の有無や程度を示す．
M（metastasis：転移巣）	遠隔転移の有無を示す．

表 3-62 stage の一般的な特徴

stage	特徴
I	早期がん．腫瘍径も小さく発生部位に限局．根治可能．
II	stage I より進行しているが，局所に限局．根治可能．
III	局所進行がん．積極的治療の対象だが，転移再発のリスクが高まっており，根治が難しい．
IV	高度なリンパ節転移や遠隔転移のあるがん．根治不能，治療目標は緩和と延命となる．

の「癌」は②を限定して使用され，平仮名の「がん」は①～③の悪性腫瘍疾患の総称として使用される．

3. がんの病期（stage）分類[1]

がんの進行度を示す指標であり，予後の予測や治療方針の決定において重要である．Stage は TNM 分類（表 3-61）の評価に応じて 0～IV 期（表 3-62）に決定される．TNM 分類と stage 分類は，国際対がん連合（UICC：Union for International Cancer Control）の提唱するものと，本邦における各臓器別の癌取り扱い規約によるものがある．両者の詳細は異なるので，まず共通する概念を理解し，患者ごとの詳細は最新の成書を確認する．

表 3-63 がん治療の目的と方法

	手術療法	薬物療法	放射線治療
根治	遠隔転移のないがんの手術全般.	一部のがん. 術後化学療法.	一部のがん. 術後放射線療法.
延命・緩和	姑息的手術.	遠隔転移のあるがんの薬物療法全般.	姑息的照射.

医学的治療のポイント

1. がん治療の方針

 最も治療効果が高く身体の負担が少なくなる方法を選択する．がんの病期に応じて，手術，薬物療法，放射線治療などさまざまな治療法を単独または組み合わせて行う．がん自体やがん治療に伴う心身の苦痛症状を和らげる緩和ケアの併用が同時に検討される．

 最終的には原発巣や stage，全身状態，患者の希望などをもとに，医師と患者がよく相談し決定される．

2. がん治療の目的と方法

 目的は「根治」と「延命・緩和」に大別され，方法は ① 手術療法，② 薬物療法（化学療法），③ 放射線治療が三大治療法である．つまり目的×方法，2×3＝6 の分割表（表 3-63）にすると大まかな医学的治療の位置づけを把握しやすい．各治療法の適応と方法，予測される有害反応についての詳細は専門書で確認が必要である．

3. 有害事象（adverse events）

 薬物療法や放射線療法はがん細胞だけでなく正常細胞にも毒性が作用するため，さまざまな好ましくない反応が生じる（表 3-64）．がんの治療や処置の過程で観察される，あらゆる好ましくない徴候，症状，疾患を有害事象という．各医学的事象の用語の定義や重症度が標準化し公開されている[2]ので，医師との情報共有やリハビリ中

表 3-64 がん治療と有害事象の例

化学療法	放射線療法
・骨髄抑制 　白血球減少による易感染性 　血小板減少による出血傾向 ・悪心・嘔吐や下痢 ・脱毛や四肢のしびれ,など	・皮膚炎 ・粘膜炎 ・倦怠感 ・悪心・嘔吐 ・放射線性の肺臓炎や食道炎,など

表 3-65 がんによる身体機能障害

発生の原因	生じる障害の一例（主に理学療法に関連するもの）
がん自体による障害	・悪液質による倦怠感や低栄養 ・がん性疼痛 ・骨転移による疼痛や病的骨折 ・脳腫瘍による麻痺や高次脳機能障害など ・脊髄,脊椎腫瘍による四肢麻痺,対麻痺など ・肺がん,肺転移による呼吸機能障害 ・直接浸潤による末梢神経障害
がん治療の過程で生じる障害	・胸腹部手術後の呼吸器合併症 ・乳がん術後の肩関節の機能障害 ・四肢骨軟部腫瘍術後の四肢の機能障害 ・リンパ節郭清術後や放射線治療後のリンパ浮腫 ・薬物療法による末梢神経障害,心筋障害 ・放射線療法による瘢痕,脳障害,脊髄障害 ・薬物療法,放射線療法による倦怠感や低栄養 ・廃用症候群

止の判定基準などとして参考にする.

理学療法評価とその解釈

　がん患者に起こりうる障害はその発生過程と疾患や治療法により多岐にわたる（表 3-65）.よって,がん患者の理学療法の目的や内容の詳細は患者ごとに異なり多様である.まずその介入目的や介入時のリスクを医師に確認し,それに応じて呼吸循環,筋骨格,神経系の各領域の理学療法で使用されている評価・治療手法を選択する.

以下では，主に内科的な治療を受けている入院がん患者を想定し，がん患者特有の症状に着目し概説する．

1. 主観的情報（subjective information）

1）愁訴，自覚症状
痛み，倦怠感，悪心，食欲低下など「いま，つらいこと」を聴取する．訴えによって病態の進行度や全身状態，未診断の骨転移など重要な合併症の有無を推測でき，リスク管理上，重要な情報となる．また，活動能力は維持されている症例が低活動をきたしている場合など，低活動の要因を推測する有用な情報となる．

2）気分，意欲
「体調はいかがですか？」に加えて，「気分はいかがですか？」などと尋ねる．適応障害やうつ病などの精神心理面の合併症を推測する情報となる．身体機能的には問題ない症例が，低活動や集中力低下をきたしている場合など，その要因として有用な情報となる．

3）患者の希望
リハビリの進め方や獲得したい活動，緩和してほしい症状などを聴取する．がん患者の希望はさまざまで個別性が強い．患者の価値観にあわせたリハビリを提供することは，QOLの維持向上にとって重要である．特に生命予後が限られた患者にとって，残された時間をその人らしく過ごすために重要な情報となる．

4）背景情報
入院前の活動状況や既往歴などの個人要因と，住環境や家族背景，社会的資源の利用の有無などの環境要因を聴取する．個人要因の情報は身体機能やADLのリハビリ目標設定の際に，環境要因は外出・外泊などを支援する際や退院後の生活支援の際に参考とする重要な情報である．特に，進行がん患者は，急遽外出や外泊に行かなければならなくなることがあるので，あらかじめ上記の情報を聴取し評価しておくことが重要である．

5）家族の希望

リハビリの目的や内容を説明し，家族からの希望や意見を聴取する．全身状態が悪化しスムーズなコミュニケーションが困難となるがん患者にとって，リハビリ介入について患者の意向や希望を推測する重要な情報である．

6）QOL スコア

慢性疾患全般に広く使用されている SF-36 や，がん特異的尺度である FACT や EORTC-QLQ などを簡便さを考慮しながら患者の状態に応じて用いる．

QOL の維持向上の効果判定の指標として活かす．また身体機能や ADL の向上が目標とならない進行がん，末期がんの患者にとってのリハビリ介入の効果判定の情報となる可能性がある．

2. 客観的情報（objective information）

1）バイタルサイン

意識レベルや血圧，脈拍，SpO_2 といったバイタルサインを介入前後で評価する．致死的な合併症を有しやすく，全身状態が変化しやすいがん患者のリスク管理として，また，貧血や低栄養など低体力を生じているがん患者の運動過負荷を評価するうえで重要である．

2）視診・触診

悪液質によるるい痩の程度や，浮腫の有無や鑑別，骨転移による圧痛や叩打痛の有無，軟部組織転移の有無，易出血状態患者の練習後の出血有無などを視診や触診によって評価する．また，表情や視線の力強さ，活気などを観察する．明らかに新規に出現した症状や気になる症状は医学的な情報とあわせて解釈し，適宜医師にリスク管理について相談する．患者の表情などの観察は疲労感や重篤感を直感的に評価するうえで重要である．

3）身体機能（体力）

筋力や柔軟性，持久力について，がん疾患以外の理学療法で利用されている一般的な方法を用いて評価する．身体機能障害の原因（表

表 3-66 ECOG PS の日本語版[3]

Score	定義
0	全く問題なく活動できる．発病前と同じ日常生活活動が制限なく行える．
1	肉体的に激しい活動は制限されるが，歩行可能で軽作業や座っての作業は行うことができる．例：軽い家事，事務作業
2	歩行可能で自分の身の回りのことはすべて可能だが作業はできない．日中の50%以上はベッド外で過ごす．
3	限られた自分の身の回りのことしかできない．日中の50%以上をベッドか椅子で過ごす．
4	全く動けない．自分の身の回りのことが全くできない．完全にベッドか椅子で過ごす．

3-65）を推測し，リハビリ介入によって改善しうる障害か否かを判断し介入計画を立てる．筋骨格系，呼吸循環系，神経系の幅広い知識と評価技術が必要となる．

4）Performance Status（PS）

がん患者の実際的な身体機能の評価として，Eastern Cooperative Oncology Group（EOCG）の PS 評価法（表 3-66）を使用する．世界的に広く使用されており，がん医療において治療適応の判断基準や治療効果指標，予後予測因子として用いられている．5段階評価で大まかであるが，多職種と情報交換するうえで重要である．

5）ADL

標準的に使用されている BI や FIM を用いる．また定量的評価だけでなく，起居動作や日常の生活動作を観察し，運動学的，運動力学的に評価する．

骨転移がある症例や倦怠感が強い症例，低体力の症例において，過負荷な動作方法となっていないかを評価し，必要に応じて機能練習を実施したり省エネ動作獲得のために環境調整や動作方法を指導する際に有用な情報となる．

6）身体活動量 (physical activity)

歩数計や活動計の機器を用いて定量的に評価する．機器の使用が困難でも，1日を通した活動状態（終日臥床，トイレ以外は臥床，日常的に歩行や軽運動を実施しているなど）を大まかに把握する．廃用症候群に陥る可能性の判断や理学療法介入頻度の調整，セルフエクササイズの指導内容，において重要な情報となる．

理学療法治療のポイント

ポイントは，各がん患者の病期や生命予後に応じた適切な「リハビリ目標設定」と「リスク管理」である．生命予後や「リスク管理」の詳細については，成書を参照する．

1. リハビリテーション目標設定

がんの医学的情報（診断と stage，治療目的と内容，生命予後）を確認し，がん患者のリハビリの病期別目的の分類（表 3-67）を参考にしてリハビリ目標を患者ごとに設定する．がん疾患は進行に伴い医学的な治療方針が変化するので，カンファレンスなど担当医師に定期的に直接的に情報を共有しリハビリ目標やリスク管理について見直すことが必須となる．

2. がん患者の理学療法の実際

各障害に対する方法論は他の疾患で実施する理学療法と比して特殊性はなく，エビデンスや解剖・生理・運動学などのメカニズムに基づいて展開する．下記に各病期別リハビリの実際について，内容とポイントを概説する．

1）予防的リハビリテーションの実際
a．内容

重錘やマシンを利用した各種筋力トレーニング，自転車エルゴメータなどを利用した有酸素運動，セルフエクササイズの指

表 3-67 がん患者のリハビリテーションの病期別目的

	適応がん患者	リハビリ介入目的
予防的リハビリ	手術や薬物療法，放射線治療の前や直後で，機能障害が起こっていないがん患者．	治療介入による合併症の予防．治療介入後の機能障害の予防．
回復的リハビリ	各種治療の開始後に筋力低下など機能障害や ADL 障害があるがん患者．	機能障害や ADL の最大限の回復．
維持的リハビリ	再発や転移など，がんが進行し機能障害や ADL 低下が増悪しつつあるがん患者．	身体機能や ADL の維持向上，代償動作の指導．二次的な廃用症候群や合併症の予防．
緩和的リハビリ	積極的な治療が困難となったがん患者．	苦痛緩和，QOL の維持向上．

導，各手術の術前指導である．介入頻度は週1～3回で十分な場合が多く，定期的な評価のみで対応可能な場合も少なくない．

b．ポイント

患者はリハビリ介入の有効性について認識していないことがあり，介入の目的や内容を改めて説明し同意を得ることが重要である．また，早期に介入を開始することによって，病状が進行した際にリハビリ介入がスムースに導入できるといった効果も期待できる．予防的な介入適応についての判断は各施設によって対応が異なるのが現状で，研究によって対象患者をより明らかにすることが課題である．

2）回復的リハビリテーションの実際

a．内容

他疾患の理学療法と概ね変わらない，各種機能障害に対する運動療法や動作練習，動作方法の指導である．頻度は週4～7日，1日2～3回など集中的に実施する場合もある．

b．ポイント

一時的に右肩上がりに機能や能力が向上したとしても，がん患者は多疾患と比して再発や骨転移，脳転移など病態の進行，合併症などのリスクが高いことを忘れてはならない．

3）維持的リハビリテーションの実際

a．内容

いまできること（歩行など）は可能なかぎり維持できるように，できなくなってきたことは他の方法でできるよう介入する．頻度は患者の疲労感や自己管理の状態によって，週1～7日まで幅がある．

b．ポイント

状態が変化しつつある時期であり，特に緩和的リハビリとの移行時期は，医師とよく相談して目標設定と実施内容を検討する．この時期のがん患者はリハビリ介入が有効と判断される患者であっても，心身の苦痛症状からリハビリ介入に対して拒否的な反応を受けることが少なくない．がん患者の感情に配慮するコミュニケーションスキルを習得する必要がある．また，目標設定の期間はより短期的にきざむようにし，まずはリハビリの介入を続けてもらえるように意識することが重要である．

4）緩和的リハビリテーションの実際

a．内容

ROM運動やストレッチング，マッサージなどの受動的な内容が多くなる．またあらゆる苦痛に対する緩和的な介入を検討する．頻度や内容は患者や家族の希望，医師や多職種の意見をもとに検討する．

b．ポイント

不動による苦痛症状の緩和に対して，理学療法的な手法は有効となる場合が多い．負荷については最も注意すべき時期であり，理学療法で対応できることが少なくなってきたら無理に介入を続けず中断について適宜医師に相談することが必要である．

EBMの活用

がんのリハビリの有効性についてのエビデンスは，乳がんや前立腺がん，血液腫瘍など比較的予後の良いがん疾患に限られているのが現状である．本邦で行われているがん患者に対するリハビリを基

礎にエビデンスに基づいたガイドラインが作成されている[4].

まとめ

- がんは，他の疾患とは異った病態の特徴をもち，最終的に死に至らしめる可能性のある疾患である．
- がん患者に起こる障害はその原因が多岐にわたるので，リハビリ介入によって改善可能な障害か評価することが重要である．
- がんの理学療法は実施目的とリスクについて医師に適宜確認することが重要である．

文献

1) 尾崎由記範：がん治療の原則と stage 分類の意味．宮越浩一（編）：がん患者のリハビリテーション．メジカルビュー，pp11-24，2013
2) 有害事象共通用語規準 v4.0 日本語訳 JCOG 版（略称：CTCAE v4.0-JCOG）Published：May 28, 2009（http://www.jcog.jp）〔Accessed 2015 Feb 9〕
3) Oken MM, et al：Toxicity and response criteria of the Eastern Cooperative Oncology Group. *Am J Clin Oncol* **5**：649-55, 1982
4) がんのリハビリテーションガイドライン策定委員会（編著）：がんのリハビリテーションガイドライン．金原出版，2013

☑チェックリスト

- [ ] がんの特徴を 6 ついえる． ☞ P366 へ
- [ ] TNM 分類の内容と stage（Ⅰ～Ⅳ）の特徴を説明できる． ☞ P367 へ
- [ ] がん治療の主な目的を 2 つ，治療方法を 3 ついえる． ☞ P368 へ
- [ ] リハビリの対象となるがん患者の障害を説明できる． ☞ P369 へ
- [ ] がん患者のリハビリの病期別目的を 4 つ説明できる． ☞ P374 へ

第4章

脳・神経・脳血管障害

1 脳血管障害

病態（症状）の特徴

　厚生労働省における平成23年の患者調査によると，脳血管疾患は約123万5,000人であり，悪性新生物患者と同程度である．また人口動態統計によると，昭和26〜55年の間は日本の死因のトップであったが，医学の進歩により脳血管疾患による死亡数は減少しつつある．しかし現在においても，悪性新生物，心疾患，肺炎に次いで死亡原因の第4位となっており，1年間で約11万8,000人が脳血管疾患で死亡している．さらに，脳血管疾患は重い後遺症を残すことが多く，介護が必要となる原因の第1位に挙げられている．

　脳血管疾患の危険因子は，高血圧，高脂血症，糖尿病，喫煙，心房細動，飲酒などである．脳血管疾患は多彩な症状を呈し，運動麻痺，感覚障害，嚥下障害などの身体障害や，言語障害や注意障害などの高次脳機能障害が見られる．

診断と分類

1. 脳血管障害の診断

　脳血管障害の診断は通常，救急外来での問診，バイタルチェック，麻痺や言語障害などの神経学的所見，CT所見などを基にして行われる（表4-1）．

2. 脳血管障害の分類

　脳血管障害分類としてNINDS（National Institute of Neurological Disorders and Stroke）による分類第Ⅲ版があり，脳梗塞，脳出血，くも膜下出血の3つに大別される．病型により症状やリスク管

表 4-1 各病型における CT 画像所見の違い

	脳梗塞	脳出血	くも膜下出血
CT 所見	低吸収域(早期では異常所見なし)	脳内の高吸収域	脳溝や脳槽の高吸収域
	右中大脳動脈領域脳梗塞 ＊MRI（拡散強調画像：DWI）では早期から高信号が見られる	右被殻出血	破裂左内頸動脈絡叢動脈瘤

理，予後予測が異なるため，それぞれの特徴について把握しておく必要がある．

1) 脳梗塞

脳梗塞を引き起こす原因として，血栓性，塞栓性と血行力学性の3つがある．さらに，臨床病型では4つに分類され，アテローム血栓性，心原性塞栓性，ラクナ梗塞，その他（BAD：Branch Atheromatous Disease，大動脈原性脳梗塞など）に分けられる（図 4-1）．

a．アテローム血栓性

太い血管の動脈硬化によって引き起こされる．高血圧，喫煙や糖尿病との関連性が強いといわれている．徐々に症状が進行することがある．

b．心原性塞栓性

主要なものとして心原性があり，心房細動や心弁膜症などによって生じた血栓によって引き起こされる．他に，頸動脈の動脈硬化プラーク上に生じた血栓によって引き起こされる，いわゆる "artery to artery embolism（A to A）" がある．これらは，脳血栓と比較し主幹動脈の閉塞が大きく，死亡率や機能予後は不良な場合が多い．

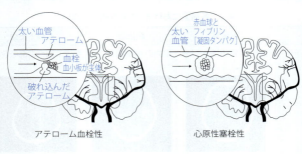
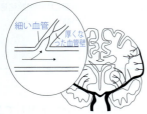

図 4-1　脳梗塞の臨床病型

c．ラクナ梗塞

細い穿通枝動脈の閉塞によって生じた病型で，症状が限局されていることで比較的軽症例とされることが多い．

d．その他

大動脈原性脳梗塞（BAD など）が含まれる．BAD は症状が進行することが多く，経過に注意が必要である．

2）脳出血

脳出血の原因として，ほとんどの例が高血圧性であるが，若齢発症例では二次性脳出血の割合が多い（**表 4-2**）．

a．高血圧性脳出血

脳出血全体の 80％ を占めている．出血例の 14〜26％ が発症後数時間〜24 時間で血腫の増大を認め，増悪例では予後不良なケースが多い．好発部位は被殻であり，その他，視床，小脳，

表 4-2 脳卒中における出血および閉塞部位と主要症状

出血部位	主要症状		
	運動機能	高次脳機能	その他
被殻出血	反対側の片麻痺．内包後脚の損傷では重度の弛緩性麻痺	優位半球では失語，劣位半球では失行・失認	感覚障害，同名半盲など
視床出血	内包を障害して片麻痺を呈する．運動失調もみられる	左の損傷で失語，右の損傷で左半側空間失認	重度の感覚障害（特に深部感覚），視床痛など
橋出血	反対側の片麻痺，同側の失調		顔面，反対側の感覚障害，眼筋麻痺（MLF症候群）
小脳出血	同側の失調		病巣側への注視麻痺，複視
皮質下出血	反対側の片麻痺	失語	行動異常など

閉塞部位	主要症状		
	運動機能	高次脳機能	その他
前大脳動脈	反対側の片麻痺	失行	感覚障害
中大脳動脈（内頸動脈）	反対側の片麻痺	意識障害．左の損傷で失語・失行・失認	感覚障害，同名半盲
前脈絡叢動脈	反対側の片麻痺		感覚障害，同名半盲
後大脳動脈	反対側の運動失調，不随意運動（舞踏様，アテトーゼ様），片麻痺	純粋失読，視覚失認，記憶障害	感覚障害，同名半盲
脳底動脈	反対側の片麻痺，病巣側の小脳性運動失調		顔面，反対側の感覚障害，眼筋麻痺（MLF症候群），めまい，眼振
椎骨脳底動脈	反対側の片麻痺，病巣側の小脳性運動失調，舌の麻痺，軟口蓋麻痺		感覚障害，延髄外側の障害では半身の感覚解離（ワレンベルグ症候群），回転性めまい，悪心，頭痛，嚥下障害

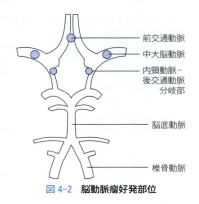

図 4-2　脳動脈瘤好発部位

橋が挙げられる．

b．二次性脳出血

二次的に脳出血を起こす原因として，脳動脈瘤，海綿状血管腫，脳虚血後の脳出血（出血性梗塞），脳動静脈奇形，脳腫瘍，モヤモヤ病などがある．

3）くも膜下出血

くも膜下出血の原因として脳動脈瘤の破裂が一般的であるが，交通外傷など外的な要因によってもくも膜下出血をきたすことがある．

脳動脈瘤破裂

50～60歳代女性に好発し，高い死亡率を有する．再出血予防のために外科的治療，または血管内手術を要する．好発部位は，前大脳動脈-前交通動脈分岐部である．その他，内頸動脈-後交通動脈分岐部や中大脳動脈分岐部に生じやすい（図 4-2）．

生命予後は発症時の重症度が大きく関与している．グレード分類として，意識障害の程度を示した WFNS 分類（表 4-3）や Hunt and Kosnik 分類（表 4-4），出血量や分布を示した Fisher 分類がある（表 4-5）．機能的予後に関しては，動脈瘤の場所や脳実質内の出血を合併しているかどうかに左右される．

表 4-3 WFNS 分類

Grade	GCS score[注]	主要な局所神経症状（失語あるいは片麻痺）
I	15	なし
II	14-13	なし
III	14-13	あり
IV	12-7	不問
V	6-3	不問

注）Glasgow Coma Scale（資料 b-2）

表 4-4 Hunt and Kosnik 分類

Grade	症状
0	未破裂動脈瘤
I	無症状，または軽度の頭痛，項部硬直
Ia	急性の髄膜症状，あるいは脳症状が見られないが，固定した神経学的失調がある
II	中等度から強度の頭痛，項部硬直を見るが，脳神経麻痺以外の神経学的失調なし
III	傾眠状態，錯乱状態，または軽度の巣症状を示す
IV	混迷状態，中等度から重度の片麻痺，早期除脳硬直および自律神経障害を伴うことあり
V	深昏睡状態，除脳硬直を示す，瀕死の様相を示す

表 4-5 Fisher 分類

Group	CT における出血の程度
1	血液が見られない
2	血液がびまん性に見られるか，垂直層（半球間裂，島回槽，insula cistern，迂回槽）に 1 mm 以下の薄い層が形成されている
3	局所的に血塊あり，垂直層に 1 mm 以上の血液層を形成
4	びまん性くも膜下出血，あるいはくも膜下出血はなくとも脳内，脳室内に血塊をあり

表 4-6 各病型における内科的・外科的治療

	脳梗塞	脳出血	くも膜下出血
内科的治療	・rt-PA（アルテプラーゼ） 適応：発症 4.5 時間以内のすべての脳梗塞患者 ・抗凝固療法 ・抗血小板療法 ・脳保護療法	・降圧療法 ・抗脳浮腫療法	・降圧療法 ・抗脳浮腫療法
外科的治療	・内膜剝離術（CEA） ・血管内治療（頸動脈ステント治療（CAS）など）	・開頭血腫除去術 ・定位血腫除去術 適応：被殻出血，小脳出血，皮質下出血 ・ドレナージ術（血腫内，脳室内）	・開頭ネッククリッピング術など ・血管内手術（コイル塞栓術など） 開頭手術　カテーテル手術 クリッピング術　コイル塞栓術 手術適応：WFNS や Hunt and Kosnik 分類IV以下

医学的治療ポイント

病巣部位や意識障害の程度，または出血量などによって，内科的または外科的治療が選択される（**表 4-6**）．

理学療法評価とその解釈

1. 予後予測

初診に入る前にまず，医師のカルテや画像所見から病巣部位や血腫の大きさ，脳浮腫の程度などを確認しておく（**表 4-7**）．先行研究[1]によると，予測因子に脳画像を加えることで，3 カ月後の bar-

表 4-7 画像評価のポイント

	脳梗塞・脳出血	くも膜下出血
急性期	病巣部位・大きさ（錐体路や感覚/言語中枢の障害の有無をチェック）． 脳浮腫の程度（midline sift があるかどうか）．	破裂動脈瘤の場所． 出血量（脳実質内の出血の有無も確認）． 脳浮腫の程度（Midline sift の有無）．
亜急性期	水頭症の有無（脳室が拡大していないか）．	脳血管攣縮による脳梗塞の有無． 水頭症の有無．

小さい病巣でも運動予後が不良な部位：放線冠（中大脳動脈穿通枝領域），内包後脚，脳幹（中脳・橋・延髄前方），視床（後外側の病巣で深部覚脱失のもの）

thel index の予測精度が向上したと報告されている．つまり，機能評価や動作能力評価だけでなく，病巣部位などの医学的情報から予後予測をすることが ADL を向上させるために重要である．また，正確な予後予測ができることで，今後必要となりうる在宅サービスの準備などを早期から始めることができ，スムースなリハビリの流れをつくることができる（図 4-3）．予後予測には先行研究を活用することが勧められる．例えば，機能障害や能力障害の回復過程に関しては，Jorgensen ら[2]による Copenhagen stroke study などを参考にし，歩行の自立度の予後予測に関しては，二木[3]による予測などを参考にすることが勧められる（資料 b-15）．

2. 主観的評価（subjective information）

1）一般情報

主訴と理学療法に対する希望を聴取する．また，予後予測や転帰先を決定するうえで必要となる情報として，入院前の ADL や職業，介護保険の利用有無，同居家族や主介護者，家屋状況や経済状況がある．

2）現病歴

脳卒中の機能障害のほとんどは突発的に起こり，徐々に症状が緩和する場合が多い．しかし，アテローム血栓性脳梗塞や BAD，くも

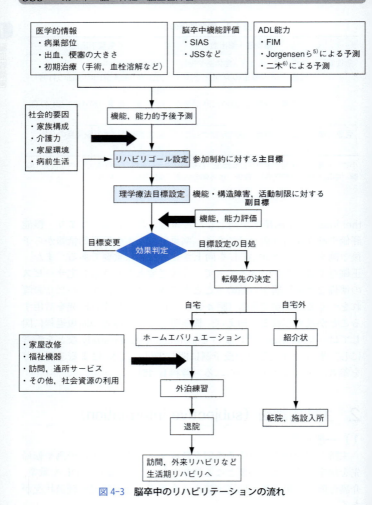

図 4-3 脳卒中のリハビリテーションの流れ

膜下出血における血管攣縮など，中には理学療法介入中に増悪する症例がある．現病歴を調べることは介入時点において症状が安定し，安全にリハビリが可能な状態かどうかを知るための手立てとなる．

3）疼痛

主観的な評価において疼痛の聴取が重要である．コミュニケーション可能な場合は Numeric Rating Scale（NRS）にて評価を行う．コミュニケーション困難な場合は，運動時痛の有無などを Face Rating Scale（FRS）にて評価する（資料 a-6）．脳血管障害患者において，肩と手の痛みと腫脹を主症状とする反射性交感神経性ジストロフィー（肩手症候群）を起こすことがある．夜間痛などは生活のリズムを変化させ，理学療法の妨げとなるため特に注意が必要である．また，中枢性の疼痛に移行し，長期に持続する可能性があるため，早めに医師へ相談し，NSAIDs やコルチステロイドなどの薬物治療を検討してもらう．

3. 客観的評価（objective information）

総合評価として，Stroke Impairment Assessment Set（SIAS，資料 b-11）や Japan Stroke Scale（JSS，資料 b-12）などが大規模なデータベースをもち，予後予測にも有効である．これらの評価指標を利用して定期的に評価することが推奨される．

1）意識レベル

意識レベルの評価は，急性期において必須の評価項目であり，回復期においても動作予後や運動学習の阻害となる因子として重要である．代表的な評価指標として Japan coma scale（JCS，資料 b-1），Glasgow coma scale（GCS，資料 b-2）が挙げられる．JCS は最も簡便で広く用いられている．GCS は開眼状況，言語，運動機能の3つに分けられているため，より詳細な意識状態がわかる．

2）精神機能

改訂長谷川式簡易知能評価スケール（HDS-R，資料 b-4），Mini-Mental State Examination（MMSE，資料 b-5）が用いられることが多い．

損傷部位による器質的な変化に加え，急性期には通過症候群として精神機能低下が起こる．意識障害やもともとの認知機能を考慮して，精神機能に関する予後を見極める必要がある．また，長期間の

活動性低下により二次的にも生じうるため，経時的な評価が求められる．

3）高次脳機能障害

損傷部位によって，失語，失行，失認，注意障害などが生じる．運動学習を進めていくうえで障壁となるため，必要に応じてST評価を参照し対応について相談する．

4）運動麻痺

一般的に運動麻痺は回復段階を示す Brunnstrome Recovery Stage（BRS，資料 b-8）や上田による片麻痺機能評価法（資料 b-9）で表現されることが多い．近年では，定量的に近位と遠位の運動を分類し，より変化に鋭敏である SIAS が利用されている．

5）感覚障害

感覚検査は，受容器ごとに大別され，触圧覚，温痛覚，運動覚の検査が行われる．運動麻痺と同様，近位と遠位において損傷の程度が異なる可能性があるため，少なくとも上下肢の近位・遠位の左右差を確認しておく．

6）筋緊張

筋緊張検査は，セラピストの主観的評価であるため再現性をとることが難しいが，動作の阻害因子となることが多いため，modified Ashworth scale（資料 b-7）などを利用して数値的な変化を追うことが望ましい．また，速度や姿勢，心理状況によっても変化をきたすため，どのような場面で筋緊張が亢進するのかを詳細に記載し，評価の再現性がとれるように配慮する．

7）ROM

脳血管疾患によって直接的に起こる障害ではないが，不使用（廃用症候群）により二次的に生じることが多い．特に痙性の強い例や動作能力の低い例で多く，ROM 制限が動作を阻害することもあるので注意が必要である．

8）動作能力

具体的な治療アプローチや効果判定は動作能力の評価をもとになされることが多い．基本動作とされている起居動作，起立，歩行の動作分析を行い，一番の問題となっている動作を同定する．同定された問題を機能レベルに落とし込み，アプローチした結果を動作で再評価する．必要に応じてビデオ撮影などを行い，できるかぎり客観的な評価となるよう心がける．

9）ADL

脳血管疾患理学療法の最終目標は ADL の再獲得である．評価方法として，Barthel Index（BI，資料 b-13）や Functional Independence Measure（FIM，資料 b-14）が一般的である．BI は評価時点での"できる ADL"を評価しており，FIM は"している ADL"を評価する．この両者に乖離が生じている場合，している ADL に移行させていくことがアプローチ上のポイントとなってくる．

理学療法治療のポイント（病期・疾患別）

1. 急性期（発症〜2週間）

急性期の脳卒中理学療法において重要なことは，症状を増悪させないようにリスク管理をしながら，廃用症候群を予防することである．一般的に，発症早期に増悪のリスクが高いとされているため，特に血圧変動に注意しながら離床を進めていく必要がある．また，点滴やバルーンカテーテルなどの医学的管理物があるため，ライン管理の知識をもつ必要がある．その他，高血糖，低栄養，けいれん発作，深部静脈血栓症，不整脈，心不全，誤嚥，褥瘡，尿路感染などの合併症に注意しながら理学療法を実施することが求められる．

1）リスク管理

a．脳梗塞のリスク管理

正常血圧の人では，平均動脈圧が約 50〜150 mmHg の範囲で脳血流量を一定に保つための機能がある（脳循環自動調節

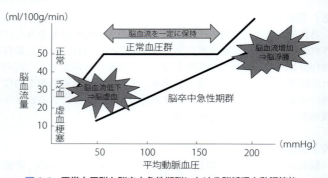

図 4-4 正常血圧群と脳卒中急性期群における脳循環自動調節能
脳卒中急性期群では,血圧の変動が直接的に脳血流量の変動につながりやすい

能:auto-regulation)(図 4-4).しかし,脳卒中を発症すると,この脳循環自動調節能が高度に障害されていることが多いため,血圧低下が脳血流量低下につながり,虚血による脳細胞の直接的な損傷・壊死に陥る可能性がある(血行力学的脳梗塞).そのため,理学療法実施の際の血圧管理が重要であり,特に座位や立位練習を開始した直後の起立性低血圧に注意を払う必要がある.

b.脳出血のリスク管理

脳出血の再発のリスクは 2〜5%といわれており,脳梗塞と同様,血圧管理が重要となる.ただし,脳出血の場合は血圧上昇により再出血のリスクが高まると考えられるため,筋力強化や歩行練習など努力を要する練習場面での血圧上昇に注意が必要である.

c.くも膜下出血のリスク管理

最も注意が必要なことは,脳血管攣縮(スパズム)を起こさないことである.スパズムは 2 週間以内に起こりやすいとされており,この時期において血圧低下に注意が必要である.脳槽ドレーンを挿入している超急性期のくも膜下出血の術後症例に関しては,介入時に一時閉鎖(クランプ)をしてもらい,ドレーンの抜去に十分注意しながら離床する.

脳血管疾患の急性期のリハビリ介入時に医師からの明確なバ

イタルサインの指示がない場合は、日本リハビリテーション医学会診療ガイドライン委員会が公表している、リハビリ中止基準（表 4-8）にしたがって理学療法実施や中止の可否を判断する．

2）運動療法

医師からの安静指示に従いながら、廃用予防のための運動療法を実施する．ベッド上安静期間では、ROM 運動や麻痺側の随意運動を実施し、麻痺側の動きを認識させながら、可能な範囲での使用を促していく．また、必要に応じて呼吸練習やベッド上ポジショニングを行う．離床指示が出れば、座位練習や車椅子移乗を行い、段階的に立位、歩行練習へと進めていく．運動麻痺の重症例では、立位・歩行練習の際に長下肢装具などの補装具や杖などの歩行補助具の利用を考える．

2. 回復期（発症後 2 週間〜6 カ月）

医学的管理物を必要としなくなる時期であり、積極的な理学療法が求められる．機能予後や動作的な予後の予測をしながら、自宅退院に向けて早期から環境整備や装具の選定などを行っていく．また、カンファレンスなどを通じ、各職種における役割や目標を明確にしておくことが重要である．回復期まで理学療法を必要とする患者の多くは、後遺症を残した状態での退院となる可能性が高いため、家族指導も重要なアプローチとなる．

1）リスク管理

急性期同様、血圧管理が必要であるが、活動範囲が広がることにより転倒予防も重要となってくる．また、脳出血の脳室穿破症例やくも膜下出血症例では水頭症を合併する可能性があるため、水頭症の 3 徴候である ① 認知症，② 歩行障害，③ 尿失禁が見られた場合は早急に医師に相談するようにする．

a．脳梗塞，脳出血，くも膜下出血のリスク管理

(1) 転倒：入院当初に転倒・転落のリスクをスクリーニングする．転倒リスクが高いと判断された場合は、具体的にどのよう

表 4-8 **リハビリテーション中止基準**（文献 4）より引用）

積極的なリハをしない場合
1. 安静時脈拍 40/分以下あるいは 120/分以上
2. 安静時収縮期血圧 70 以下または 200 以上
3. 安静時拡張期血圧 120 以上
4. 労作性狭心症の場合
5. 心房細動のある方で著しい徐脈あるいは頻脈がある場合
6. 心筋梗塞発症直後で循環器動態が不良な場合
7. 著しい不整脈がある場合
8. 安静時胸痛がある場合
9. リハ実施前にすでに動悸，息切れ，胸痛のある場合
10. 座位でめまい，冷や汗，嘔気などがある場合
11. 安静時体温 38 度以上
12. 安静時（SpO$_2$）が 90％以下

途中でリハを中止する場合
1. 中等度以上の呼吸困難，めまい，嘔気，狭心痛，頭痛，強い疲労感などが出現した場合
 強い疲労感の出現
2. 脈拍が 140/分を超えた場合
3. 運動時収縮期血圧 40 mmHg 以上，または拡張期血圧が 20 mmHg 以上上昇した場合
4. 頻呼吸（30 回/分以上），息切れが出現した場合
5. 運動により不整脈が増加した場合
6. 徐脈が出現した場合
7. 意識状態の悪化

＊いったんリハを中止し，回復を待って再開
1. 脈拍が運動前の 30％を超えた場合．ただし，2 分間の安静で 10％以下に戻らないときは以後のリハを中止するか，またはきわめて軽作業のものに切り替える
2. 脈拍が 120/分を超えた場合
3. 1 分間 10 回以上の期外収縮が出現した場合
4. 軽い動悸，息切れが出現した場合

その他の注意が必要な場合
1. 血尿の出現
2. 喀痰量が増加している場合
3. 体重が増加している場合
4. 倦怠感のある場合
5. 食欲不振・空腹時
6. 下肢の浮腫が増加している場合

＊：この基準を満たそうとすると，練習が実施困難な症例も存在する．このような場合は，個別に対応方法を考慮する．

な場面で転倒が起こる可能性が高いのかをアセスメントし,介助方法やベッド周囲の環境整備などについて看護師とよく情報交換をする.
(2) 誤嚥:嚥下障害のある症例では誤嚥に注意する.食物の形態(きざみ,とろみなど),一口の量,座位姿勢などを調整し,実際の介護者がわかるように紙面などで掲示しておく.
(3) 誤用・過用症候群:筋緊張が不均衡な状態で無理に麻痺肢を動かすことや不良肢位をとること,あるいは低緊張な関節へ過度の荷重をすることで痛みを生じやすい.特に肩の痛みには注意が必要で,麻痺側管理に対する患者教育や職員への周知,必要に応じてアームスリングを装着する.

2) 運動療法

回復期における運動療法の基本理念は,麻痺側を積極利用させ,繰り返し使用させることである.ただし,動作の初期段階においては共同運動パターンのような単純な動作学習をしてしまう可能性が高いため,セラピストによる動作介助や下肢装具を使用しながら立位・歩行練習を実施する.また,急性期に生じた廃用症候群の改善や麻痺側の筋再教育に対して,エアロバイクなどの有酸素運動も有用である.

3) 環境整備

入院当初より,自宅写真などから家屋評価を行うことで自宅退院後の生活のイメージを鮮明にさせておく.また必要に応じて家屋訪問(ホームエバリュエーション)を実施し,動線の確認や必要な住宅改修,福祉用具などの提案を行う(表4-9).その際は,介護保険を利用することが多いため,申請方法や利用可能なサービスなどについてソーシャルワーカーに確認しておく.

4) 退院後のリハビリテーション継続の検討

回復期病院退院後のリハビリ継続先として,主に以下の3つが挙げられる.それぞれの特徴を把握したうえで,本人・家族へ適切な提案ができるようにする.

表4-9 ホームエバリュエーション時の主な評価内容

物理的環境（車椅子ベース，または歩行ベースの生活かで大きく異なる）
屋外からのアクセス，玄関，トイレ，浴室，寝室，居間（日中の主な生活場所），食堂，台所など． 近隣の環境（坂や不整地の有無，公共交通機関や買い物場所までの距離など）．

介護環境
主介護者の介護能力，訪問看護や訪問入浴，ヘルパー利用の必要性，デイサービスやデイケアの利用など．

a．外来リハビリテーション

専門的な設備で効率よくリハビリが行えるだけでなく，通院による外出機会の確保や患者や介護者同士の交流の場としても意義は大きい．患者会なども社会参加の場として有効な手段である．

b．通所リハビリテーション

老人保健施設におけるデイケア（通所リハビリ）は，外出機会，社会参加の場，入浴や家族の休息（レスパイト）のニーズだけでなく，機能維持の場としても期待されている．

c．訪問リハビリテーション

実際の生活場面で指導ができ，家庭内での役割の再構築や趣味活動の再開などにも対応することができるメリットがある．また，退院後の生活を軌道に乗せることを目標として，短期集中的なかかわりをする場合があり，家族やヘルパーに指導し，引き継いでいくための役割を担うこともある．

3. 生活期（発症後6カ月以降）

生活期の最大の目標は「生活の維持」である．介護生活を送っている場合，生活は本人だけで成り立つわけではないので，介護者，同居家族の生活も考慮する必要がある．そのため，動作方法を最大能力よりも低めに設定してでも，本人が自立して行える方法を選択するほうが家族の負担は少ないこともある．また，閉じこもりにならないよう，外出や社会交流の機会を確保する．

1）リスク管理

　再発のリスクは徐々に減ってくるが，もともと高血圧や糖尿病などをベースにもっている患者が多いため，内科疾患のコントロール状態について注意を払う必要がある．また，活動性が低くなった場合においては徐々に体力や筋力が低下し，バランス障害を呈している場合があるため，転倒・転落などに注意が必要である．

2）運動療法

　生活期において，運動麻痺が残存している場合は改善の余地を見極める必要がある．一般的に自然回復は6カ月を経過するとプラトーに達するといわれている．しかし，6カ月を超えても，若齢症例などは緩徐に改善することがある．また，不使用の学習（learned-non-use）によって，潜在能力はあるが麻痺側肢をほとんど使用していない症例に対して，課題指向型アプローチやCI療法などを利用して麻痺側を積極的に使用させることで改善が望める．さらに，麻痺が大きく改善しなくとも，効率的な動作を学習する可能性は十分にある．その他，廃用症候群の予防へのアプローチも大切であり，歩行自立群では散歩を習慣化させることを推奨し，非自立群においては立ち上がり練習の実施など安全にできる範囲の運動を勧める．

3）生活評価

　在宅における評価は本人の能力のみならず，介護にあたる家族や利用しているサービスなども含めた生活全体を考える視点が重要である．健全な家庭生活のための8つのニーズとして，①健康，②ADL能力，③介護負担，④家事，⑤経済，⑥家族関係，⑦社会交流，⑧ストレスが挙げられる．これらのニーズをいつ，誰が，どのように行っているかを評価する．

4）Quality of Life（QOL）

　QOLの評価基準は，理学療法の重要な目標の1つである．包括的な指標としてはMedical Outcomes Study 36-Item Short-Form Health Survey（SF-36）が用いられている．また，当院においては，国際的にも普及している健康関連QOL尺度として，5項目法と視覚評価表から構成されるEuroQOL-5D-3Lを採用している．具体的

な質問内容として,移動の程度,身の回りの管理,普段の生活,痛み/不快感,不安/ふさぎ込みの程度であり,それぞれの質問に対して3段階の尺度から回答する.

EBMの活用[8]

1. 病期別リハビリテーションの進め方

1) 急性期
廃用症候群を予防し,早期のADL向上と社会復帰をはかるために,十分なリスク管理のもとにできるだけ発症後早期から積極的なリハビリ(早期の離床・歩行訓練,摂食・嚥下訓練など)を行う.

2) 回復期
急性期に引き続き実施される,より専門的かつ集中的に行われる回復期リハビリによってADLが改善しうる.その際,予後予測による目標設定,適切なリハビリプログラムの立案,必要な入院期間の設定などを行い,包括的にアプローチする.

3) 生活期
回復期終了後,筋力,体力,歩行能力などを維持・向上させることが勧められる.そのために,訪問リハビリや外来リハビリ,地域リハビリについての適応を考慮する.

2. リハビリテーション評価・治療

1) 評価
・総合評価として,Fugl-Meyer Assessment, JSS, SIAS, NIH Stroke Scale(NIHSS)が推奨されている.
・機能障害の評価方法として,BRS, modified Ashworth scaleが推奨されている.
・ADLの尺度として,FIM, BIで高い信頼性と妥当性が検討されている.

2）治療

a．上肢機能障害

- 上肢機能障害に対するリハビリでは，特定の訓練（麻痺側上肢のリーチ運動，メトロノームにあわせた両上肢の繰り返し運動，目的志向型運動，イメージ訓練など）を積極的に繰り返し行う．
- 麻痺が軽度な患者に対しては，生活の中で麻痺側上肢を強制使用させるCI療法が勧められる．

b．下肢機能障害

- 起立-着座訓練や歩行訓練などの下肢訓練の量を多くすることは，歩行能力の改善のために強く勧められる．
- 脳卒中片麻痺で内反尖足がある患者に，歩行改善のために短下肢装具を用いることが勧められる．
- 歩行改善のために，筋電や関節角度を用いたバイオフィードバック，トレッドミル訓練や免荷式動力型歩行補助装置が勧められる．

まとめ

　脳卒中の理学療法は，まず病態を正確に把握し，機能や動作能力の予後予測することが重要である．現在，内科的・外科的治療やリハビリは『脳卒中治療ガイドライン2009』[8]をもとに実施されているため，ガイドラインの内容を把握しておくべきである．そのうえで，患者にあわせたテーラーメイドの治療を提供するための自己学習を進めていくことが望ましい．また，脳卒中のリハビリは包括的なアプローチが必要であるため，ICFの構造（**資料 b-22**）を利用して全体像を把握しながら，優先順位をつけてアプローチをしていくことが求められる．

文献

1) Baird AE, et al：A three-item scale for the early prediction of stroke recovery. *Lancet* **357**：2095-2099, 2001
2) Jorgensen HS, et al：Outcome and time course of recovery in stroke. The

Copenhagen Stroke Study. Arch Phys Med Rehabil 76：406-412, 1995
3) 二木 立：脳卒中リハビリテーション患者の早期自立度予測. リハ医学 **19**：201-223, 1982
4) 日本リハビリテーション医学会診療ガイドライン委員会：リハビリテーション医療における安全管理・推進のためのガイドライン. 医歯薬出版, 2006
5) 厚生労働省：平成 23 年（2011）患者調査の概況. http://www.mhlw.go.jp/toukei/saikin/hw/kanja/11/［Accessed 2015 Jan 11］
6) 厚生労働省：平成 25 年人口動態統計月報年計（概数）の概況. http://www.mhlw.go.jp/toukei/saikin/hw/jinkou/geppo/nengai13/［Accessed 2015 Jan 11］
7) 宮越浩一（編）：脳卒中リハビリテーションマニュアル. 医学書院, 2014
8) 篠原幸人, 他（編）：脳卒中治療ガイドライン 2009. 協和企画, 2009

✓チェックリスト

- [ ] 脳卒中の病型を 3 つ挙げられる. ☞ P379 へ
- [ ] 脳梗塞における臨床カテゴリーを 4 つ挙げられる. ☞ P380 へ
- [ ] 脳出血における好発部位を 4 つ挙げられる. ☞ P381 へ
- [ ] くも膜下出血におけるグレード分類を 3 つ挙げられる. ☞ P382 へ
- [ ] 脳卒中の各病型における主な内科的・外科的治療について説明できる. ☞ P384 へ
- [ ] 脳卒中の画像評価のポイントがいえる. ☞ P385 へ
- [ ] 脳卒中治療ガイドライン 2009 に記載されている, 推奨されるリハビリ評価と治療について説明できる. ☞ P396 へ

one point コラム　BADって？

BAD（Branch Atheromatous Disease）は，Caplan[1]の定義によると，主幹動脈からの分岐部近傍に病変を生じることで，結果として穿通枝領域に脳梗塞をきたす病態である．したがって，穿通枝の末梢部に病変を生じるラクナ梗塞とは異なるとされている（**Fig.**）．アテローム硬化が原因であり，長径 15 mm 以上（MRI 水平断で 3 スライス以上）の梗塞を起こす．好発部位は外側線条体動脈，傍正中橋動脈である．

BAD はラクナ梗塞と比較して入院後に NIHSS で 1 点以上の悪化を占める進行の割合が有意に高く，退院時の modified Ranking Scale（mRS）のスコアが良好（0 または 1）な症例は BAD で有意に低かったことが報告されている．したがって，BAD とラクナ梗塞を区別することは，悪化のリスクや能力的な予後を見極めるうえで重要な情報となる．

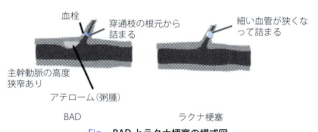

Fig. BAD とラクナ梗塞の模式図

---

1) Caplan CR : Intracranial branch atheromatous disease : A neglected, understudied, and underused concept. *Neurology* **39** : 1246-1250, 2004
2) 星野晴彦，高木誠，山本康正ほか：Branch atheromatous disease における進行性脳梗塞と急性期転帰．脳卒中　**33** : 37-44, 2011

2 パーキンソン病

病態（症状）の特徴

1. 病態の特徴

中脳黒質のドパミン神経細胞の変性を主体とする緩徐進行性の神経変性疾患である．いわゆるパーキンソン病の4大徴候（安静時振戦，筋固縮，無動・寡動，姿勢反射障害）が発現する．発症年齢は50〜60歳代に多いが，高齢ほど発病率が高くなる．原則として特発性である．人口10万人あたり100〜150人の有病率で，男女差はない．人口構成の高齢化に伴い有病率は増加傾向となっている．

2. 障害の特徴

① 神経系の直接的な機能障害に非神経系の間接的な機能障害が加わり，複合的機能障害が形成される．
② 肩甲帯と骨盤帯が捻れるような体軸内回旋が困難となり，歩行といった移動能力に比べ，寝返りや起居動作が早期より困難になりやすい．
③ 歩行は聴覚的・視覚的手がかりにあわせると歩けることがあり，平地よりも階段が歩きやすいことも経験する（kinésie paradoxale，逆説性歩行）．
④ 運動開始の遅延，動作の切り換え・停止が困難となりやすい．
⑤ 運動症状だけでなく，抑うつ，不安，認知機能障害，注意機能障害などの高次脳機能障害，せん妄や幻覚，臭覚低下，睡眠障害，自律神経障害などの非運動症状が出現する．
⑥ 拘束性呼吸障害，嚥下障害，自律神経障害を合併しやすいため，呼吸器感染症など全身的な合併症を起こしやすい．死亡原因は肺炎が最も多く，誤嚥との関係が大きい．
⑦ 薬効の減退の影響を受けて，症状や自立度が変動（日内変動，日

差変動）する.

診断と分類

厚生省特定疾患神経変性疾患調査研究班によるパーキンソン病診断基準がある．診断のうえでは，臨床経過，自覚症状，神経所見，薬剤反応性などの結果をもとに総合的に判断することが必要である．パーキンソン病の類似疾患として，薬剤性，脳血管障害が原因の脳血管性，神経変性疾患（多系統萎縮症，進行性核上性麻痺，大脳皮質基底核変性症）などのパーキンソニズムがある．

医学的治療ポイント

① 治療法については運動症状の重症度・改善，長期的な有用性，安全性，服用のしやすさに注目し，年齢や生活環境などの患者背景を考慮することが重要である[1]．
② 治療の主体は薬物療法である．薬効が確立している L-ドパとドパミンアゴニストに加え，アマンタジン，抗コリン作動薬，MAO-B 阻害薬などが挙げられる．概ね 70〜75 歳以上の高齢者では，運動機能改善を最優先して L-ドパから開始し，非高齢者で認知機能障害・精神症状がなく，症状改善を優先させる必要がない場合は，ドパミンアゴニストから開始することが推奨される[2]．
③ 薬物療法は多くの患者で効果がある（特に初期，honey moon effect）．薬物により症状緩和が見られるが，長期服用により薬効は一定せず，副作用が出現しやすくなる．薬物療法開始から 5 年以上経過したケースの約半数では，薬効が減退する wearing off 現象，症状がスイッチを切ったように突然変化する on-off 現象，薬剤の服薬後に出現する不随意運動（ジスキネジア）などが出現するといわれている．
④ 薬物療法以外では，定位的脳破壊術や脳深部刺激療法（DBS），非侵襲的脳刺激療法などの新しい治療も試みられている．また，リハビリの効果については，最近になってエビデンスが認められる

ようになり，臨床的有用性が示されつつある．薬物療法に加えて実施されることが重要とされている．

理学療法評価とその解釈

1. 主観的情報 (subjective information)

1) リスク
転倒歴の有無，転倒歴がある場合には具体的な状況を確認する．食事中のむせや内服の副作用の有無なども確認する．

2) 疼痛
不良姿勢などにより頸部や腰部に二次的な疼痛が出現しやすい．部位，程度，発生状況などを問診する．程度は Numeric Rating Scale (NRS) などで評価する．

3) QOL の評価
SF-36 や疾患特異的な評価尺度の Parkinson's Disease Questionnaire (PDQ-39) を用いる．

2. 客観的情報 (objective information)

1) 重症度分類
Hoehn-Yahr の重症度分類ステージによる 5 段階の重症度分類で大まかな病期をとらえることができる．神経学的側面に日常生活の遂行能力を加味した評価である．改訂版は 1.5 と 2.5 のステージが加えてあり，やや詳しい分類が可能である (**表 4-10**)．

2) 機能障害
a. 振戦
安静時振戦で直接的には ADL に支障はない．手指に多く見られ，母指と示指との間でまるで丸薬を丸めているように見える (pill rolling)．

表 4-10 Hoehn-Yahr の重症度分類と改訂版 Hoehn-Yahr の重症度分類

Hoehn & Yahr の重症度分類		改訂版 Hoehn & Yahr の重症度分類	
		Stage 0	正常.
Stage 1	症状は一側性で,機能障害はないか,あっても軽微.	Stage 1	一側性の症状のみ.
		Stage 1.5	一側性の症状と体幹の症状.
Stage 2	両側性または体幹の症状があるが,バランス障害はない.	Stage 2	両側性の症状があるが,バランス障害はない.
		Stage 2.5	軽度の両側性の症状があるが,pull test で立ち直ることができる.
Stage 3	姿勢反射障害が明らかになり,生活上の制限がいくらか生じるが,仕事によっては継続可能.日常生活は自立している.	Stage 3	軽度から中等度の両側性の症状があり姿勢の不安定性を伴うが,身体的には自立している.
Stage 4	完全に進行した段階で症状は重度,かろうじて介助なしで起立および歩行が可能.日常生活は高度に障害される.	Stage 4	重度な障害であるが,介助なしに立位保持または歩行が可能.
Stage 5	介助なしでは寝たきりまたは車いすの生活を余儀なくされる.	Stage 5	介助なしではベッドまたは車いすのままの状態.

b. 筋緊張

主に,肘関節,手関節,膝関節,足関節の他動的運動に対する抵抗感で評価する.持続的な抵抗感(鉛管様固縮)や断続的な抵抗感(歯車様固縮)で感じられる.屈筋や内転筋に強い傾向がある.固縮の影響で拘縮が生じているか把握する.

c. 無動(寡動)

自発運動が乏しくなり,動作緩慢,運動範囲・頻度の減少,仮面様顔貌などが観察される.廃用性の問題を助長することにもなる.

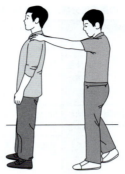

図 4-5　pull test

検者は患者の後方に位置し,急に肩を後方に引き,その際の姿勢反応を評価するもの.
<実際の評価基準>
0．正常（後方突進なし）
1．後方突進あるが,自分で立ち直れる
2．姿勢反射がおきない.検者が支えなければ倒れてしまう.
3．きわめて不安定.何もしなくても倒れそうになる.
4．介助なしでは立てない.

d．ROM

姿勢の異常や筋固縮のため全身的な ROM 制限が生じやすい．頸部伸展，体幹前傾，下肢屈曲・内転傾向が強いため，頸部屈曲，体幹伸展，下肢伸展・外転方向の ROM 制限が生じやすい．姿勢調整に関係する足趾を含めた足部の ROM 評価も重要である．

e．筋力

廃用性筋力低下を生じやすい．

f．リズム形成障害

反復動作ではリズム形成障害が見られ，緩徐で振幅も小さくなる．

g．姿勢・バランス能力

前屈・側屈姿勢の程度，端座位で患者を傾斜したときの立ち直り反応を観察する．立位での外乱負荷応答の評価に pull test[3] を利用する（図 4-5）．BBS（Berg Balance Scale）や BESTest（Balance Evaluation System Test）を使用することも

ある.

h. 精神・高次脳機能

MMSE や Trail Making Test（TMT）などの検査を行う．社会活動性低下により抑うつ化が進み，認知症が進行しやすい．二重課題の簡便な検査に Stop Walking When Talking（SWWT）がある．

i. 呼吸機能

無動と筋固縮によって拘束性呼吸障害になりやすい．胸郭柔軟性，呼吸パターン肺活量などによって評価する．

j. 自律神経障害

起立性低血圧，排尿障害などの有無を確認する．

3）能力・活動面

a. 基本動作

起居動作では，体幹回旋が乏しく寝返りの際に肩甲帯と骨盤帯にねじれがなく，丸太のように転がる．寝返りや起き上がりは困難であるが，いったん立ってしまえば歩行可能な症例も少なくない．動作緩慢など動作障害として時間的な要素があるため，背臥位からの立ち上がりに要する時間，歩行に要する時間などを経時的に測定する．

b. 歩行

すくみ足，小刻み歩行，突進現象，加速歩行，腕の振りの減少などが見られる．すくみ足は状況依存性が高く，歩行開始，方向変換，目標接近，狭所，二重課題時などを観察する．「足が床に貼り付いて離れない感覚」があり，持続時間は 10 秒以下が多い．TUG，10 m 歩行テスト，6 分間歩行テスト（6MWT：6-Minute Walk Test）を行う．

c. ADL

実際にしている ADL を反映し，認知面の項目も加えられている FIM が好ましい．パーキンソン病統一スケール（UPDRS：unified Parkinson's disease rating scale）の ADL の part も使用される．

表 4-11 KNGF ガイドラインによる重症度に応じた理学療法の目標と介入方法[5]

	改訂 Hoehn & Yahr 1〜2.5	Hoehn & Yahr 2〜4	Hoehn & Yahr 5
治療目標	・活動低下の予防 ・運動や転倒に対する不安の予防軽減 ・身体機能の維持・改善(運動耐容能,筋力,可動域)	・活動性の維持・改善	・生命活動の維持 ・褥瘡や関節拘縮などの二次的合併症の予防
アプローチ方法	・情報提供や指導 ・バランスや体力に主眼を置いた運動療法(グループを含む)	・移乗,姿勢,リーチと把持,バランス,歩行の5つに焦点を当てた運動療法 ・認知運動ストラテジーや外的手がかりの利用 ・必要に応じた介護者の参加	・積極的な自動介助運動 ・ベッドや車いすでの姿勢調整 ・褥瘡や関節拘縮に関する予防と指導 ・介護者の参加

4)臨床評価指標(各種スコアなど)

UPDRS(資料 b-23)は包括的な評価指標である.2008 年に改訂版(MDS-UPDRS)が作成されている.

理学療法治療のポイント

1. 重症度に応じた対応

オランダ理学療法士協会で作成されたガイドライン[4]を参照しつつ,個々の患者に応じた理学療法アプローチを提供する(表 4-11).

2. 拘縮,ROM 改善

① 拘縮を起こしやすい頸部・体幹・胸郭,股・膝屈曲拘縮,尖足拘縮に対しては,自動あるいは他動運動を十分に行う.
② 体幹回旋の他動的 ROM を維持し,四肢の運動をきっかけとした体幹の回旋運動にあわせて立ち直り反応を促進する.寝返り,座

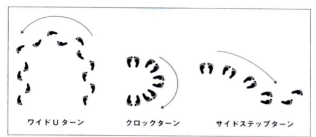

図 4-6 方向変換時のすくみ足への対策
(文献 5) より改変・引用)

位姿勢でのリーチ,歩行時の方向変換など,臥位から立位までのさまざまな肢位において行う.
③ 立ち上がりでは体幹前傾により足部に十分荷重させ,さらに体幹や股・膝関節の伸展運動を促通するようにする.重心移動を自覚させながら行う.

3. 歩行練習

① 歩行練習中はできるかぎり歩幅や上肢の振りを大きくし,大回りで方向変換することなどを意識的に行う.歩行にあわせて両肩から体幹の回旋を入れた操作を行うのもよい.
② トレッドミル歩行や下肢の振り出しを股関節伸展方向に行う後ろ歩きも組み合わせる.練習中は転倒に注意が必要である.
③ すくみ足のある患者に対しては視覚的手がかりを利用することが望ましい.一方で,すくみ足のない患者は視覚より聴覚的手がかりを利用するほうが望ましい.また,方向変換時のすくみ足への対応はターンの仕方を工夫する(図 4-6).

4. 姿勢矯正,呼吸機能管理

一定の時間うつ伏せをとる,壁の前に後向きに立つなどして姿勢矯正(体幹伸展)や胸郭拡張運動を行う.呼吸機能に対しては日常

表 4-12　生活環境整備の具体例

- 増築や転居を考慮する際は，介助や福祉用具の設置に必要なスペースを確保することを検討する．
- 歩行可能な場合，段差などが目標物になることがあるので，バリアフリーが最適とは限らない．
- すくみが出現している場合には視覚的手掛かりを活用したり，十分なスペースを確保したりする．
- 姿勢反射障害が出現している場合には，動線上，特に方向変換が必要な場所に手すりを取り付ける．
- 寝返りや立ち上がりが困難な場合には，硬めのベッドや電動ベッドを導入するなど工夫が必要である．
- 日中の離床を促し，姿勢の変形や誤嚥性肺炎を予防するためにもシーティングが有効な場合もある．

生活より腹式呼吸や発声練習を行うように指導し，肺活量の維持に努める．また，重症例では必要に応じて排痰療法を行う．

5. 生活環境整備

現状の動作能力を最大限に引き出し，安全で実用的な活動を保証するには福祉用具の導入や改修などの環境整備が欠かせない．環境整備を検討する際，丁寧な情報収集（薬効による変動や転倒歴などを含む）を行ったうえで，病期の進行を予測した改修計画を立てることが重要である（表 4-12）．

6. 患者，家族指導

在宅では閉じこもる傾向にあるため，医療機関と保健・福祉などの連携が必要と思われる．必要に応じて，介護保険や障害者総合支援法の制度の利用，地域の難病相談・支援センターやパーキンソン病友の会への紹介を行う．経済面では，難病医療費助成制度など国や自治体の施策紹介を行う．家族の介護負担感も確認しておく必要があり，必要に応じて施設への短期入所（ショートステイ）やレスパイト入院なども検討する．

EBM の活用

日本理学療法士協会が作成したガイドライン[6]によると、推奨グレード A の評価に疾患特異的評価指標として UPDRS、PDQ-39 がある.

介入方法の推奨グレード A は、理学療法（全般複合的運動）(exercise, physical therapy)、トレッドミル歩行であり、グレード B は、筋力増強運動、バランス運動、全身運動、感覚刺激、ホームプログラムなどである.

まとめ

- パーキンソン病は、ドパミン神経細胞の変性を主体とする緩徐進行性の神経変性疾患であり、4大徴候（安静時振戦、筋固縮、無動・寡動、姿勢反射障害）が特徴である.
- パーキンソン病に対する評価では、運動機能面だけではなく、精神機能や高次脳機能、さらに全身的な合併症の有無についても確認を行う必要がある.
- パーキンソン病に対する理学療法では、重症度に応じて目標を設定し、介入を行うことが重要である.
- パーキンソン病に対する理学療法では、身体機能練習だけではなく、環境調整から患者・家族指導にいたるまでの包括的な対応が必要である.

文献

1) 日本神経学会「パーキンソン病治療ガイドライン」作成委員会：パーキンソン病治療ガイドライン 2011. 医学書院
2) 武田 篤（編）：ガイドラインサポートハンドブック「パーキンソン病」. 医薬ジャーナル社
3) Munhoz RP, et al：Evaluation of the pull test technique in assessing postural instability in Parkinson's disease. *Neurology* **62**：125-127, 2004
4) KNGF Guidelines for physical therpy in patients with Parkinson's disease. Royal Dutch Society for Physiotherapy. The role of the physical therapist, pp.

27-28, 2004
5) 石井光昭：すくみ足の対策をどうするか パーキンソン病のリハビリテーション．難病と在宅ケア **17**：45-50，2011
6) 日本理学療法士協会：パーキンソン病．理学療法診療ガイドライン 第1版 (2011). http://www.japanpt.or.jp/academics/establishment_guideline2011/ 〔Accessed 2015 Jan 15〕

✓ チェックリスト

- [ ] 治療の中心となる薬物療法の副作用にはどのようなものがあるか？ ☞ P401
- [ ] パーキンソン病での運動症状の特徴は何か？ ☞ P400
- [ ] パーキンソン病の非運動症状には何があるか？ ☞ P400
- [ ] パーキンソン病の重症度分類には何があるか？ ☞ P402–403
- [ ] パーキンソン病の包括的な評価指標には何があるか？ ☞ P406
- [ ] ガイドラインに沿った重症度別の目標やアプローチを理解しているか？ ☞ P406

3 脊髄小脳変性症

病態（症状）の特徴

　脊髄小脳変性症（SCD：Spinocerebellar Degeneration）とは，運動失調を主症状とし，原因が，感染症，中毒，腫瘍，栄養素の欠乏，奇形，血管障害，自己免疫性疾患等によらない疾患の総称である．臨床的には小脳性の運動失調症候を主体とする[1]．診断基準を表4-13に示す[1]．

　全国で約3万人の患者がいると推定され，そのうち孤発性（非遺伝性）が2/3，遺伝性が1/3を占める[2]．孤発性の大多数は多系統萎縮症（MSA：Multiple System Atrophy）であり，一部小脳症状に限局した皮質性小脳萎縮症（CCA：Cortical Cerebellar Atrophy）がある[2]．遺伝性については，Spinocerebellar Ataxia（SCA）の名のもとにナンバーリングがされ，2009年時点で31の病型が確定されている[3]．

　予後は，病型により大きく異なる（図4-7）[1]．

診断と分類

　SCDの診断は，以下のアルゴリズムで行われる[4]．図4-8に示すように脳血管障害などから発現するような二次性の運動失調が否定できるとSCDを考えることとなる．図4-9では孤発性，図4-10では遺伝性SCD診断のアルゴリズムを示す．

　SCDの重症度分類については表4-14に示す．

医学的治療ポイント

　治療法としては，次のものが挙げられる．

表 4-13 SCD（MSA を除く）の診断基準

診断基準
Definite, Probable を対象とする.

主要項目
脊髄小脳変性症は，運動失調を主要症候とする神経変性疾患の総称であり，臨床，病理あるいは遺伝子的に異なるいくつかの病型が含まれる．臨床的には以下の特徴を有する.
① 小脳性ないしは後索性の運動失調を主要症候とする.
② 徐々に発病し，経過は緩徐進行性である.
③ 病型によっては遺伝性を示す．その場合，常染色体優性遺伝性であることが多いが，常染色体劣性遺伝性の場合もある.
④ その他の症候として，錐体路症候，パーキンソニズム，自律神経症候，末梢神経症候，高次脳機能障害などを示すものがある.
⑤ 頭部の MRI や X 線 CT にて，小脳や脳幹の萎縮を認めることが多いが，病型や時期によっては大脳基底核病変や大脳皮質の萎縮などを認めることもある.
⑥ 以下の原因による 2 次性脊髄小脳失調症を鑑別する：脳血管障害，腫瘍，アルコール中毒，ビタミン B_1, B_{12}, 葉酸欠乏，薬剤性（フェニトインなど），炎症［神経梅毒，多発性硬化症，傍腫瘍性，免疫介在性小脳炎（橋本脳症，グルテン失調症，抗 GAD 抗体小脳炎）］，甲状腺機能低下症など.

診断確度の分類
- Definite：脊髄小脳変性症に合致する症候と経過があり，遺伝子診断か神経病理学的診断がなされている場合.
- Probable：(1) 脊髄小脳変性症に合致する症候があり，診断基準の主要項目①②⑤および⑥を満たす場合．または (2) 当該患者本人に脊髄小脳変性症に合致する症状があり，かつその家系内の他の発症者と同一とみなされる場合（遺伝子診断がなされていない場合も含む）.
- Possible：脊髄小脳変性症に合致する症候があり，診断基準の主要項目①②⑤を満たすが，⑥が除外できない場合.

1. リハビリテーション

純粋小脳型では，図 4-11 に示すように集中的なリハビリの効果があることが示唆されている[2].

2. 薬物療法

表 4-15 に示すような症状に対し，種々の薬剤が使用される[4].

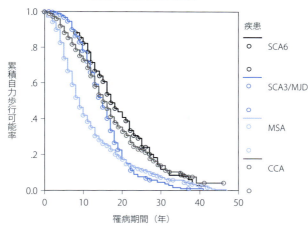

図 4-7 **脊髄小脳変性症各病型別の自然歴（自力歩行可能年数）**

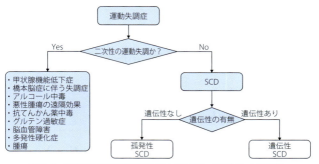

図 4-8 **運動失調症の診断のアルゴリズム**（文献 4）より引用）

3. 磁気刺激療法

小脳型 SCD の一部の運動失調症状に有効との報告がある[6]．

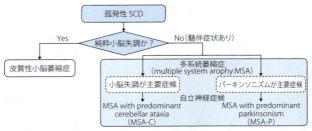

図 4-9 孤発性 SCD の診断のアルゴリズム（文献 4）より引用)

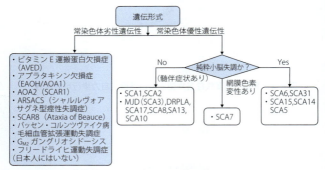

図 4-10 遺伝性 SCD の診断のアルゴリズム（文献 4）より引用)

理学療法評価とその解釈

1. 主観的情報（subjective information）

1）一般情報
家族情報，家屋情報，日常生活状況，就学・就労状況を聴取する．

2）現病歴
いつ頃から症状が出現したかを聴取する．

表 4-14 **SCD の重症度分類**(文献 5) より引用)

	下肢機能障害	上肢機能障害	会話障害
I度 (微度)	独立歩行 独り歩きは可能. 補助具や他人の介助を必要としない.	発病前(健常時)に比べれば異常であるが、ごく軽い障害.	発病前(健常時)に比べれば異常であるが、軽い障害.
II度 (軽度)	随時補助・介助歩行 独り歩きはできるが、立ち上がり、方向転換、階段の昇降などの要所要所で、壁や手すりなどの支持補助具、または他人の介助を必要とする.	細かい動作は下手であるが食事にスプーンなどの補助具は必要としない. 書字も可能であるが、明らかに下手である.	軽く障害されるが、十分に聞き取れる.
III度 (中等度)	常時補助・介助歩行―伝い歩行 歩行できるが、ほとんど常に杖や歩行器などの補助具、または他人の介助を必要とし、それらのないときは伝い歩きが主体をなす.	手先の動作は全般に拙劣で、スプーンなどの補助具を必要とする. 書字はできるが読みにくい.	障害は軽いが少し聞き取りにくい.
IV度 (重度)	歩行不能―車いす移動 起立していられるが、他人に介助されてもほとんど歩行できない. 移動は車いすによるか、四つ這い、またはいざりで行う.	手先の動作は拙劣で、他人の介助を必要とする. 書字は不能である.	かなり障害され聞き取りにくい.
V度 (極度)	臥床状態 支えられても起立不能で、臥床したままの状態であり、ADLはすべて他人に依存する.	手先のみならず上肢全体の動作が拙劣で、他人の介助を必要とする.	高度に障害され、ほとんど聞き取れない.

注)下肢機能障害,上肢機能障害,会話障害を 5 段階に分けてあるが,これらの障害は必ずしも並行しない.障害度の最も重いところをもって(その患者のその時期における)障害度とする.

3)自覚症状

本疾患では,多彩な症状が出現するため自覚症状の聴取は慎重に行う必要がある.

各々の症状は重複して出現する場合があることにも留意する.

a. 小脳・脳幹症状

・立位・歩行:「立ったり歩いたりしてふらつく」

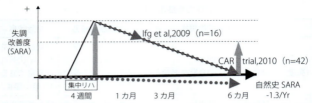

図 4-11 **小脳失調症に対する短期集中リハビリテーションの効果に関する無作為比較研究**（Trial for Cerebellar Ataxia Rehabilitation（CAR trial）試験 ID/公開日 UMIN000000824 2007/09/12）（文献 2）より引用）

- 1 日 2 時間，4 週間の集中リハビリは小脳失調を主体とした脊髄小脳変性症の小脳失調，歩行機能を改善し，その効果は少なくとも 3 カ月持続する
- 疾患が進行形である点を加味すると，6 カ月後の機能がリハビリ前と同等であったとしても機能維持に貢献している可能性が高い
- リハビリ後の機能改善の保持は小脳失調が軽度な患者で良好であった

表 4-15 **SCD に対する薬物療法**

症状	薬剤
失調症状	プロチレリン酒石酸塩水和物（ヒルトニン） タルチレリン水和物（セレジスト）
自律神経症状	ミドドリン塩酸塩（メトリジン；起立性低血圧）など
パーキンソン症状	抗パーキンソン病治療薬（レボドパなど）
痙縮	抗痙縮薬

- 会話：「呂律が回りにくい」
- 書字：「字がうまく書けない」
- 食事：「スプーンなどの食器がうまく使えない」
- 嚥下：「食事がうまく飲み込めない」

b．錐体路症状

- 痙縮：「足が突っ張る」など
- 運動麻痺：「力が入らない」

c．錐体外路症状

- 強剛：「動きがぎこちない」
- 不随意運動：「手足が勝手に動く」

d．自律神経症状

- 起立性低血圧：「めまい（立ちくらみ）がする」

- 排尿・排便障害:「尿がうまく出せない」「便秘・下痢がある」
- 睡眠呼吸障害:「睡眠中のいびきが大きい」

e．末梢神経症状
- 筋力低下:「力が入らない」
- 筋萎縮:「手足が細くなった」
- 感覚障害:「手足の感覚がない」

2. 客観的情報（objective information）

ROM，筋緊張，感覚機能，筋力，協調性，平衡機能，基本動作，移動能力，自律神経障害，呼吸機能，循環機能，ADL，失調症検査，QOLについて評価する．

① 視診：パーキンソニズムや不随意運動の有無，筋萎縮の有無について確認する．
② ROM：活動性低下や痙縮・固縮による拘縮の有無を確認する．
③ 筋緊張：他動運動時の抵抗感や被動性，痙縮・強剛の有無について確認する．
④ 感覚機能：末梢性の感覚障害などの有無について確認する．
⑤ 筋力：徒手筋力検査（MMT：Manual Muscle Testing）を行い，それぞれの筋力不均衡についても確認する．
⑥ 協調性：測定障害，共同運動障害，変換運動障害，振戦，時間測定異常などについて，左右差も含めて確認する．
⑦ 平衡機能：四つ這い，膝立ち，座位，立位などの各種姿勢でバランス反応を評価する．座位では躯幹協調ステージ[7]，立位ではFunctional Reach Test（FRT），歩行ではTUGを確認する．国際的にはBBSが多く用いられる[8]．
⑧ 基本動作：背臥位からの起き上がり，座位，立位に至る動作パターンの観察を行う．特に起き上がりでは共同運動障害（バビンスキーの股屈現象）の有無や上肢による支持基底面のとり方と体幹回旋運動の程度などを観察し，動作遂行上の安定性を評価する．
⑨ 移動能力：歩行，四つ這い・いざり移動などの床上移動能力を観察する．歩行では10 mの最大歩行速度に要した時間と，歩数などを測定する．また，継ぎ足歩行，膝屈曲位歩行，階段昇降などを含めて歩容を評価する．

⑩ 自律神経障害：睡眠障害，排尿障害などの有無を確認する．
⑪ 呼吸機能：排痰，呼吸障害などの有無を確認する．特に MSA では睡眠呼吸障害の合併が報告されている．
⑫ 循環機能：起立性低血圧など，姿勢に伴う血圧変動はあるか，めまいなどの症状はあるかを確認する．
⑬ ADL：BI や FIM を用いる．
⑭ 失調症検査：国際評価尺度である International Cooperative Ataxia Rating Scale（ICARS）（表 4-16）[9]や Scale for the Assesment and Rating of Ataxia（SARA）（表 4-17）[10]，Unified Multiple System Atrophy Rating scale（UMSAR）[11]を用いて評価する．特に SARA は，厚生省運動失調に関する調査班により日本語版が作成され，その信頼性・有用性が確認された簡便に実施できる評価尺度である．
⑮ QOL：難病の QOL 評価尺度である Schedule for the Evaluting of Individual Quality of Life（SEIQoL）や，難病患者に共通の主観的 QOL 尺度[12]，MSA の QOL スコアなどがある．

理学療法治療のポイント

1. 重症度Ⅰ度（微度）

四つ這い・立位・歩行などでのバランス練習，階段昇降練習などの応用動作練習，歩行補助具などの紹介，自転車エルゴメーターなどでの全身持久力運動，重錘などを使用しての四肢・体幹筋力練習，書字・食事などの ADL 練習・指導，発声・構音練習などを行い，廃用症候群の予防に努める．

2. 重症度Ⅱ度（軽度）

歩行練習を中心としたバランス練習や ADL 練習を行う．上記の重症度Ⅰ度における練習内容を，歩行補助具や福祉用具，手すり使用，姿勢を調整するなどして難易度をややさしく設定し転倒に注意して行う．また呼吸練習も開始する．

表 4-16 **ICARS**

I. 姿勢および歩行障害	(右) (左) II. 運動機能
1. 歩行能力 ( ) 0. 正常 ( ) 1. ほぼ正常だが,継足歩行ができない ( ) 2. 異常だが支持なしで自立歩行可能 ( ) 3. 自立歩行可能だが著しく動揺. 方向転換は困難 ( ) 4. 伝い歩きで 10 m 歩ける ( ) 5. 一本杖で歩行可能 ( ) 6. 歩行器(手押車, 二本杖)で歩行可能 ( ) 7. 介助歩行 ( ) 8. 歩行不能	**8. 膝脛試験:運動分解と企図振戦** ( )( ) 0. 正常 ( )( ) 1. 軸方向・側方のずれはないが運動は円滑でなく運動分解を認める ( )( ) 2. 軸方向にずれを認める ( )( ) 3. 軸方行へのずれを認める ( )( ) 4. 側方への大きなずれを認める. もしくは検査不能
2. 歩行速度 ( ) 0. 正常 ( ) 1. わずかに遅い ( ) 2. かなり遅い ( ) 3. 著しく遅い ( ) 4. 自力での歩行は困難	**9. 踵膝試験:動作時振戦** ( )( ) 0. 正常 ( )( ) 1. 踵が膝に到達すれば速やかに振戦が止まる ( )( ) 2. 踵が膝に到達して 10 秒以内に振戦が止まる ( )( ) 3. 踵が膝に到達してから 10 秒以上振戦が続く ( )( ) 4. 踵が膝に到達したあと振戦が持続し止まらない. もしくは検査不能
3. 開眼での立位保持 ( ) 0. 10 秒以上片足立ち可能 ( ) 1. 閉脚立位保持可能だが, 片足立ちは 10 秒未満 ( ) 2. 閉脚立位保持可能だが, Mann 試験では保持不能 ( ) 3. 閉脚立位保持不能, 開脚立位は保持可能 ( ) 4. 閉脚立位保持不能, 開脚立位は動揺するが可能 ( ) 5. 自力立位保持不能, 支え立ち可能 ( ) 6. 支え立ち不能	**10. 指鼻試験:運動分解と測定異常** ( )( ) 0. 正常 ( )( ) 1. 軽度の動揺 ( )( ) 2. 2 相性の運動分解もしくは中等度の測定異常 ( )( ) 3. 2 相性以上の運動分解もしくは著しい測定異常 ( )( ) 4. 鼻に到達できないほどの強い測定障害
4. 開眼立位での開脚度 ( ) 0. 10 cm 未満 ( ) 1. 10 cm 以上 25 cm 未満 ( ) 2. 25 cm 以上 35 cm 未満 ( ) 3. 35 cm 以上 ( ) 4. 立位保持不能	**11. 指鼻試験:指の企図振戦** ( )( ) 0. 正常 ( )( ) 1. 軽度の振戦 ( )( ) 2. 振幅 10 cm 未満の振戦 ( )( ) 3. 振幅 10〜40 cm の振戦 ( )( ) 4. 振幅 40 cm 以上の振戦
5. 開眼開脚立位での動揺 ( ) 0. 正常 ( ) 1. わずかに動揺 ( ) 2. 頭部で 10 cm 未満の動揺 ( ) 3. 頭部で 10 cm 以上の動揺 ( ) 4. すぐに転倒	**12. 指指試験:動作時振戦と動揺** ( )( ) 0. 正常 ( )( ) 1. 軽度の動揺 ( )( ) 2. 振幅 10 cm 未満の動揺 ( )( ) 3. 振幅 10〜40 cm の動揺 ( )( ) 4. 振幅 40 cm 以上の動揺
6. 閉眼閉脚立位での動揺 ( ) 0. 正常 ( ) 1. わずかに動揺 ( ) 2. 頭部で 10 cm 未満の動揺 ( ) 3. 頭部で 10 cm 以上の動揺 ( ) 4. すぐに転倒	**13. 回内回外変換運動** ( )( ) 0. 正常 ( )( ) 1. わずかに不規則で遅い ( )( ) 2. 明らかに不規則で遅いが, 肘は動揺しない ( )( ) 3. 著しく不規則で遅い. 肘が動揺する ( )( ) 4. 運動は完全にばらばら. もしくは不可能

表 4-16 ICARS（つづき）

7．座位の状態	14．アルキメデス螺旋の描画
（ ）0．正常 （ ）1．体幹のわずかな動揺 （ ）2．体幹と両脚の中等度の動揺 （ ）3．強い動揺 （ ）4．座位保持不能	（ ）0．正常 （ ）1．パターンをわずかに外れるが，測定障害による急激な変化はない （ ）2．パターンを完全に外れ，測定障害や線の交叉が生じる （ ）3．測定障害や運動分解による大きな障害がある （ ）4．ほとんど螺旋の形にならない，もしくは不能
III．言語障害	**IV．眼球運動異常**
15．構音障害：発話の流暢度 （ ）0．正常 （ ）1．わずかな流暢性の障害 （ ）2．中程度の流暢性の障害 （ ）3．きわめて遅く強い構音障害 （ ）4．話せない	17．注視誘発眼振 （ ）0．正常 （ ）1．一過性 （ ）2．持続性だが中等度 （ ）3．持続性で高度
16．構音障害：発話の明瞭度 （ ）0．正常 （ ）1．不明瞭発語を疑わせる （ ）2．不明瞭発語であるがほとんどの話は理解可能 （ ）3．強い不明瞭発語であり発語が理解できない （ ）4．話せない	18．追視運動の異常 （ ）0．正常 （ ）1．わずかに衝動性 （ ）2．明らかに衝動性 19．眼球運動での測定障害 （ ）0．正常 （ ）1．明らかな測定過大や測定過小がある

3. 重症度Ⅲ度（中等度）

自宅ベッド周囲やトイレ歩行などの起居動作，屋内歩行などの実際の環境に即した練習を開始する．必要に応じて，車いすの紹介や自助具の紹介を行う．さらに誤嚥防止に摂食・嚥下練習を開始する．家族指導を本格的に開始する．QOL 向上を目指したアプローチを検討する．

4. 重症度Ⅳ度（重度）

四つ這い・いざり動作などの床上動作練習，ADL 練習，家族への介助指導を行う．さらに，呼吸練習や発語・発声練習に加えてコミュニケーション機器の紹介・指導も開始する．可能な範囲での摂食・嚥下練習も継続する．QOL 向上を目指したアプローチを検討する．

表 4-17 **SARA 日本語版**

| Rater : _____ | date : _____ | patient : _____ |

Scale for the assessment and rating of ataxia (SARA)

1) 歩行
以下の 2 種類で判断する. ①壁から安全な距離をとって壁と平行に歩き, 方向転換し, ②帰りは介助なしでつぎ足歩行 (つま先に踵を継いで歩く) を行う.

- 0 : 正常. 歩行, 方向転換, つぎ足歩行が困難なく 10 歩より多くできる. (1 回までの足の踏み外しは可)
- 1 : やや困難. つぎ足歩行は 10 歩より多くできるが, 正常歩行ではない.
- 2 : 明らかに異常. つぎ足歩行はできるが 10 歩を超えることができない.
- 3 : 普通の歩行で無視できないふらつきがある. 方向転換がしにくいが, 支えは要らない.
- 4 : 著しいふらつきがある. 時々壁を伝う.
- 5 : 激しいふらつきがある. 常に, 1 本杖か, 片方の腕に軽い介助が必要.
- 6 : しっかりとした介助があれば 10 m より長く歩ける. 2 本杖か歩行器か介助者が必要.
- 7 : しっかりとした介助があっても 10 m には届かない. 2 本杖か歩行器か介助が必要.
- 8 : 介助があっても歩けない.

Score

2) 立位
被検者に靴を脱いでいただき, 開眼で, 順に①自然な姿勢, ②足を揃えて (親趾同士をつける), ③つぎ足 (両足を一直線に, 踵とつま先に間を空けないようにする) で立っていただく. 各肢位で 3 回まで再施行可能, 最高点を記載する.

- 0 : 正常. つぎ足で 10 秒より長く立てる.
- 1 : 足を揃えて, 動揺せずに立てるが, つぎ足で 10 秒より長く立てない.
- 2 : 足を揃えて, 10 秒より長く立てるが動揺する.
- 3 : 足を揃えて立つことはできないが, 介助なしに, 自然な肢位で 10 秒より長く立てる.
- 4 : 軽い介助 (間欠的) があれば, 自然な肢位で 10 秒より長く立てる.
- 5 : 常に片方の腕を支えれば, 自然な肢位で 10 秒より長く立てる.
- 6 : 常に片方の腕を支えても, 10 秒より長く立つことができない.

Score

3) 坐位
開眼し, 両上肢を前方に伸ばした姿勢で, 足を浮かせてベッドに座る.

- 0 : 正常. 困難なく 10 秒より長く坐っていることができる.
- 1 : 軽度困難, 間欠的に動揺する.
- 2 : 常に動揺しているが, 介助無しに 10 秒より長く坐っていられる.
- 3 : 時々介助するだけで 10 秒より長く坐っていられる.
- 4 : ずっと支えなければ 10 秒より長く坐っていることが出来ない.

Score

4) 言語障害
通常の会話で評価する.

- 0 : 正常.
- 1 : わずかな言語障害が疑われる.
- 2 : 言語障害があるが, 容易に理解できる.
- 3 : 時々, 理解困難な言葉がある.
- 4 : 多くの言葉が理解困難である.
- 5 : かろうじて単語が理解できる.
- 6 : 単語を理解できない. 言葉が出ない.

Score

表 4-17 SARA 日本語版（つづき）

Rater：＿＿＿＿＿＿＿＿ date：＿＿＿＿＿＿＿ patient：＿＿＿＿＿＿＿

5）指追い試験	6）鼻-指試験
被検者は楽な姿勢で座ってもらい，必要があれば足や体幹を支えてよい．検者は被検者の前に座る．検者は，被検者の指が届く距離の中間の位置に，自分の人差し指を示す．被検者に，自分の人差し指で，検者の人差し指の動きに，できるだけ早く正確についていくように命ずる．検者は被検者の予測できない方向に，2秒かけて，約30 cm，人差し指を動かす．これを5回繰り返す．被検者の人差し指が，正確に検者の人差し指を示すかを判定する．5回のうち最後の3回の平均を評価する． 0：測定障害なし． 1：測定障害がある．5 cm 未満． 2：測定障害がある．15 cm 未満． 3：測定障害がある．15 cm より大きい． 4：5回行えない． （注）原疾患以外の理由により検査自体ができない場合は5とし，平均値，総得点に反映させない．	被検者は楽な姿勢で座ってもらい，必要があれば足や体幹を支えてよい．検者はその前に座る．検者は，被検者の指が届く距離の90％の位置に，自分の人差し指を示す．被検者に，人差し指で被検者の鼻と検者の指を普通のスピードで繰り返し往復するように命じる．運動時の指先の振戦の振幅の平均を評価する． 0：振戦なし． 1：振戦がある．振幅は2 cm 未満． 2：振戦がある．振幅は5 cm 未満． 3：振戦がある．振幅は5 cm より大きい． 4：5回行えない． （注）原疾患以外の理由により検査自体ができない場合は5とし，平均値，総得点に反映させない．

Score	Right	Left	Score	Right	Left
平均（R+L）/2			平均（R+L）/2		

5. 重症度Ⅴ度（極度）

呼吸練習，四肢・体幹 ROM 練習，褥瘡・疼痛予防に体位変換指導，車椅子座位，端座位練習などを行う．さらに吸引機器などの紹介や導入を行う．また，無理のない摂食・嚥下練習や口腔ケアなどの介助指導を行う．QOL 向上を目指したアプローチを検討する．

EBM の活用

・『神経疾患の遺伝子診断ガイドライン』では，治療法が未確立の遅

表 4-17 SARA 日本語版（つづき）

7）手の回内・回外運動			8）踵-すね試験		
被検者は楽な姿勢で座ってもらい，必要があれば足や体幹を支えてよい．被検者に，被検者の大腿部の上で，手の回内・回外運動を，できるだけ速く正確に10回繰り返すよう命ずる．検者は同じことを7秒で行い手本とする．運動に要した正確な時間を測定する． 0：正常．規則正しく行える．10秒未満でできる． 1：わずかに不規則．10秒未満でできる． 2：明らかに不規則．1回の回内・回外運動が区別できない，もしくは中断する．しかし10秒未満でできる． 3：きわめて不規則．10秒より長くかかるが10回行える． 4：10回行えない． （注）原疾患以外の理由により検査自体ができない場合は5とし，平均値，総得点に反映させない．			被検者をベッド上で横にして下肢が見えないようにする．被検者に，片方の足をあげ，踵を反対の膝に移動させ，1秒以内ですねに沿って踵まで滑らせるように命じる．その後，足を元の位置に戻す．片方ずつ3回連続で行う． 0：正常． 1：わずかに異常．踵はすねから離れない． 2：明らかに異常．すねから離れる（3回まで）． 3：きわめて異常．すねから離れる（4回以上）． 4：行えない（3回ともすねにそって踵をすべらすことができない）． （注）原疾患以外の理由により検査自体ができない場合は5とし，平均値，総得点に反映させない．		
Score	Right	Left	Score	Right	Left
平均（R+L)/2			平均（R+L)/2		

発性の疾患に分類される[13]．
- 治療は，失調症状全般に対する薬物療法と疾患毎の対症療法が中心となる[4]．
- 近年，SCDに対する集中リハビリの改善効果が報告されている[14)〜16]．
- バランス練習や協調運動練習，歩行練習，転倒防止のためのステップ練習，安全な転倒方法の練習，拘縮予防，自主練習指導などの包括的な集中リハの効果がある[14)15]．
- 長期経過に関しては，リハ前のSARAが低い軽症例ほど良好である[15]．
- 信頼性・妥当性が検証された評価に，SARA[10]，ICARS[9]，UMSARS[11]，BBS[8]がある．

まとめ

SCDの経過や予後は各疾患で大きく異なるが，一般的に緩徐に症状が進行する進行性疾患である．治療は，薬物療法に加えて，ADLおよびQOL向上に向けたリハビリが中心となる．医療・介護従事者のみでなく，家族の協力や社会資源を有効活用し理学療法を含めたケアを実践していくことが大切である．

文献

1) 厚生労働省：指定難病一覧．http://www.mhlw.go.jp/file/06-Seisakujouhou-10900000-Kenkoukyoku/0000067794.pdf
2) 神経筋疾患調査研究班：脊髄小脳変性症（公費対象）．
   難病情報センター：http://www.nanbyou.or.jp/entry/284〔Accessed 2015 Jan 27〕
3) 中本久一：脊髄小脳変性症によるバランス障害の評価と理学療法．理学療法 **29**：408-415, 2012
4) 尾花正義：脊髄小脳変性症，総合リハ **42**：515-524, 2014
5) 菅田忠夫，他：神経難病のリハビリテーション．診断と治療（増刊号）**90**：147-156，2002
6) Shiga Y, et al：Transcranial magnetic stimulation alleviates trucal ataxia in spinocelebellar degenerations. *J Neurol Neurosurg Psychiatry* **72**：124-126, 2002
7) 内山　靖，他：運動失調症における躯幹協調ステージの標準化と機能障害分類．理学療法学 **15**：313-320, 1988
8) Berg KO, et al：Measuring balance in the elderly：validation of an instrument. *Can J Public Health* **83**(Suppl 2)：S7-S11, 1992
9) Trouillas P, et al：International cooperative ataxia rating scale for pharmacological assessment of the cerebellar syndrome. *J Neurol Science* **145**：205-211, 1997
10) Schmitz HT, et al：Scale for the assessment and rating of ataxia：development of a new clinical scale. *Neurology* **66**：1717-1720, 2006
11) 大友　学，他：統一多系統萎縮症評価尺度UMSARSの邦訳とその信頼性・妥当性．*IRYO* **62**：3-11, 2008
12) 川南勝彦，他：難病患者に共通の主観的QOL尺度の開発．日本公衆衛生雑誌 **47**：990-1003．2000
13) 日本神経学会：神経疾患の遺伝子診断ガイドライン2009．
    http://www.neurology-jp.org/guidelinem/sinkei_gl.html〔Accessed 2015

[Jan 27]
14) Ilg W, et al：Intensive coordinative training improves motor performance in degenerative cerebellar disease. *Neurology* **73**：1823-1830, 2009
15) Ilg W, et al：Long-term effects of coordinative training in degenerative cerebellar disease. *Mov Disord* **25**：2239-2246, 2010.
16) Miyai I, et al：Celebellar ataxia rehabilitation trial in degenerative celebellar disease. *Neurorehabil Neural Repair* **26**：515-522, 2012

✓ チェックリスト

- [ ] 脊髄小脳変性症の診断と分類について理解できる． ☞ P411-413 へ
- [ ] 脊髄小脳変性症の病態と予後について説明できる． ☞ P411 へ
- [ ] 脊髄小脳変性症の5つの症状について説明できる． ☞ P416 へ
- [ ] 薬物療法に加え，ADL・QOL に向けたリハビリが中心となることを理解できる． ☞ P419, 421 へ

◆ one point コラム　SBAR（エスバー）って

TEAM STEPPS から生まれた患者安全のコミュニケーションツールである．

S：situation（患者の状態・主訴）
B：background（背景・臨床経過）
A：assesment（評価・現状の判断）
R：recommendation request（提案と依頼・具体的な要請内容）

以上から構成され，医療者間における報告方法として使用される．
例えば，リハビリ中に患者が気分不快を訴えた場合に，医師へ報告する際に以下のように活用する．

S：「患者が，気分不快を訴えています」
B：「10分前から離床練習を開始し，端座位になった時点で症状が出現しました」
A：「血圧 90/40 mmHg，脈拍 110，SpO2 98％です．顔面蒼白と冷汗を認めます」
R：「救急科へ搬送しましょうか？」

4 高次脳機能障害

病態（症状）の特徴

　高次脳機能障害は，脳血管障害や頭部外傷などの脳損傷により大脳皮質に局在する機能の活動低下が原因で生じる．失語・失行・失認の他，記憶障害，注意障害，遂行機能障害，社会的行動障害などが含まれる．伝統的，学術的，医学的な定義による高次脳機能障害は，脳損傷に起因する認知障害全般を示すものであり，失語症や認知症が含まれる．

1. 高次脳機能障害をきたす主な疾患名

① 脳血管障害：脳梗塞，脳出血，くも膜下出血．
② 脳外傷：脳挫傷，びまん性軸索損傷，硬膜下血腫，硬膜外血腫など．
③ 変性疾患：アルツハイマー病，ピック病，パーキンソン病など．
④ 感染症：脳炎，クロイツフェルト・ヤコブ病など．
⑤ その他：脳腫瘍，一酸化炭素中毒（低酸素脳症），ウェルニッケ・コルサコフ症候群，正常圧水頭症など．

診断と分類

　脳の損傷部位や機能の評価のためにCT，MRI，PETといった画像による評価の他，神経学的評価，神経心理学的評価がある．高次脳機能障害は脳の損傷部位と関係が深く，多彩な障害や症状を呈するが，病巣が明確になっていない障害も多い．主な障害を前頭葉，頭頂葉，側頭葉，後頭葉の部位ごとに記載する（表 4-18）．

表 4-18 **脳部位と高次脳機能の症状**

	症候	病変部位
前頭葉	健忘症	前脳基底部
	精神症状	前頭前野 ・前頭葉外側部 ・前頭葉底部
	把握現象	上前頭回後部,前頭葉内側
	道具の強迫的使用	左前頭葉内側・脳梁膝部
	失語症	左下前頭回三角部・弁蓋部
頭頂葉	半側身体失認	右側または左側頭頂葉を中心とする広範な病巣
	身体部位失認	左または両側頭頂後頭葉広範な病巣
	半側空間無視	頭頂・後頭葉または側頭・後頭葉
	着衣失行	右頭頂葉を含む広範な病変
	観念運動失行	左縁上回,上頭頂小葉
	観念性失行	左角回を中心とする頭頂後頭葉
	構成失行	左または右頭頂葉を含んだ広範な病変
	失読失書	左角回
	ゲルストマン症候群	左角回とその後方部を中心とする広範な病変
	失語症	左縁上回(弓状束の障害) 左頭頂・後頭葉
側頭葉	漢字の失読失書	左側頭葉円蓋部後方
	健忘	両側頭葉内側部(海馬,海馬傍回) 左・右側頭葉
	失語症	左上側頭回後方
後頭葉	純粋失読	左後頭葉内側底部,脳梁膨大
	相貌失認	両側もしくは右後頭葉底部
	地理的障害	両側もしくは右後頭葉
	物体失認	両側頭後頭葉外側部下方から底部
	視覚的同時認知障害	両後頭葉外側の広範な障害,もしくは左後頭葉前部

医学的治療ポイント

　原疾患に対する手術や内服，点滴といった治療が中心となる．高次脳機能障害の回復には損傷領域の機能回復と残存領域，すなわち非損傷領域における機能の再編や代償が考えられる．その後は社会復帰を目指してリハビリを行うことが中心になる．

評価とその解釈

1. 主観的情報（subjective information）

　高次脳機能障害は一般に視覚，聴覚などの感覚器官の異常や運動器官の麻痺，感覚・知覚障害といった要素的な身体症状によらない障害である．症状が軽度の場合はわかりづらいことがあり，本人も自覚していないことも多い．表4-19 に日常生活に出やすい症状を記す．

病歴と画像所見の確認

　高次脳機能障害は脳損傷により引き起こされる症状であるため，脳の障害部位の特定が重要となる．また発症からの経過や予後についても確認が必要である．

2. 客観的情報（objective information）

1）意識障害の確認

　急性期では意識障害をきたす疾患が多い．一般には JCS や GCS が広く用いられている．意識レベルは精神活動の基本的な条件であるため評価やリハビリに大きく影響する．また意識障害と脳外傷による高次脳機能障害の程度とは強く関連し，意識障害の程度・期間を知ることは重要である．

表 4-19 **高次脳機能障害の症状**

障害名	問題点
注意障害	・自分の周りの人や事象に関心を示さない. ・気が散りやすい. ・簡単なミスが多い. ・2つ以上のことを同時にできない. ・他のことに関心を転換できない.
記憶障害	・日時,場所,人の名前が覚えられない(見当識障害). ・スケジュールがわからない. ・出来事の記憶が前後する. ・作話や妄想的発言.
失語症	・会話が困難. ・理解が不十分.
失行(観念失行,口舌顔面失行,構成失行)	・簡単な動作が口頭命令,模倣,物品の使用など,適切な状況下でうまくできない.
地誌的障害(街並失認,道順障害)	・よく知っている道で迷う. ・家の近くの写真を見せてもわからない.
半側空間無視	・患側にある食事を残す. ・顔がいつも健側方向を向いている. ・歩行時に患側方向の物に気がつかない,ぶつかる.
半側身体失認(病態失認)	・麻痺が存在していても麻痺の存在を否定する. ・歩行ができないにもかかわらず,歩けるという. ・自分の身体に異物感を感じたり他人のものと思う.
遂行機能障害	・見通しの欠如. ・アイデアの欠如. ・計画性,効率性の欠如.
行動と情緒の障害	・依存的になる,年齢よりも幼くなる. ・周囲に無関心になる. ・感情のコントロールが困難,欲求が抑えられない. ・状況に適した行動がとれない.

2) 神経心理学的検査

神経心理学評価では多彩な障害に対応した各種検査法がある.内容や手続きから言語,行為,認知,記憶,その他に関する検査に分けられ標準化が進んでいる.通常はいくつかの検査が組み合わされ

ることが多い．下記に主な検査法を記す．

a．知能検査

(1) Mini-Mental State Examination（MMSE）：簡便に行える知能検査．スクリーニングに使用されることも多く，その他の所見とあわせて総合的な判断が必要．0〜30点，24点以上が正常範囲．

(2) 改訂長谷川式簡易知能評価スケール（HDS-R）：MMSEと目的はほぼ同じ．10〜30点，20点以下は認知症疑いとなる．

(3) ウェクスラー成人知能検査（WAIS-Ⅲ）：総合的な知能検査．対象年齢は16〜89歳，言語性IQ（VIQ），動作性IQ（PIQ），全検査IQ（FIQ）の3つのIQに加え，「言語理解（VC）」「知覚統合（PO）」「作動記憶（WM）」「処理速度（PS）」の4つの群指数が測定でき，多面的な把握や解釈が可能．

(4) レーヴン色彩マトリックス検査（RCPM）：一部が欠けた図版や図柄に当てはまるものを複数の図柄から選択する課題．簡便で短時間で実施可能な検査であり，失語症が合併している者や認知症が重くWAIS-Ⅲが施行できないような患者を対象とする．

b．遂行機能検査

(1) 慶應版 Wisconsin Card Sorting Test（KWCST）：この検査では特に前頭葉機能の「推測と反応切り替え機能」に対して課題が行われる．課題は「色」「形」「数」がそれぞれ異なる図形が描かれた48枚のカードを検者があらかじめ設定した「色」「形」「数」のいずれかに分類する．患者は検者の「正しい」「間違い」の反応を手がかりに分類を推測しなければならない．判断力，推測力，転換力，注意の維持を評価する．

c．記憶検査

(1) 三宅式記銘力検査：言語性の記憶検査．「煙草-マッチ」など対になった語を検者が口頭で提示した10組を覚え，その後に一方の語から対の語を再生できた数を点数化する．3回実施．また，「煙草-マッチ」は有関係対語だが同様に「少年-畳」のような無関係対語も行われる．

(2) リバーミード行動記憶検査（RBMT）：日常生活に即した内容を中心に評価できる．30分程度で実施可能．

(3) ウェクスラー記憶検査 (WMS-R):総合的な記憶検査であり,記憶の各側面(言語性記憶,視覚性記憶,一般記憶,注意・集中力,把持力,遅延再生など)を算出することができる.

d.半側空間無視検査
(1) 行動性無視検査 日本版 (BIT):BIT はイギリスの Wilson らによって開発され,1987 年に出版された半側空間無視検査であり,欧米で広く用いられている.従来の検査法である「通常検査」と日常生活場面を模した「行動検査」の2つのパートからなる.

e.注意検査
(1) Trail-Making Test (TMT):主に視覚的な注意力を評価する.紙面にランダムに配置された数字やひらがなを順に線でつないでいく.パートAとBがあり,Aでは1~25の数字のみ,Bでは数字(1~13)とひらがな(あ~し)を交互につないでいく.
(2) 標準注意検査法 (CAT:Clinical Assessment for Attention):標準化された7つの下位検査で構成されている総合的な注意検査.以下の検査が含まれる.①Span, ②Cancellation and Detection Test, ③Symbol Digit Modalities Test, ④Memory Updating, ⑤Paced Auditory Serial Addition Test, ⑥Position Stroop Test, ⑦Continuous Performance Test.

f.失語症検査
(1) 標準失語症検査 (SLTA:Standard Language Test of Aphaga):国内では最も使用されている標準化された失語症検査.

g.失行検査
(1) 標準高次動作性検査 (SPTA:Standard Performance Test for Apraxia):失行症に対して標準化された検査.失行の評価に関する基本課題が網羅されている.

h.失認
(1) 標準高次視知覚検査 (VPTA:Visual Perception Test for Agnosia):高次視知覚機能障害を包括的にとらえることのできる標準化された検査.検査は視知覚の基本機能,物体,画像認知,相貌失認,色彩失認,シンボル認知,視空間の認知と操作,地誌的見当識の7大項目から構成される.

3）評価のまとめ

評価では「できない」ことを評価するだけではなく，その症状への対応方法もあわせて検討する．高次脳機能障害は身体障害と比べると，長期期間の回復を見せるため，リハビリも長期的な視点での支援が必要である．また問題症状だけでなく，幅広い視点で評価を行う．

リハビリテーション治療のポイント

急性期・回復期・慢性期のいずれの時期の練習も，以下のような戦術をとる．

① 認知障害に対する改善（狭義の認知リハビリ）

　高次脳機能障害者がもつ特定の認知障害（例）注意障害，記憶障害）に対する練習方法．

② 代償手段の獲得

　上記のような練習が有効でない場合は，残された機能を用いた代償手段の獲得を練習する．

③ 障害の認識を高める

　障害者自身が自らの機能障害を認識することができると，種々の代償手段が活用しやすくなる．検査や練習の結果のフィードバックなど．

④ 環境調整（家族へのアプローチを含む）

　障害によって起こる不都合が少なくなるように周囲の環境を整える．家族による障害の理解，適切なタイミングでの援助など．

1. 急性期

意識障害や通過症候群のため，日々症状が変化し，とらえにくい時期である．負荷の多い検査や練習を行う必要はない．日常的なやりとりから得られる反応や動作，簡易な検査から評価を行い，変化する症状の把握を行う．本人・周囲にとって混乱が少なくなる対応方法を見つけていく．

2. 回復期

覚醒状態も改善し検査や練習が行えるようになる．この時期には中核症状が把握できるようになるが，その後も症状は変化していくこともあり，考慮することが必要である．退院後の生活状況を踏まえた環境調整やかかわる人への説明を行う．

3. 慢性期

必要に応じた練習・環境調整を行う．症状は長期にわたって変化することもあり定期的に評価し，本人・家族へ説明や対応方法の相談を行う．入院中と異なり，電車で出かけるなどの自発的な行動が増え，職場や学校でも自分で考えて行動することが求められる．そのためいままで見られなかった問題点が出てくることもある．家庭や職場など生活場面の聴取，環境調整が大切となる．

4. 各障害にあわせたリハビリテーション

実際にはさまざまな臨床症状を呈しており，個々の障害にあわせたアプローチが必要になる．

1）注意障害
a．特徴
意識障害がある場合には合併していることが多いが，意識障害がない場合でも注意障害をきたすことがある．また注意障害は他の高次脳機能に直接的，間接的に影響がある．
b．分類
一般に注意は，持続性，選択性，転換，容量（分割）に分類され，それぞれ関係して機能している．
c．評価
簡便なスクリーニング方法として7シリーズ（100−7）や数唱（逆唱）などが用いられる．ある程度定量化した評価が必要な場合にはTMTやPASATなどを用いる．

d．対応

注意障害の場合は，自分の病態について理解されていないため練習への動機づけにならないことがある．まず心理状態にあわせて自己の障害を認識させていく．家族を含めた環境への働きかけが必要になる．また機能回復練習として，薬物療法，直接的刺激法，行動療法，戦略置換などが挙げられる．

2) 記憶障害

a．特徴

記憶障害のリハビリの難しさは，いかなる治療法や代償技術を導入しても記憶障害によりそれらを適用することが困難であることが多い（練習内容を忘れる）ことである．保持されている記憶能力を詳細に評価し，リハビリを進める必要がある．

b．分類

記憶は，時間的な分類として短期記憶と長期記憶という分類，またエピソード記憶と意味記憶という分類がある．そして，情報の登録（記銘），保持，想起（再生，再認，再構成）という3つの過程があり，どれが欠けても障害が起きる．

記憶障害は機能により，記銘障害か想起障害，障害の及ぶ範囲によって，記憶機能全般に及ぶ全健忘と一部に限定される部分健忘に分けられる．発病以降の記憶ができなくなる前向健忘，発病以前の経験が想起できない逆向健忘，記憶を補填するために生じる作話，記憶を誤って想起する記憶錯誤，過去の記憶が過剰に想起される記憶充進などがある．

c．対応

(1) 環境調整：患者の生活環境に依存しないで暮らせるよう整備，改変すること．使用する物置場所を決める，引き出しにわかりやすい目印をつける，カレンダーに印をつけるなど．

(2) 外的ストラテジー（外的補助手段）：記憶障害を代償する補助具．記憶ノートやメモ，電子手帳などの外部記憶に保存させる．患者はメモしたことを忘れてしまうことが多いため，アラームなどで想起するきっかけを与える必要がある．

(3) 内的ストラテジー：記憶獲得のための人為的な記憶術．症

例の保たれているモダリティを利用する．重度の症例には適応困難な場合が多い（視覚イメージ法，PQRST 法，物語作成法，間隔伸張法など）．

3）視覚失認

a．特徴

視覚が保たれているにもかかわらず，「何かわからない」「色がわからない」「人の顔がわからない」「よく知っているはずの風景がわからない」などの症状が出現する．

b．分類

さまざまな症状があり，色彩失認，相貌失認，地誌的障害，物体失認などが挙げられる．

c．対応

認知練習による改善は限られたものであり，個々の能力と必要性に応じて代償手段や環境調整を行う．

(1) 代償手段：評価・練習場面から判断し，日常生活に積極的に取り入れて練習を行う．例として，見てわからないときは触れてみる，文字はなぞってみる，風景がわからないときは看板や標識に注目する，顔がわからないときは髪型や声，服装に注目する．
(2) 環境調整：視覚失認は「見えるのに見えない」障害で，一般には理解されにくい．家族や周囲の人に障害への理解や生活上での協力が必要である．例として，声をかけてもらう，物を置く場所を決める，物に目印をつける．

4）半側空間無視

a．特徴

半側空間無視は高次脳機能障害の中では発生頻度が高く，臨床において多く経験する．右半球を損傷された患者であれば半側空間無視を疑いスクリーニングを行う．症状が明らかなのは右半球損傷による左側の無視が圧倒的に多いが，左半球損傷でも右側の無視が出現することがある．

b．対応

(1) 対症的アプローチ：さまざまな手段を用いて患者の注意を

無視側へ向ける練習．
(2) 機能代償的アプローチ：道具や装置，刺激などで半側空間無視を改善させようとするアプローチ．
(3) ADL指向的アプローチ：半側空間無視が原因によるADL障害に対して，動作の安定を目指す．
(4) 補償的・代償的アプローチ：自己の病態（半側空間無視）への気づきを高めて症状の改善を図る．
(5) 環境調整，代替手段の利用：患者を取り巻く環境を調整する．病室に目印をつける，トイレの手すりやタオル，ベッドなどの位置の配慮など．

5）失行

a．特徴

失行は，Liepmann（1920）によれば「運動執行器官に異常がないにもかかわらず，目的に沿って運動を遂行できない状態」である．失行は観念失行，観念運動失行，肢節運動失行に分けられるが，構成失行や着衣失行も含まれる．また病変部位は優位半球が多いため，失語症と合併しやすい．

b．分類

観念運動失行，観念失行，着衣失行，構成失行など．

c．対応

道具の使用に問題があるため，特にADLで支障が出ることが多い．ここでは失行患者のリハビリにおいて注意するべき項目を列挙する．

・患者が認識しやすい対象物品を用い，難易度の低いものから開始する．
・実際の生活場面での練習を重視する．
・目的のADL練習にあわせて手順を分解しわかりやすく示す．
・言語指示のみでは限界がある．
・練習時にはできても環境が変わると再顕在化する．

6) 遂行機能障害

a. 特徴
主に前頭葉の障害で多く見られ,動作の開始が遅れたり,動作の停止や切り替えの困難,動作の順序や誤りの混乱を生じる.

b. 対応
一般的な方策としては,① 行動改善のために反復練習,② 課題は基礎から複雑なものへ,③ できるだけ毎日規則正しい生活をする,④ 自分のペースを守る,忙しく感じないようにする,時間を十分とる,⑤ できる範囲以上のことは無理をしてやらない,などが挙げられる.

EBM の活用[6]

- 高次脳機能障害の有無とその内容,程度を評価することが望ましい.また,評価結果は家族に伝えることが望ましい.
- 高次脳機能障害に対するリハビリには,損なわれた機能そのものの回復練習と代償練習がある.いずれも実生活への適応(般化)を目的とすることが薦められている.
- 半側空間無視に対し,視覚探索練習,無視空間への手がかりの提示などが薦められる.
- 記憶障害の軽度例ではメモやスケジュール表,ポケットベルなどの補助手段の活用練習が,中等度から重度の例では領域特異的な技術や知識(ある特定の領域に特化した技術や知識)の獲得を学習する練習が薦められる.
- 手続き記憶は障害を受けにくいことから,手続き記憶学習(運動学習)や失敗のない学習には効果が認められている.
- 失行に対し,現実に即した,目標とする動作そのものの練習や障害の代償方法を習得する練習が薦められる.

まとめ

- 脳の損傷部位によりさまざまな症状が出現するため評価をしっか

り行う．
・治療期間は長期にわたるため，将来を見越した介入を行う．
・「できないこと」を練習するだけではなく「負担なくできる」方法を検討する．
・家族指導，環境整備が重要になることが多い．

文献

1) 亀田メディカルセンターリハビリテーション事業管理部：PT 臨床ハンドブック．三輪書店，2007
2) Golden CJ, et al（著），櫻井正人（訳）：高次脳機能検査の解釈過程―知能，感覚-運動，空間，言語，学力，遂行，記憶，注意．協同医書出版，2004
3) 平山恵造，他（編）：MRI 脳部位診断．医学書院，1993
4) 平野哲雄，他（編）：言語聴覚療法臨床マニュアル．医歯薬出版，2014
5) 石合純夫，他（編）：高次脳機能障害学．医歯薬出版，2003
6) 篠原幸人，他（編）：脳卒中治療ガイドライン 2009．協和企画，2010

✅ チェックリスト

- [ ] 高次脳機能障害をきたす疾患は？ ☞ P427 へ
- [ ] 失語症が出やすい損傷部位は？ ☞ P428 へ
- [ ] 失行が疑われるような症状は？ ☞ P430 へ
- [ ] 知能検査でスクリーニング検査によく用いられる検査は？ ☞ P431 へ
- [ ] 記憶障害者に有効な代償手段は？ ☞ P435 へ
- [ ] 遂行機能障害に対する一般的な方策は？ ☞ P438 へ

5 失語症

病態(症状)の特徴

1. 病態

　失語症とは,一度獲得された言語機能が大脳の限局された病変によって生じる「聞く」「話す」「読む」「書く」の4つの側面に障害をきたしうる症候群である.意識障害,認知症,記憶障害などの高次脳機能障害,聴覚障害,視覚障害,麻痺などの要素的障害や言語発達障害は除外される.

　大脳は左右の対なす半球からなり,半球は前頭葉,側頭葉,頭頂葉,後頭葉に分けられる.言語野はこれら4つの葉にまたがり,発話はブローカ野,聴覚的理解はウェルニッケ野,文字言語は角回,縁上回といわれている[1](図4-12).言語野は利き手と関連が深く,右利きのほとんどは左半球に言語野が存在する.また左利きや両手利きでも60～70%が左半球にあるとされている.

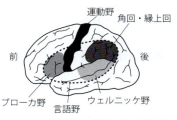

図4-12　言語機能と関係のある脳部位

2. 症状

・失語症では「聞く」「話す」「読む」「書く」の各言語様式においてさまざまな症状が出現する(表4-20).

表 4-20 **失語症の主な言語症状**

言語様式	言語症状
話す	言語症状の表記において厳密にはさらに細かい用語が存在するが，本書では重要な表現に限り紹介する． ① 流暢性の障害（fluency）：失語症鑑別において重要な要素の一つ．Benson らは発話量の減少・努力的発話・発話中の句の短縮・韻律（プロソディ）障害などがあると非流暢性と表現している． ② 喚語困難（word finding difficulty）：会話中にいいたい言葉が出てこず，「言葉が詰まる」現象のことをいう．「あれ」や「それ」といった指示代名詞を多用したり，迂回した表現（迂言）も喚語困難から生じることが多い． ③ 錯語（paraphasia）：言葉のいい間違いのこと．「めがね」を「めがろ」と部分的にいい間違えるような音韻性錯語（phonemic paraphasia）と「いぬ」を「ねこ」と意味的に違う単語に置き換える意味性錯語（semantic paraphasia）が存在する． ④ ジャルゴン（jargon）：音の誤りが多く，もはや原型をとどめない言語となっているものを新造語（neologism）という．ジャルゴンは新造語が重なり発話量としては多いが，意味を成さない発話となっている状態を指す． ⑤ 発語失行（apraxia of speech）：構音運動の企図が障害されると出現する．明らかな運動麻痺はないにもかかわらず，構音障害のような音の歪みが出現する．
聞く	単語・短文・談話と入力する言語レベルによって理解度に差がでる．単純に聞き取れないということも分類すると以下のような違いがある． ① 語音認知の障害：言語音の認知が不良で言語を理解できない． ② 語の意味理解障害：聞き取った語音と意味とが結びつかず，理解できない状態． ③ 聴覚的把持力の障害：一度に聞き取れる単語が少なく，冗長的や文の長さが低下する．
読む	音読と読解の差異（読めるが，理解できていないということもある）や，仮名や漢字といった施行媒体の違いに注目する．失語症状の評価や練習に直結しやすく重要な要素といえる．
書く	言語活動として最も高位にあり，注意障害や精神活動にも左右されやすい．書字だけ障害される純粋失書といった言語障害もある．

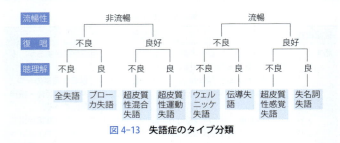

図 4-13 **失語症のタイプ分類**

- 失語症のタイプ分類：失語症の言語症状はさまざまであるが，それぞれの特徴をもとにいくつかのタイプに分類することができる．ここでは主に発話の流暢性・復唱障害・聴覚的理解力の特徴から判断される代表的な古典的タイプ分類を紹介する（図 4-13，表 4-21）．
- 失語症に合併しやすい症状：原因疾患が脳損傷であるため，失語症のみの障害であることは稀である．神経学的症状として右片麻痺や視野障害，右半側空間無視．精神神経的な症状として，注意力の低下，自発性や意欲の低下などが挙げられる．特に精神神経的な症状は急性期において顕著に認められ徐々に軽減してくることが多いが，長期にわたり残存しリハビリの阻害要因となることもある．
- 失語症と間違えやすい他の障害（構音障害，難聴，認知症との鑑別，表 4-22）：一般に失語症は外見ではわかりにくく，構音障害や難聴・認知症と混同されることがある．失語症者は病前の人格や記憶が保たれていることが多く，対応には配慮が必要である．

評価とその解釈

1. 病歴と画像所見の確認

失語症は高次脳機能障害の1つであり，脳損傷により引き起こされる．脳の障害部位を特定することである程度の言語症状の予測が可能である．また発症からの経過や年齢なども予後予測に重要な因

表 4-21 **タイプ分類と病巣のまとめ**

	症状の特徴	病巣
ブローカ失語 (運動性失語)	非流暢で努力性の発話.多くの場合,発語失行を合併する.理解面は表出の障害に比べ保たれる.	左第三前頭回三角部・弁蓋部(ブローカ野).
ウェルニッケ失語 (感覚性失語)	流暢多弁な発話で錯語,ジャルゴンを含む.聴理解は重度〜中等度低下し,病態認識に乏しいことも特徴である.	左第一側頭回後部(ウェルニッケ野).
伝導失語	比較的流暢であるが,音韻性錯語が頻出し,それを修正しようと自発話を繰り返す(接近行動).顕著な復唱障害も特徴である.理解面は保持.	左頭頂葉(縁上回皮質下,弓状束).
失名詞失語 (健忘失語)	流暢で文法的に正しい発話をするが,喚語困難や迂言がある.理解面は良好.	局在なし(側頭頭頂葉損傷によって起こることがあり角回の障害もある).
全失語	表出,理解ともに重篤な障害.ジェスチャーなどでコミュニケーションが取れることもある.	左前頭-頭頂-側頭葉の広範な損傷.
超皮質性混合失語	自発的言語ほとんどなし.オウム返しで表出が得られる程度の重度失語症.理解不良.	言語野を取り囲む病巣.
超皮質性運動失語	自発話は少ない.復唱は良好.理解面は保たれている.	ブローカ野の前方または上方.
超皮質性感覚失語	ウェルニッケ失語に類似するが復唱が保たれている.理解面不良,自発話は流暢多弁で,錯語,ジャルゴン,新造語が多い.	ウェルニッケ野に接する頭頂後頭部.

子であり確認することが必要である.

2. ベッドサイドでの評価

ベッドサイドでは失語症の概要をつかむことが必要である.なるべくリラックスした状態で,患者に負担がかからないよう短時間に

表 4-22 失語症・構音障害・難聴・認知症との鑑別

	聴理解	読解力	発話	書字	状況判断	50音表の利用	筆談
失語症	△〜×	△〜×	△〜×	△〜×	○	×	×
構音障害	○	○	△〜×	○	○	○	○
難聴	×	○	○	○	○	○	○
認知症	△	△	○	△	△〜×	△	△

○：障害なし　△：軽度障害あり　×：障害あり

行うことが大切である．

1）自由会話の評価

あいさつから始まる自然な会話を評価する．発話の情報量や流暢性を評価するだけでなく，ジェスチャーや理解面などコミュニケーション全体を見る．ラポール（rapport）形成も兼ねる．

2）理解力の評価

入院の経緯や家族のことなどの話題を用いて会話の理解力や状況判断力を評価する．簡単な口頭命令（「左手を挙げてください」など）で指示に従えるかでも評価できる．

3）言語表出力の評価

・物品呼称：ベッド周囲の物の名前をいってもらう．
・復唱：単語から短文まで復唱してもらう．
・上記で喚語困難や錯語症状を確認する．また，どのようなヒントで表出が促進されるのかも重要な観察点といえる．

4）他モダリティでの言語表現

音読や読解で表出や理解が変化するのか確認する．時間があれば，名前や住所，家族の名前を書いてもらう．流暢性・復唱・聴理解が評価できれば，大まかな失語症のタイプを分類できる（図 4-12）．

3. 失語症の検査

スクリーニングにおいて失語症が疑われた場合や失語症のリハビリを進めるにあたっては,包括的な失語症検査を行い言語機能の評価を行うことが望ましい.また必要に応じて各様式や機能を掘り下げて評価を行う.

1) 標準失語症検査 (SLTA)

国内においては最も多用されている包括的な失語症検査.26項目の下位検査があり,それぞれ「聞く」「話す」「読む」「書く」「計算」の5つの様式に分けられる.

2) WAB 失語症検査

SLTA同様包括的な失語症検査.各様式間の検査結果から失語症のタイプ分類や失語指数が算出できる.

リハビリテーション治療のポイント(表4-23)

1. 失語症のリハビリテーション

言語治療の原則は適切な刺激を提示し,有効な反応を引き出すということである.適切な刺激とは「単音・単語・句・文・自由会話」といくつか段階がある.また,刺激を提示するタイミングやテンポなども重要である.情報量を誤ると保続やジャルゴンなど抑制するべき反応まで引き出してしまう.このように言語治療では抑制するべき反応と促通する反応をコントロールすることが大切である.

2. 失語症者とのコミュニケーションの取り方

日常生活上のコミュニケーションが取りづらい症例の場合,比較的保たれている言語様式や非言語能力を最大限活用する.

表 4-23 失語症のリハビリテーション

	症状の特徴	療法士の役割
急性期	・全身管理などの医療が集中的に行われる時期. ・言語症状には,意識レベル,精神機能,心理的側面の影響もかかわる.	・失語症の重症度,大まかなタイプ分類,予後の推定. ・本人,家族への説明・対応方法の指導. ・早急な意思伝達方法の確立.必要に応じジェスチャーやコミュニケーションボードを使用した意思伝達練習.
回復期	・全身状態は安定. ・失語症状の回復が見られる.	・詳細な言語機能評価. ・評価に基づいた練習プログラムの立案. ・機能回復練習を集中的に行う.
慢性期	・失語症の回復は緩徐となる. ・医療機関のリハビリでなく公共のリハビリ施設,患者団体など,社会福祉領域にケアが移行することもある.	・職業復帰に向けた練習,職場との連携. ・在宅での機能維持,コミュニケーション方法の確保.

1）理解面の援助

口頭刺激だけでなく,文字も併用する.聴理解と読解を併用することにより"目","耳"から情報が入り,情報量が2倍になる.言語理解が困難な場合,実物やジェスチャーで伝える.いずれにしてもゆっくり伝えることが重要である.

2）話者の質問の仕方

なるべく答えやすいような質問形式をとる（yes-no で答えられる形式にする）.

3）返答の仕方

口頭にて yes-no が取りづらい症例の場合,文字（単語など）を指さしすることで答えを選択させる.理解の程度にあわせ,いくつかの選択肢から答えが選択できる形式をとる.

4）50音表は使わない

失語症は頭の中でも言葉を組み立てられない障害のため50音表を提示してもコミュニケーションの手助けにならないことが多い。むしろ単語や絵を多用するコミュニケーションノートのほうが有用といえる。

5）コミュニケーションノートの作成

絵や漢字を選択肢とし，それらを見やすいようにカテゴリー別に配列したノートのこと．会話時，話題に関連のあるページを開き，その内容にふさわしい絵・文字を示しながら会話を進めることで，テーマが把握しやすくなる．

コミュニケーションノート作成にあたっての注意点
- 内容は，病前の趣味や性格など個々にあわせたものを選択．
- 重度～中等度失語症者に有用．認知機能低下症例には使用は難しい．

3. 失語症リハビリテーションの流れ

各病期によって言語症状も変化する．それにあわせ療法士も多彩な対応を求められる（**表4-23**）．

まとめ

- 失語症とは，大脳の限局した病変によって生じ，「聞く」「話す」「読む」「書く」の4つの側面に障害をきたしうる症候群である．
- 失語症は高次脳機能障害の1つであり，脳の障害部位を特定することである程度の言語症状の予測が可能である．
- 言語治療の原則は適切な刺激を提示し，有効な反応を引き出すということである．

文献

1) 西脇恵子：大脳の働きと言語野．地域ST連絡会失語症会話パートナー養成部会（編）：失語症の人と話そう—失語症の理解と豊かなコミュニケーション

のために.中央法規,p4,2004
2) 小寺富子(監):言語聴覚療法臨床マニュアル 改訂第2版.協同医書,2004
3) 本村 暁:臨床失語症学ハンドブック.医学書院,1994
4) 綿森叔子:失語症の分類とメカニズム.*Clin Neurosci* **4**:391,1986
5) 佐藤睦子:失語症タイプと言語治療.高次脳機能研究 **30**:308-312,2010

✅ チェックリスト

- [ ] 失語症で障害されうる4つの側面を述べよ. ☞ P440 へ
- [ ] 失語症のタイプ分類を述べよ. ☞ P443 へ
- [ ] 失語症と間違えやすい他の障害は何か. ☞ P442 へ
- [ ] 運動性失語,感覚性失語を生じる脳部位をそれぞれ述べよ.
  ☞ P443 へ
- [ ] 言語治療の原則を述べよ. ☞ P445 へ

6 摂食嚥下機能障害

病態（症状）の特徴

　噛み砕くことを「咀嚼」，飲み込むことを「嚥下」といい，食事動作全般を「摂食」という．「摂食障害」とは，食欲低下，体力低下，意識障害，嚥下運動障害，心理的障害などさまざまな原因により食事が取れないことを指し，「嚥下障害」は飲み込む動作の障害を指す．摂食動作は「期（phase）」であらわされ先行期・準備期・口腔期・咽頭期・食道期の5段階に分類される．一方，食物の流れは「相」で表現され口腔相・咽頭相・食道相に分類される．食物の流れと動作のずれが誤嚥や窒息を引き起こす（図4-14）．誤嚥は時によっては肺炎（誤嚥性肺炎）の原因となる．

評価とその解釈

1. 主観的情報（subjective information）

1）嚥下障害の問診・情報収集
　ベッドサイドやリハビリ室にて患者の状態の変化をチェックするには，下記の項目を知っておくとよい．
・CT, MRIにて両側性の脳血管病変がある．
・食事中にむせている．
・飲み込むまでに時間がかかる．
・食事中，食後にガラガラした痰絡みのあるような声になる．
・食事時間が長くなる（30分以上）．
・構音障害がある．
・誤嚥性肺炎の既往がある．

	口とのどの動き（5期）			
先行期	準備期	口腔期	咽頭期	食道期
視覚や嗅覚などの五感を用いて食事を食べる準備をしている。	食物をもち、取り込むまでの段階。食物を口に運ぶときのタイミングをはかる。	食物が口腔内で咀嚼されることにより、唾液と混ぜられ、飲み込みやすい形にする段階。	「ごっくん」と形容される部分。喉頭の挙上に伴って食物が食道に入る反射行動。気管と食道の分岐部であり、ここで誤嚥や窒息が起こる。	食道から胃へと流れる。飲み込んだ後は食道入口部はぴったりと閉じ、逆流を防ぐ。

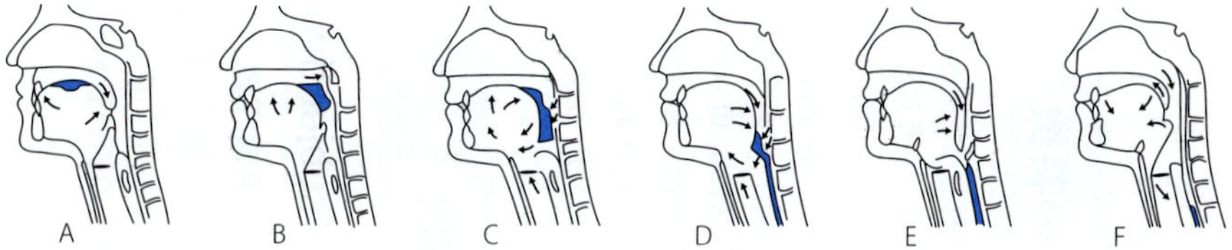

口腔相	咽頭相	食道相
食物の動き（3相）		

図4-14 嚥下のメカニズム
（文献1）より引用）

2. 客観的情報 (objective information)

1) スクリーニングテスト

(1) 改訂水飲み検査 (MWST: Modified Water Swallowing Test)

・3 ml の水分を口腔に保持し,指示に従って嚥下してもらう.嚥下反射誘発の有無,むせ,呼吸の変化を評価する.3回連続で施行し,上記条件に異常が見られた場合,陽性となる.
・嚥下造影検査による誤嚥に対して,感度70%,特異度88%.

(2) 水飲みテスト

・常温の水 30 ml をコップに注ぎ座位の状態でいつものように飲んでもらう.水を飲み終わるまでの特徴によって判定する.

上記のように各検査のアウトカムや対象とする群は一定ではなく,感度・特異度ともに優れている検査も存在しない.その他にも,反復唾液のみ検査 (RSST) や 90 ml での飲水テスト,食物テスト,簡易嚥下誘発テストが知られており,嚥下スクリーニングにはこれらの検査を組み合わせて分析する必要がある.参考までに当院のスクリーニングフローを紹介する (図 4-15).

2) 詳細な嚥下機能評価

(1) The Mann Assessment of Swallowing Ability

The Mann Assessment of Swallowing Ability (MASA) は,Giselle Mann により開発された脳血管疾患を対象とした包括的な嚥下機能評価法.24個の臨床項目を評価し,得点化が可能.200点満点で計算され,重症度の判定もできる.

(2) 嚥下造影検査

嚥下造影検査 (VF: Swallowing Videofluorography) では,X線透視下で造影剤が入れられた模擬食を嚥下し,透視画像を録画し評価を行う.検査の目的は,誤嚥,特にむせのない誤嚥の有無,咽頭残留や咽頭の動き,誤嚥のタイミングの評価,有効な代償法,練習を確認するなどが挙げられる.

(3) 嚥下内視鏡検査

嚥下内視鏡検査 (VE: Videoendoscopic Examination) では,鼻咽腔喉頭ファイバースコープを用いて,咽頭,喉頭の状態,

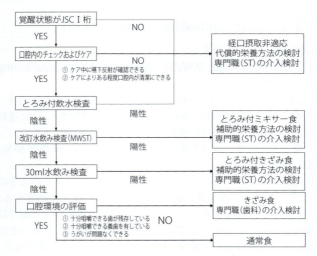

食事開始し、むせが生じている場合は専門職(ST)の介入を検討

図 4-15 亀田総合病院における摂食嚥下スクリーニングチャート(ST)

食塊の動態などを観察する．目的は，器質的異常の診断，機能的異常の診断，食塊，唾液の残留の確認などである．

リハビリテーション治療のポイント

摂食・嚥下障害の治療には，嚥下練習による嚥下機能の改善，機能障害が残ったままでなんとか食べる能力を獲得するための代償嚥下法，姿勢の調節，また環境面へのアプローチとして食物形態の調節，環境調整などがある．

1. 嚥下練習

1) 基礎的嚥下練習(間接的嚥下練習)

・頸部・肩関節 ROM 練習：脳血管疾患，神経筋疾患，頭頸部がん術後により頸部 ROM 制限を認める，あるいは生じる危険性のある

患者が対象.
- 口腔器官強化運動:口唇,舌,頬,下顎の自動的・他動的な運動を行う.
- 口腔咽頭冷却刺激:前口蓋弓部を濡らした綿棒で刺激する.速やかな嚥下反射の惹起を目的とする(先行期,咽頭期).
- 舌突出嚥下:舌を突出させたまま唾液嚥下を行う.通常の嚥下より負荷がかかるため,咽頭収縮や喉頭挙上範囲を促進する(咽頭期).
- チューブ嚥下練習:嚥下の惹起性,嚥下運動の協調性に問題のある患者,かつ誤嚥リスクが非常に高く直接的嚥下練習が困難な場合に用いられる.フィーディング・チューブを繰り返し嚥下することにより嚥下反射の惹起性を改善させ,喉頭挙上運動の速度および距離を改善させる.
- 頭部挙上運動(shaker exercise):喉頭挙上にかかわる筋の強化を行い,咽頭残留を軽減する効果がある.

2)摂食練習(直接的嚥下練習)

摂食練習の開始にあたっては意識清明,全身状態が安定していること,特に急性期は状態が変化しやすいため医師の定期的なチェックを受ける必要がある.誤嚥を予防する代償嚥下法として以下のような手技を紹介する.
- 息こらえ嚥下:嚥下の際に息を止めて行う.嚥下直後に咳をする.仮性球麻痺,球麻痺で水分がむせやすい症例に行うことが多い.
- 複数回嚥下:咽頭に残留した食物をクリアする目的で行う.一口で2~3回程度の嚥下を繰り返す.
- メンデルゾーン法:喉頭挙上期間の延長をはかり,食道入口部の開大範囲・期間を改善する.患者に喉頭挙上を意識させ,喉頭の最高挙上位で2, 3秒止めるように指示を出す.
- 交互嚥下:咽頭に残留した食物(主に固形物)をゼリーや少量の水分を嚥下することでクリアする方法.

2. 姿勢について

嚥下障害のある患者の場合,一般的にベッドアップ30°くらいの

表 4-24　食べにくい食品

誤嚥リスクの高い食品	窒息リスクの高い食品
① さらさらしている食品（水，お茶など）	① 口腔粘膜に張り付きやすいもの（餅，のり，わかめ）
② パサつく食品（生野菜，クッキーなど）	② 噛んでもあまり形が変わらない食品（肉，こんにゃく，かまぼこ）
③ 物性が混在するもの（錠剤の内服，スイカ，巾着など）	③ 口腔内の水分を奪うもの（パン，蒸し芋など）

背臥位と頸部前屈が誤嚥しにくい姿勢とされているが，患者の特性にあわせて対応する必要がある．例えば，重度亀背の方はベッドを下げると頸部が進展し逆に誤嚥しやすくなる．そういった場合には，しっかりと座位姿勢を取らせたほうが誤嚥を予防できることもある．

3. 食物形態について

　食物形態の調整は摂食・嚥下障害の対応として最も有効である．口腔内でばらつく食品や水分はむせやすいとされているため，食品特徴をよく知る必要がある（表 4-24）．調理の段階で加水しやわらかくしたり，とろみを用いて均一で誤嚥しにくい食品物性に変えることが重要である．近年は介護用嚥下食も豊富となっており，市販されている物も参考にしていただきたい．食形態の段階は「嚥下ピラミッド（図 4-16）」によって分類する試みもある．

4. 栄養管理

　摂食・嚥下障害の場合，低栄養や脱水をはじめとしたさまざまな栄養障害を合併していることが多い．摂食・嚥下障害の治療期間中には十分な栄養管理が必要とされる．

　栄養方法は，経口栄養・経腸的に栄養供給を行う経管経腸栄養法，経静脈的に栄養補給を行う静脈栄養法に分けられる．これらの栄養法は患者の状態にあわせて選定される必要がある（図 4-17）．

　経口からの栄養摂取はさまざまな点でメリットが多く，第一選択

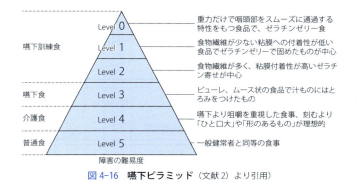

図 4-16　嚥下ピラミッド（文献 2）より引用

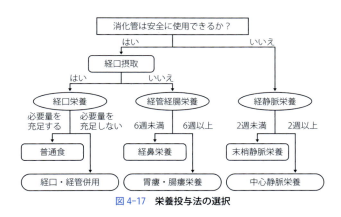

図 4-17　栄養投与法の選択

の栄養経路となる．嚥下障害などで十分な経口栄養がとれない場合，一時的に経管経腸栄養を併用することも多い（**図 4-18**）．藤島によって考案された「摂食・嚥下グレード」は栄養管理において有用である（**表 4-25**）．

5. 摂食・嚥下障害のチームアプローチ

合併症としての誤嚥性肺炎を予防するために理学療法士には，基礎体力の向上や咳嗽力の強化を依頼することが多い．また ADL の

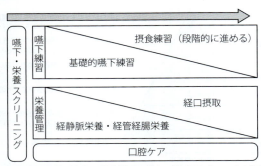

図 4-18 摂食嚥下障害の治療と栄養管理の流れ（治療アプローチの比重の変化）

表 4-25 摂食・嚥下グレード（文献 6 より引用）

I. 重症 経口摂取不可	1	嚥下困難または不能．嚥下訓練適応なし
	2	基礎的嚥下訓練のみの適応あり
	3	条件が整えば誤嚥は減り，摂食訓練が可能
II. 中等症 経口と補助栄養	4	楽しみとしての摂食は可能
	5	一部（1〜2 食）経口摂取
	6	3 食経口摂取＋補助栄養
III. 軽症 経口のみ	7	嚥下食で，3 食とも経口摂取
	8	特別に嚥下しにくい食品を除き，3 食経口摂取
	9	常食は経口摂取可能．臨床的観察と指導を要する
IV. 正常	10	正常の摂食・嚥下能力

向上はそのまま嚥下障害の改善につながることを示唆する報告も散見される．そのように考えると嚥下障害は口腔や頭頸部に限らない，全身的な障害といえる．

　自助具の選定や食事動作の練習は作業療法士，義歯の調整は歯科医師に，そして医師には医学的全身管理や VF，また VE を含めた栄養経路の選択など，広い視野を求められる．このように摂食嚥下障害のリハビリはさまざまな職種による介入が重要となる（図 4-19）．

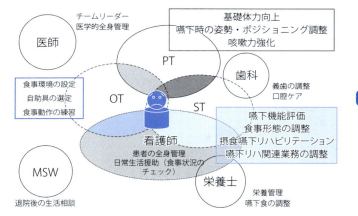

図 4-19 摂食嚥下リハビリテーションのチームアプローチ

まとめ

- 摂食動作は先行期・準備期・口腔期・咽頭期・食道期の5段階に分類され,食物の流れは口腔相・咽頭相・食道相に分類される.
- 誤嚥や窒息は,食物の流れと動作のずれによって引き起こされ,誤嚥性肺炎の原因となる.
- 嚥下障害の評価は,問診と各種スクリーニングテストを主体に,より精密な検査へと進めていく.
- 摂食嚥下障害の治療には,嚥下練習による嚥下機能の改善,代償嚥下法,姿勢の調節,また食事形態の調整をはじめとする栄養管理などがあり,チームでの介入が重要となる.

文献

1) 藤島一郎:脳卒中の摂食・嚥下障害 第2版.医歯薬出版,1998
2) 金谷節子(編著):ベッドサイドから在宅で使える嚥下食のすべて.医歯薬出版,2006
3) 山田晴子,他:かむ・のみこむが困難な人の食事―もっとおいしく! もっ

と食べやすく！. 女子栄養大学出版部, 1999
4) 小寺富子（監）：言語聴覚療法臨床マニュアル 改訂第2版. 協同医書出版社, 2004
5) 金子芳洋（訳）：摂食・嚥下メカニズム UPDATE―構造・機能からみる新たな臨床への展開. 医歯薬出版, 2006
6) 藤島一郎：嚥下障害リハビリテーション入門I. *jpn J Rehabil Med* **50**：202-211, 2013
7) 日本摂食嚥下リハビリテーション学会医療検討委員会：訓練法のまとめ(2014版)

✅ チェックリスト

- [ ] 摂食動作を5段階にわけて説明することができる.　　☞ P449 へ
- [ ] 食物の流れを3つに分類して述べよ.　　☞ P449 へ
- [ ] 嚥下障害のスクリーニングテストを挙げよ.　　☞ P451 へ
- [ ] 嚥下障害に対するリハビリ治療のポイントを述べよ.　　☞ P452 へ

資料

資料 a 運動器障害

■資料 a-1 副運動（joint play）

関節	生理的運動	骨頭の滑る方向
肩甲上腕関節	屈曲	後方
	伸展	前方
	外転	下方
	内転	上方
	内旋	後方
	外旋	前方
	水平外転	前方
	水平内転	後方
腕尺関節	屈曲	末梢・前方
	伸展	中枢・後方
	外転	内方
	内転	外方
上橈尺関節	回内	後方（背側）
	回外	前方（腹側）
下橈尺関節	回内	前方（腹側）
	回外	後方（背側）
股関節	屈曲	後方
	伸展	前方
	外転	下方
	内転	上方
	内旋	後方
	外旋	前方
膝関節	屈曲	後方
	伸展	前方
足関節	背屈	後方
	底屈	前方

資料 a-2 解剖（骨格）

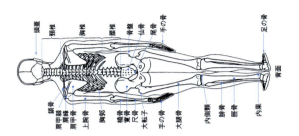

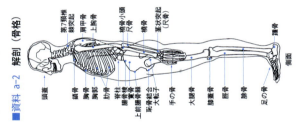

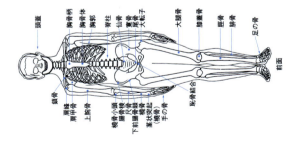

■資料 a-3　関節可動域表示ならびに測定法

(日本整形外科学会・日本リハビリテーション医学会，1995)
(日整会誌 69：240-250，1995/リハ医学 32：207-217，1995)

a：上肢測定

部位名	運動方向	参考可動域角度	基本軸	移動軸	測定肢位および注意点	参考図
肩甲帯 shoulder girdle	屈曲 flexion	20	両側の肩峰を結ぶ線	頭頂と肩峰を結ぶ線		
	伸展 extension	20				
	挙上 elevation	20	両側の肩峰を結ぶ線	肩峰と胸骨上縁を結ぶ線	前面から測定する．	
	引き下げ（下制） depression	10				
肩 shoulder（肩甲帯の動きを含む）	屈曲（前方挙上） flexion (forward elevation)	180	肩峰を通る床への垂直線（立位または座位）	上腕骨	前腕は中間位とする．体幹が動かないように固定する．脊柱が前後屈しないように注意する．	
	伸展（後方挙上） extension (backward elevation)	50				
	外転（側方挙上） abduction (lateral elevation)	180	肩峰を通る床への垂直線（立位または座位）	上腕骨	体幹の側屈が起こらないように 90°以上になったら前腕を回外することを原則とする．	
	内転 adduction	0				
	外旋 external rotation	60	肘を通る前額面への垂直線	尺骨	上腕を体幹に接して，肘関節を前方90°に屈曲した肢位で行う．前腕は中間位とする．	
	内旋 internal rotation	80				
	水平屈曲（水平内転） horizontal flexion (horizontal adduction)	135	肩峰を通る矢状面への垂直線	上腕骨	肩関節を 90°外転位とする．	
	水平伸展（水平外転） horizontal extension (horizontal abduction)	30				

資料 a 運動器障害

部位名	運動方向	参考可動域角度	基本軸	移動軸	測定肢位および注意点	参考図
肘 elbow	屈曲 flexion	145	上腕骨	橈骨	前腕は回外位とする.	屈曲／伸展 0°
	伸展 extension	5				
前腕 forearm	回内 pronation	90	上腕骨	手指を伸展した手掌面	肩の回旋が入らないように肘を90°に屈曲する.	回外／回内
	回外 supination	90				
手 wrist	屈曲（掌屈）flexion (palmarflexion)	90	橈骨	第2中手骨	前腕は中間位とする.	伸展／屈曲 0°
	伸展（背屈）extension (dorsiflexion)	70				
	橈屈 radial deviation	25	前腕の中央線	第3中手骨	前腕を回内位で行う.	0°／橈屈／尺屈
	尺屈 ulnar deviation	55				

b：手指測定

部位名	運動方向	参考可動域角度	基本軸	移動軸	測定肢位および注意点	参考図
母指 thumb	橈側外転 radial abduction	60	示指（橈骨の延長上）	母指	運動は手掌面とする. 以下の手指の運動は，原則として手指の背側に角度計を当てる.	橈側外転／尺側内転 0°
	尺側内転 ulnar adduction	0				
	掌側外転 palmar abduction	90			運動は手掌面に直角な面とする.	掌側外転／掌側内転 0°
	掌側内転 palmar adduction	0				
	屈曲（MCP）flexion	60	第1中手骨	第1基節骨		伸展 0°／屈曲
	伸展（MCP）extension	10				
	屈曲（IP）flexion	80	第1基節骨	第1末節骨		伸展 0°／屈曲
	伸展（IP）extension	10				

464 資料 a 運動器障害

部位名	運動方向	参考可動域角度	基本軸	移動軸	測定肢位および注意点	参考図
指 fingers	屈曲（MCP）flexion	90	第2〜5中手骨	第2〜5基節骨		
	伸展（MCP）extension	45				
	屈曲（PIP）flexion	100	第2〜5基節骨	第2〜5中節骨		
	伸展（PIP）extension	0				
	屈曲（DIP）flexion	80	第2〜5中節骨	第2〜5末節骨	DIP は10°の過伸展をとりうる.	
	伸展（DIP）extension	0				
	外転 abduction		第3中手骨延長線	第2, 4, 5指軸	中指の運動は橈側外転，尺側外転とする.	
	内転 adduction					

c：下肢測定

部位名	運動方向	参考可動域角度	基本軸	移動軸	測定肢位および注意点	参考図
股 hip	屈曲 flexion	125	体幹と平行な線	大腿骨（大転子と大腿骨外顆の中心を結ぶ線）	骨盤と脊柱を十分に固定する．屈曲は背臥位，膝屈曲位で行う．伸展は腹臥位，膝伸展位で行う．	
	伸展 extension	15				
	外転 abduction	45	両側の上前腸骨棘を結ぶ線への垂直線	大腿中央線（上前腸骨棘より膝蓋骨中心を結ぶ線）	背臥位で骨盤を固定する．下肢は外旋しないようにする．内転の場合は，反対側の下肢を屈曲挙上してその下を通して内転させる．	
	内転 adduction	20				
	外旋 external rotation	45	膝蓋骨より下ろした垂直線	下腿中央線（膝蓋骨中心より足関節内外果中央を結ぶ線）	背臥位で，股関節と膝関節を90°屈曲位にして行う．骨盤の代償を少なくする．	
	内旋 internal rotation	45				

部位名	運動方向	参考可動域角度	基本軸	移動軸	測定肢位および注意点	参考図
膝 knee	屈曲 flexion	130	大腿骨	腓骨(腓骨頭と外果を結ぶ線)	屈曲は股関節を屈曲位で行う.	
	伸展 extension	0				
足 ankle	屈曲(底屈) flexion (plantar flexion)	45	腓骨への垂直線	第5中足骨	膝関節を屈曲位で行う.	
	伸展(背屈) extension (dorsiflexion)	20				
足部 foot	外がえし eversion	20	下腿軸への垂直線	足底面	膝関節を屈曲位で行う.	
	内がえし inversion	30				
	外転 abduction	10	第1,第2中足骨の間の中央線	同左	足底で足の外縁または内縁で行うこともある.	
	内転 adduction	20				
母指(趾) great toe	屈曲(MTP) flexion	35	第1中足骨	第1基節骨		
	伸展(MTP) extension	60				
	屈曲(IP) flexion	60	第1基節骨	第1末節骨		
	伸展(IP) extension	0				
足指 toes	屈曲(MTP) flexion	35	第2~5中足骨	第2~5基節骨		
	伸展(MTP) extension	40				
	屈曲(PIP) flexion	35	第2~5基節骨	第2~5中節骨		
	伸展(PIP) extension	0				
	屈曲(DIP) flexion	50	第2~5中節骨	第2~5末節骨		
	伸展(DIP) extension	0				

■資料 a-4 身体表面の神経支配および髄節支配

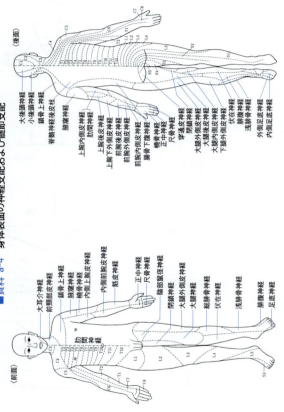

■資料 a-5 筋の作用と神経支配

a：上肢

筋名	支配神経	肩甲骨					
		挙上	下制	外転	内転	上方回旋	下方回旋
僧帽筋上部	C2-4　副神経	○			△	○	
僧帽筋中部	C2-4　副神経				○		
僧帽筋下部	C2-4　副神経		○		△	○	
肩甲挙筋	C3-5　肩甲背神経	○					△
菱形筋	C4-5　肩甲背神経	○			○		○
鎖骨下筋	C5-6　鎖骨下筋神経		○				
前鋸筋	C5-7　長胸神経			○		○	
小胸筋	C6-T1　内側・外側胸筋神経		○	○			○

筋名	支配神経	肩関節							
		屈曲	伸展	外転	内転	外旋	内旋	水平内転	水平伸展
棘上筋	C4-6　肩甲上神経			○					
棘下筋	C4-6　肩甲上神経					○			○
三角筋前部	C5-6　腋窩神経	○					△	○	
三角筋中部	C5-6　腋窩神経			○					○
三角筋後部	C5-6　腋窩神経		○			△			○
小円筋	C5-6　腋窩神経					○			
大円筋	C5-7　肩甲下神経		○		○		○		△
広背筋	C6-8　胸背神経		○		○		△		△
肩甲下筋	C5-7　肩甲下神経				△		○	○	
烏口腕筋	C6-7　筋皮神経	△			△			○	
大胸筋	C5-T1　内側・外側胸筋神経	○			○		△	○	

筋名	支配神経	肩関節				肘関節・前腕			
		屈曲	伸展	外転	内転	屈曲	伸展	回内	回外
上腕二頭筋長頭	C5-6 筋皮神経			△		○			△
上腕二頭筋短頭	C5-6 筋皮神経	△			△	○			△
腕橈骨筋	C5-6 橈骨神経					○		△	△
上腕筋	C6-7 筋皮神経					○			
上腕三頭筋長頭	C6-T2 橈骨神経		△		△		○		
上腕三頭筋内側頭	C6-T1 橈骨神経						○		
上腕三頭筋外側頭	C6-T1 橈骨神経						○		
円回内筋	C6-7 正中神経					△		○	
回外筋	C5-7 橈骨神経								○
方形回内筋	C7-T1 正中神経							○	
肘筋	C7-T8 橈骨神経						△	△	

筋名	支配神経	手関節				肘関節・前腕			
		掌屈	背屈	橈屈	尺屈	屈曲	伸展	回内	回外
長橈側手根伸筋	C5-8 橈骨神経		○	○			△		
短橈側手根伸筋	C5-8 橈骨神経		○	○			△		
尺側手根伸筋	C6-8 橈骨神経	○			○		△		
橈側手根屈筋	C6-8 正中神経	○		△		△			
長掌筋	C6-T1 正中神経	○				△			
尺側手根屈筋	C7-T1 尺骨神経	○			○	△			
指伸筋	C6-8 橈骨神経		△						
示指伸筋	C6-8 橈骨神経		△						
小指伸筋	C6-8 橈骨神経		△						
長母指伸筋	C6-8 橈骨神経		△	△					
短母指伸筋	C6-8 橈骨神経		△						
長母指外転筋	C6-8 橈骨神経	△		△					
長母指屈筋	C6-T1 正中神経	△							
浅指屈筋	C7-T1 正中神経	△							
深指屈筋	C7-T1 正中神経, 尺骨神経	△							

● 手指

筋名	支配神経	MP関節 屈曲	MP関節 伸展	MP関節 外転	MP関節 内転	PIP関節 屈曲	PIP関節 伸展	DIP関節 屈曲	DIP関節 伸展	母指CM関節 橈側外転	母指CM関節 尺側内転	母指CM関節 掌側外転	母指CM関節 掌側内転	対立
浅指屈筋	C7-T1 正中神経	△				○								
深指屈筋	C7-T1 正中神経 尺骨神経	△				△		○						
総指伸筋	C6-8 橈骨神経		○				○		○					
示指伸筋	C6-8 橈骨神経		○				○		○					
小指伸筋	C6-8 橈骨神経		○				○		○					
虫様筋 第1, 2	C6-T1 正中神経	○					○		○					
虫様筋 第3, 4	C6-T1 尺骨神経	○					○		○					
掌側骨間筋	C8-T1 尺骨神経	△*1			○*1		△*1		△*1					
背側骨間筋	C8-T1 尺骨神経	△*2		○*3			△*2		△*2					
小指外転筋	C7-T1 尺骨神経	△		○			△		△					
短小指屈筋	C7-T1 尺骨神経	○												
小指対立筋	C7-T1 尺骨神経	△												○*4
長母指屈筋	C6-T1 正中神経	○				○							△	
長母指伸筋	C6-8 橈骨神経		○				○			△			△	
短母指伸筋	C6-8 橈骨神経		○				△			△		△		
長母指外転筋	C6-8 橈骨神経											○	○	
短母指外転筋	C6-T1 正中神経	△										○		
短母指屈筋	C6-T1 正中神経	○										○	○	
母指対立筋	C6-T1 正中神経													○
母指内転筋	C8-T1 尺骨神経	△										○	○	

*1：第2・4・5指，*2：第2・3・4指，*3：第2・4指（背側骨間筋は第3指に関しては，橈屈と尺屈の作用をする），*4：第5指

c：体幹

筋名	支配神経	体幹				
		屈曲	伸展	側屈	同側回旋	反対側回旋
腹直筋	T6-12　肋間神経	○		△		
外腹斜筋	T5-L1　肋間神経	○		○		○
内腹斜筋	T7-L1　肋間神経，腸骨下腹神経	○		○	○	
腰方形筋	T12-L3　腰神経叢の枝			○		
脊柱起立筋	C2-T6　頸・胸神経		○		○	

筋名	支配神経	頸部				
		屈曲	伸展	側屈	同側回旋	反対側回旋
椎前筋群	C1-8　頸神経，C1　後頭下神経	○				
舌骨筋群	C1-4　舌骨下神経係蹄，顔面神経，下顎神経	△				
斜角筋群	C1-8　頸神経	△		○		
胸鎖乳突筋	副神経，C1-3　頸神経	○	△	○		○
肩甲挙筋	C3-5　肩甲背神経			△		
板状筋群	C1-8　頸神経		○	○	○	
後頭下筋群	C1-2　頸神経		○	○	○	
背柱起立筋群	C2-6　頸・胸神経		○	○	○	
短背筋群	頸・胸神経		○	○		○

d：下肢

筋名	支配神経	股関節						膝関節			
		屈曲	伸展	外転	内転	外旋	内旋	屈曲	伸展	内旋	外旋
大腰筋	L1-4　大腿神経	○									
腸骨筋	L1-4　大腿神経	○									
恥骨筋	L2-4　閉鎖神経 　　　大腿神経	○			○	△					
長内転筋	L2-4　閉鎖神経	△			○	○					
短内転筋	L2-4　閉鎖神経	△			○	○					
薄筋	L2-4　閉鎖神経	△			○		△	△		△	
大内転筋	L2-S1　閉鎖神経	△	△		○	△					
梨状筋	L3-S3　閉鎖神経					○					
内閉鎖筋	L3-S3　閉鎖神経					○					
上双子筋	L3-S3　閉鎖神経					○					
下双子筋	L3-S3　閉鎖神経					○					
大腿方形筋	L3-S3　閉鎖神経					○					
大腿筋膜張筋	L4-S1　上殿神経	○		○							
中殿筋	L4-S1　上殿神経	△		○		△	△				
小殿筋	L4-S1　上殿神経	△		○		△	○				
大殿筋	L2-S2　下殿神経		○	△	△						

筋名	支配神経	股関節						膝関節			
		屈曲	伸展	外転	内転	外旋	内旋	屈曲	伸展	内旋	外旋
大腿直筋	L2-4　大腿神経	○							○		
中間広筋	L2-4　大腿神経								○		
外側広筋	L2-4　大腿神経								○		
内側広筋	L2-4　大腿神経								○		
縫工筋	L2-4　大腿神経	△		△		△		○		△	
半腱様筋	L4-S2　脛骨神経		○				△	○		○	
半膜様筋	L4-S2　脛骨神経		○				△	○		○	
大腿二頭筋長頭	L5-S3　脛骨神経		○			△		○			
大腿二頭筋短頭	L5-S3　腓骨神経		○			△		○			△
腓腹筋	L5-S2　脛骨神経							△			

e：足部

筋名	支配神経		足関節		足部				足趾	
			背屈	底屈	背屈	底屈	内がえし	外がえし	屈曲	屈曲
前脛骨筋	L4-S1	深腓骨神経	○		○		△			
長母趾伸筋	L4-S1	深腓骨神経	△				△			○*2
長趾伸筋	L4-S1	深腓骨神経	○		○			△		○*1
第3腓骨筋	L4-S1	深腓骨神経	○		○			△		
長腓骨筋	L4-S1	浅腓骨神経		○		○		○		
短腓骨筋	L4-S1	浅腓骨神経		△		○		○		
腓腹筋	L5-S2	脛骨神経		○						
ヒラメ筋	L5-S2	脛骨神経		○						
足底筋	L4-S2	脛骨神経		○						
後脛骨筋	L4-S1	脛骨神経		△		○	○			
長趾屈筋	L5-S2	脛骨神経		△		○	○		○*1	
長母趾屈筋	L5-S2	脛骨神経		△		○	△		○*2	

*1：第2〜5趾, *2：第1趾, ○：主に働く筋, △：補助的に働く筋

■資料 a-6　各種疼痛評価の方法

① NRS：Numerical Rating Scale　主観的数値化スケール

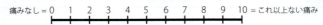

② FRS：Face Rating Scale　表情評価スケール

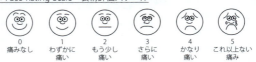

③ VAS：Visual Analogue Scale　視覚的評価スケール

痛みはない　　　　　　　　　　　これ以上の痛みはないくらい痛い

0　　　　　　　　　　　　　　　　　　　　　　100

■資料 a-7　頸髄症治療成績判定基準

〔日本整形外科学会評価基準・ガイドライン・マニュアル集　第3版（日本整形外科学会，1999）〕より

1）頸髄症判定基準（改訂17（−2）点法）

運動機能	上肢	手指	0 [不　　能]　自力では不能（箸，スプーン，フォーク，ボタンかけすべて不能）
			1 [高度障害]　箸，書字，不能，スプーン・フォークで辛うじて可能
			2 [中等度障害]　箸で大きな物はつまめる，書字，辛うじて可能，大きなボタンかけ可能
			3 [軽度障害]　箸，書字ぎこちない，ワイシャツの袖のボタンかけ可能
			4 [正　　常]　正常
		肩・肘機能	−2 [高度障害]　三角筋または上腕二頭筋≦2
			−1 [中等度障害]　〃　　　＝3
			（−0.5 [軽度障害]　〃　　　＝4）
			−0 [正　　常]　〃　　　＝5
	下肢		0 [不　　能]　独立，独歩可能
			(0.5　　　　　立位は可能)
			1 [高度障害]　平地でも支持が必要
			(1.5　　　　　平地では支持なしで歩けるが，不安定)
			2 [中等度障害]　平地では支持不要，階段の昇降に手すり必要
			(2.5　　　　　〃，階段の降りのみ手すり必要)
			3 [軽度障害]　ぎこちないが，速歩可能
			4 [正　　常]　正常
知覚機能	上肢		0 [高度障害]　知覚脱失（触覚，痛覚）
			(0.5　　　　　5/10以下の鈍麻（触覚，痛覚），耐えがたいほどの痛み，しびれ)
			1 [中等度障害]　6/10以上の鈍麻（触覚，痛覚），しびれ，過敏
			(1.5 [軽度障害]　軽いしびれのみ（知覚正常）)
			2 [正　　常]　正常
	体幹		0 [高度障害]　知覚脱失（触覚，痛覚）
			(0.5　　　　　5/10以下の鈍麻（触覚，痛覚），耐えがたいほどの痛み，しびれ)
			1 [中程度障害]　6/10以上の鈍麻（触覚，痛覚），しびれ，過敏
			(1.5 [軽度障害]　軽いしびれのみ（知覚正常）)
			2 [正　　常]　正常
	下肢		0 [高度障害]　知覚脱失（触覚，痛覚）
			(0.5　　　　　5/10以下の鈍麻（触覚，痛覚），耐えがたいほどの痛み，しびれ)
			1 [中等度障害]　6/10以上の鈍麻（触覚，痛覚），しびれ，過敏
			(1.5 [軽度障害]　軽いしびれのみ（知覚正常）)
			2 [正　　常]　正常
膀胱機能			0 [高度障害]　展開，失禁
			1 [中等度障害]　残尿感，怒責，尿切れ不良，排尿時間延長，尿もれ
			2 [軽度障害]　開始遅延，頻尿
			3 [正　　常]　正常
合　計　17			計（改善率）

（日整会誌　**68**：490-503，1994）

資料 a-8 肩関節疾患治療成績判定基準

〔日本整形外科学会評価基準・ガイドライン・マニュアル集 第 3 版（日本整形外科学会, 1999）〕より

I. 疼痛（30 点）
なし…………………………………………………………………………………………30
スポーツ, 重労働時の僅かな痛み………………………………………………………25
作業時の軽い痛み…………………………………………………………………………20
日常生活時の軽い痛み……………………………………………………………………15
中程度の耐えられる痛み（鎮痛剤使用, 時々夜間痛）…………………………………10
強度な痛み（夜間痛頻回）………………………………………………………………… 5
痛みのために全く活動できない…………………………………………………………… 0

II. 機能（20 点）

総合機能（10 点）

外転筋力の強さ（5 点）		耐 久 力（5 点）			
※90 度外転位にて測定	正常……5	※1 kg の鉄アレイを		10 秒以上……5	
同肢位のとれないときは	優……4	水平保持できる時間		3 秒以上……3	
可能な外転位にて測定	良……3	肘伸展位・回内位にて		2 秒以下……1	
（可能外転位角度）	可……2	測定（成人 2 kg）		不 可……0	
	不可……1				
	ゼロ……0				

日常生活動作群（患側の動作）（10 点）

結髪動作………………………………… (1, 0.5, 0)		反対側の腋窩に手が届く…… (1, 0.5, 0)	
結帯動作………………………………… (1, 0.5, 0)		引戸の開閉ができる………… (1, 0.5, 0)	
口に手が届く…………………………… (1, 0.5, 0)		頭上の棚の物に手が届く…… (1, 0.5, 0)	
患側を下に寝る………………………… (1, 0.5, 0)		用便の始末ができる………… (1, 0.5, 0)	
上着のサイドポケットのものを取る… (1, 0.5, 0)		上着を着る…………………… (1, 0.5, 0)	
他に不能の動作があれば各 1 点減点する			
1.	2.	3.	

III. 可動域（自動運動）（30 点） 座位にて施行

a. 挙上（15 点）	b. 外 旋（9 点）	c. 内 旋（6 点）
150 度以上…………… 15	60 度以上……………9	Th12 以上……………6
120 度以上…………… 12	30 度以上……………6	L5 以上………………4
90 度以上…………… 9	0 度以上……………3	臀 部…………………2
60 度以上…………… 6	−20 度以上……………1	それ以下………………0
30 度以上…………… 3	−20 度以下……………0	
0 度………………… 0		

IV. X 線所見評価（5 点）
正　　常……………………………………………………………………………………… 5
中程度の変化または亜脱臼………………………………………………………………… 3
高度の変化または脱臼……………………………………………………………………… 1

V. 関節安定性（15 点）
正　　常………………………………………………………………………………………15
軽度の instability または脱臼不安感………………………………………………………10
重度の instability または亜脱臼の既往, 状態…………………………………………… 5
脱臼の既往または状態……………………………………………………………………… 0

備考：肘関節, 手に障害がある場合は, 可動域, 痛みについて記載する.

（日整会誌　61：623-629, 1987）

■資料 a-9　股関節機能判定基準（JOA hip score）

〔日本整形外科学会評価基準・ガイドライン・マニュアル集　第3版（日本整形外科学会，1999）〕より

(100点満点)

I　疼痛

評価	右	左
股関節に対する愁訴がまったくない	40	40
不安定愁訴（違和感，疲労感）があるが，痛みはない	35	35
歩行時痛みはない（ただし，歩行開始時あるいは長距離歩行後疼痛を伴うことがある）	30	30
自発痛はない．歩行時疼痛はあるが，短時間の休息で消退する	20	20
自発痛はときどきある．歩行時疼痛があるが，休息により軽快する	10	10
持続的に自発痛または夜間痛がある	0	0

II　可動域

評価	右	左
屈曲 ・関節角度を10°刻みとし，10°ごとに1点．ただし120°以上はすべて12点とする（屈曲拘縮のある場合にはこれを引き，可動域で評価する）	（　　°） （　　点）	（　　°） （　　点）
外転 ・関節角度を10°刻みとし，10°ごとに2点．ただし30°以上はすべて8点とする	（　　°） （　　点）	（　　°） （　　点）

III　歩行能力

評価	右	左
長距離歩行，速歩が可能．歩容は正常	20	20
長距離歩行，速歩が可能であるが，跛行を伴うことがある	18	18
杖なしで，約30分または2km歩行可能である．跛行がある．日常の屋外活動にはほとんど支障がない	15	15
杖なしで，10～15分程度，あるいは約500m歩行可能であるが，それ以上の場合，1本杖が必要である．跛行がある	10	10
屋内活動はできるが，屋外活動は困難である．屋外では2本杖を必要とする	5	5
ほとんど歩行不能	0	0

IV　日常生活動作

評価	容易	困難	不可
腰かけ	4	2	0
立ち仕事（家事を含む） （持続時間約30分．休憩を要する場合は困難とする．5分くらいしかできない場合は不可とする）	4	2	0
しゃがみこみ，立ち上がり（支持が必要な場合は困難とする）	4	2	0
階段の昇り降り（手すりを要する場合は困難とする）	4	2	0
車，バスなどの乗り降り	4	2	0

（日整会誌　69：860-867，1995）

■資料 a-10 腰痛治療成績判定基準

〔日本整形外科学会評価基準・ガイドライン・マニュアル集　第3版（日本整形外科学会，1999）〕より

I. 自覚症状 ……………………………… (9点)

A. 腰痛に関して
- a. 全く腰痛はない……………………3
- b. 時に軽い腰痛がある………………2
- c. 常に腰痛があるか，あるいは時にかなりの腰痛がある……………………1
- d. 常に激しい腰痛がある……………0

B. 下肢痛およびシビレに関して
- a. 全く下肢痛，シビレがない………3
- b. 時に軽い下肢痛，シビレがある…2
- c. 常に下肢痛，シビレがあるか，あるいは時にかなりの下肢痛，シビレがある……………………………………1
- d. 常に激しい下肢痛，シビレがある…0

C. 歩行能力について
- a. 全く正常に歩行が可能……………3
- b. 500 m 以上歩行可能であるが，疼痛，シビレ，脱力を生じる………………2
- c. 500 m 以下の歩行で疼痛，シビレ，脱力を生じ，歩けない…………………1
- d. 100 m 以下の歩行で疼痛，シビレ，脱力を生じ，歩けない…………………0

II. 他覚所見 ……………………………… (6点)

A. SLR（tight hamstring を含む）
- a. 正常…………………………………2
- b. 30〜70°………………………………1
- c. 30°未満………………………………0

B. 知覚
- a. 正常…………………………………2
- b. 軽度の知覚障害を有する…………1
- c. 明白な知覚障害を認める…………0
- 注：① 軽度の知覚障害とは，患者自身が認識しない程度のもの．
  ② 明白な知覚障害とは，知覚のいずれかの完全脱失，あるいはこれに近いもので患者自身も明らかに認識しているものをいう．

C. 筋力
- a. 正常…………………………………2
- b. 軽度の筋力低下……………………1
- c. 明らかな筋力低下…………………0
- 注：① 被検筋を問わない．
  ② 軽度の筋力低下とは，筋力4程度を指す．
  ③ 明らかな筋力低下とは，筋力3以下を指す．
  ④ 他覚所見が両側に認められる時は，より障害度の強い側で判定する．

III. 日常生活活動 ……………………… (14点)

	非常に困難	やや困難	容易
寝がえり動作	0	1	2
立ち上がり動作	0	1	2
洗顔動作	0	1	2
中腰姿勢または立位の持続	0	1	2
長時間座位（1時間位）	0	1	2
重量物の挙上または保持	0	1	2
歩行	0	1	2

IV. 膀胱機能 …………………………… (−6点)

- a. 正常…………………………………………0
- b. 軽度の排尿困難（頻尿，排尿遅延，残尿感）…………………………………………−3
- c. 高度の排尿困難（失禁，尿閉）…………−6
- 注：尿路疾患による排尿障害を除外する．

V. 満足度（参考）

- a. とてもよかった
- b. よかった
- c. わからない
- d. やらない方がよかった

VI. 精神状態の評価（参考）

a. 愁訴の性質，部位，程度など一定しない．
b. 痛みだけでなく，機能的に説明困難な筋力低下，痛覚過敏，自律神経系変化を伴う．
c. 多くの病院あるいは多数科を受診する．
d. 手術に対する期待度が異常に高い．
e. 手術の既往があり，その創部痛のみを異常に訴える．
f. 異常に長く（例えば1年以上）仕事を休んでいる．
g. 職場，家庭生活で問題が多い．
h. 労災事故，交通事故に起因する．
i. 精神科での治療の既往．
j. 医療訴訟の既往がある．

〔参考〕 治療成績判定基準の利用方法について

この判定基準は腰痛疾患全般（椎間板ヘルニア，分離・すべり症，脊柱管狭窄症など）に応用可能な案として作成したものであるが，利用法として次のような方法が考えられる．

1. 点数表示として扱う方法

    各使用者の判断により

    i） 自覚症状（9点），他覚所見（6点），日常生活活動（14点）の総合点（29点）により比較する方法

    　例えば総合点 8→29 点など

    ii） 各項目別に比較し使用する方法

    　すなわち自覚症状（9点），他覚所見（6点），日常生活活動（14点）の治療前後のそれぞれを比較する方法

    　例えば自覚症状 5→9 点，他覚所見 3→5 点，日常生活活動 7→13 点のごとく

    iii） 1つの症状を取り上げ治療前後で比較する方法

    　例えば脊柱管狭窄症では歩行能力だけを取り上げて比較する方法

    　例えば 0→3 点

    iv） 改善指数あるいは改善率として表現する方法

    $$a.\ 改善指数 = \frac{治療後点数 - 治療前点数}{治療後点数}$$

    $$b.\ 改善率 = \frac{治療後点数 - 治療前点数}{正常 - 治療後点数} \times 100\ (\%)$$

2. 膀胱機能は障害のみられる場合のみ用い単独評価を行うか，あるいは総合点として用いるが，総合点として用いる場合はマイナス点として評価を行う．
3. 判定時期は各使用者が判定時期を明確にして使用する．
4. 満足度および精神状態の評価は参考として点数評価を行わない．

（日整会誌 **60**：391-394, 1986）

■資料 a-11 足部疾患治療成績判定基準

〔日本整形外科学会評価基準・ガイドライン・マニュアル集　第 3 版（日本整形外科学会，1999）〕より

(100 点満点)

Ⅰ　疼痛

評価	
A　疼痛なし	20 点
B　走行時（後）に痛むことがある	15 点
C　歩行時（後）に痛むことがある	10 点
D　歩行時の持続的な痛み	5 点
E　歩行困難な程の痛み	0 点
	点

Ⅱ　変形（［註］参照）

評価	前足部 （足根中足関節を含む）	後足部 （距腿関節を含む）
A　変形なし	10 点	20 点
B　わずかな変形	8 点	15 点
C　明らかな変形	4 点	8 点
D　著しい変形	0 点	0 点
最も強い変形要素で評価する．判定困難な場合は低い点数にする	点	点

［註：変形の具体例］
●中足骨内転
A　変形なし……………………………………………………………… 10 点
B　10°未満内転 ………………………………………………………… 8 点
C　10～30°未満の内転（第 5 中足骨基部の突出）…………………… 4 点
D　30°以上の内転 ……………………………………………………… 0 点
●外反母趾
A　変形なし……………………………………………………………… 10 点
B　MP 関節のわずかな突出 …………………………………………… 8 点
C　MP 関節の著名な突出 ……………………………………………… 4 点
D　母趾が第 2 趾と重なる……………………………………………… 0 点
●踵内外反変形
A　変形なし……………………………………………………………… 20 点
B　わずかな変形（生理的踵骨外反の消失あるいはわずかな増ання）…… 15 点
C　明らかな変形（足底全面は接地し，明らかな踵内・外反あり）…… 8 点
D　著しい変形（足底の内側あるいは外側が床につかない）………… 0 点

Ⅲ　可動域（他動）

評価	前足部（MP・IP 関節）	後足部
A　正常	5 点	3 点
B　正常の可動域の 1/2 以上	3 点	3 点
C　正常の可動域の 1/2 未満	0 点	0 点
	点	点

IV 不安定性(感)

評価	
A 不安定性なし	10点
B 走る時にやや不安定	6点
C 凹凸道で不安定	4点
D 歩行時サポーターが必要	2点
E 歩行時装具が必要	0点
	点

V 歩行能力(杖等の装具なしの状態で評価)

評価	
A 走行,歩行に全く支障はない	10点
B 速歩は可能であるが,走行は困難	8点
C 屋外歩行は実用的に可能(公共交通機関の利用,買物)	6点
D 屋外歩行は可能であるが,家の周囲の散歩程度	4点
E 屋内歩行は可能であるが,屋外歩行は不能	2点
F 歩行不能	0点
	点

VI 筋力(外来筋についての最も障害の強い筋の徒手筋テスト)

評価	
A 筋力正常	5点
B 筋力4,3	3点
C 筋力2	1点
D 筋力1,0	0点
	点

VII 知覚異常(知覚低下と痺れなどの異常感で評価)

評価	
A 知覚障害なし	5点
B 軽度の知覚鈍麻か軽度の異常感	3点
C 中等度の知覚鈍麻か中等度の異常感	1点
D 知覚脱失もしくは高度の異常感	0点
	点

VIII 日常生活動作

評価	容易	困難	不能
階段昇降	2点	1点	0点
正座	2点	1点	0点
つま先立ち	2点	1点	0点
通常の靴が履ける	2点	1点	0点
和式トイレ	2点	1点	0点
	点	点	点

合計　右　　点・左　　点
(日整会誌 65:679-681, 1991)

■資料 a-12　変形性膝関節症治療成績判定基準

		〔100点満点〕 右	左
疼痛・歩行能	1 km 以上歩行可，通常疼痛はないが，動作時たまに疼痛があってもよい	30	30
	1 km 以上歩行可，疼痛あり	25	25
	500 m 以上，1 km 未満の歩行可，疼痛あり	20	20
	100 m 以上，500 m 未満の歩行可，疼痛あり	15	15
	室内歩行または 100 m 未満の歩行可，疼痛あり	10	10
	歩行不能	5	5
	起立不能	0	0
疼痛・階段昇降能	昇降自由・疼痛なし	25	25
	昇降自由・疼痛あり，手すりを使い・疼痛なし	20	20
	手すりを使い・疼痛あり，一歩一歩・疼痛なし	15	15
	一歩一歩・疼痛あり，手すりを使い一歩一歩・疼痛なし	10	10
	手すりを使い一歩一歩・疼痛あり	5	5
	できない	0	0
屈曲角度および強直・高度拘縮	正座可能な可動域	35	35
	横座り・あぐら可能な可動域	30	30
	110°以上屈曲可能	25	25
	75°以上屈曲可能	20	20
	35°以上屈曲可能	10	10
	35°未満の屈曲，または強直，高度拘縮	0	0
腫脹	水腫・腫脹なし	10	10
	時に穿刺必要	5	5
	頻回に穿刺必要	0	0
	総計		

（日整会誌　66：1212-1219, 1992）

■資料 a-13　膝靱帯損傷治療成績判定基準

			右	左
giving way	なし		9	9
	たまに		5	5
	時々, しばしば		0	0
坂道または階段下り	不安感	なし	20	20
		時々, しばしば	8	8
		常に	0	0
	難易	不自由なし	14	14
		やや困難	7	7
		困難〜不可能	0	0
捻り[1]	不自由なし		9	9
	やや困難		3	3
	不可能		0	0
正座位動作	不自由なし[2]		14	14
	やや困難[3]		7	7
	困難〜不可能[4]		0	0
前方引出し	なし		10	10
	わずかに		5	5
	著明		0	0
gravity test[5]	なし		10	10
	わずかに		5	5
	著明		0	0
内・外反テスト[6]	なし		14	14
	わずかに		9	9
	著明		0	0

注：[1] 患肢を軸足にしてその足を固定し, 膝より近位側でひねる.
　　[2] 疼痛があっても正座できるものは含める.
　　[3] 小布団をはさむ, または横座りならできるものを含む.
　　[4] 激痛のためにできないものを含む.
　　[5] 仰臥位とし膝屈曲 90°, または踵を高く上げ膝屈曲 90°をとらせると脛骨粗面が健側に比して後方に落込んでいる場合陽性.
　　[6] 膝約 30°屈曲位で行う.

■資料 a-14　半月損傷治療成績判定基準

		右 側 評価点数	左 側 評価点数
長距離歩行後疼痛 （500 m 以上）	な　し 軽　度 中等度 激　痛 （または長距離歩行不能）	20 15 10 0	20 15 10 0
階段昇降時疼痛 および動作	Ⅰ：疼痛なく不自由なし（注 1） Ⅱ：疼痛はあるが，昇降に不自由なし， 　　または疼痛はないが不自由 Ⅲ：やや疼痛があり，昇降不自由 Ⅳ：かなり疼痛があり，昇降不自由	20 15 5 0	20 15 5 0
膝伸展強制時 疼痛（注 2）	な　し 軽　度 中等度 激　痛	20 10 5 0	20 10 5 0
患肢着地（注 3）	可 困難または不可	5 0	5 0
McMurray test	軋轢音なし，疼痛なし 軋轢音のみあり 疼痛のみあり ともにあり	15 10 5 0	15 10 5 0
大腿周径 （膝蓋骨上 10 cm）	健肢と同じ 健肢より 1 cm 以上，3 cm 未満細い 健肢より 3 cm 以上細い	15 5 0	15 5 0
関節裂隙圧痛	な　し あ　り	5 0	5 0
	点　数		

相関係数 0.679

(注 1)「不自由」とは，昇降時手すりを使用するか，一歩一歩か，または手すりを使って一歩一歩昇降する場合をいう．

(注 2)「伸展強制時疼痛」

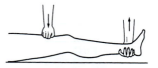

被検者は膝を最大伸展位にして背臥位で横たわり，図のように検者の片手で足部を支持し，もう一方の手で膝蓋上部または脛骨上端に徐々に圧迫力を加え伸展を強制する．
膝（前面）に疼痛を訴える場合を陽性とする．

(注 3)「患肢着地」とは，被検者にその場跳びをさせ，なんら疼痛，問題なく患肢で着地できる場合を可，なんらかの疼痛，困難を感じる場合を困難または不可とする．

資料 b 中枢神経疾患

■資料 b-1　Japan Coma Scale（JCS）

Ⅰ．刺激しないでも覚醒している状態（1桁で表現）
1. 大体意識清明だが，今一つはっきりしない
2. 見当識障害がある
3. 自分の名前，生年月日が言えない

Ⅱ．刺激をすると覚醒する状態（2桁で表現）
（刺激をやめると眠りこむ）
10. 普通の呼びかけで容易に開眼する
20. 大きな声または体を揺さぶることにより開眼する
30. 痛み刺激を加えつつ呼びかけを繰り返すとかろうじて開眼する

Ⅲ．刺激をしても開眼しない状態（3桁で表現）
100. 痛み刺激に対して，払いのけるような動作をする
200. 痛み刺激で少し手足を動かしたり，顔をしかめる
300. 痛み刺激に反応しない

■資料 b-2　Glasgow Coma Scale（GCS）

大分類	小分類	スコア
A．開眼 （eye opening）	自発的に 言葉により 痛み刺激により 開眼しない	E 4 3 2 1
B．言葉による応答 （verbal response）	見当識あり 錯乱状態 不適当な言葉 理解できない声 発声がみられない	V 5 4 3 2 1
C．運動による最良の応答 （best motor response）	命令に従う 痛み刺激部位に手足をもってくる 四肢を屈曲する 　　逃避 　　　異常屈曲 四肢伸展 まったく動かさない	M 6 5 4 3 2 1

資料 b-3 脳の主な血管の供給領域と臨床症状

(田崎義昭, 他:ベッドサイドの神経の診かた改訂16版. 南山堂, 2004, p367, 表 20-3 を一部改変引用)

	閉塞部位	病巣例	反対側	視野	その他
前大脳動脈	完全閉塞		1. 顔を含む麻痺(下肢に強い) 2. 下肢の皮質性感覚障害		1. 尿失禁 2. 歩行失行 3. 把握反射, 吸引反射 4. 記憶消失, 精神障害
	内側線条体動脈		1. 下顔面, 舌, 上肢の麻痺(ことに近位部の麻痺) 2. 構音障害 3. 不随意運動		
中大脳動脈	レンズ核線条体動脈(内側)より主体幹部		1. 下肢ことに遠位部の麻痺 2. 下肢の皮質性感覚障害		
	レンズ核線条体動脈(外側)		1. 顔面, 舌をも含めた片麻痺(上肢に麻痺強い) 2. 半身の感覚障害		
	完全閉塞	一過性の視力障害があることがある	1. 顔面, 舌をも含めた片麻痺(初期には上肢に麻痺強い) 2. 半身の感覚障害	同名性半盲 同名性上下4分盲	1. 意識障害 2. 優位半球病巣では失語・運動性, 感覚性, ジャルゴン症候群 3. 失行と皮質性失認 4. 病巣と反対側回旋 5. 注視麻痺
	前脈絡叢動脈	1. 顔を含む麻痺(上肢に強い) 2. 半身の感覚異常		同名性半盲 同名性上部4分盲	モナコフ症候群 (1+2+半盲)
後大脳動脈	穿通枝(視床膝状体動脈)		1. 半身の感覚鈍麻ことに深部感覚の自発的な, 異常感覚とベルパーデニー 2. 不全片麻痺 3. 運動失調(上肢の企図振戦) 4. 不随意運動(舞踏病, アテトーゼ) 5. 手口感覚症候群		手口感覚症候群
	穿通枝(視床穿通動脈および正中中脳動脈)		動眼神経麻痺 (眼瞼下垂, 外斜視) (A) 1. 小脳性運動失調 (B) 2. 頭, 片麻痺 (C) 3. 振戦 (D) 4. 半身の深部感覚の障害		1. クロード症候群 (A+B) 2. ベネディクト症候群 (A+C) 3. 片側バリズム症候群 (A+D) (ルイ体) 4. パリノー症候群 5. 中脳幻覚 6. 中脳症候群の広範囲病変では各種, 視床症候群
	完全閉塞			同名性半盲 同名性上部4分盲	1. 優位側半球病変では純粋失読, 皮質盲 2. 記憶力障害

水平断

尾状核
被殻
淡蒼球
内包
視床

■資料 b-4　改訂長谷川式簡易知能評価スケール（HDS-R）

	質　問　内　容		配　点
1	お歳はいくつですか？（2年までの誤差は正解）		0　1
2	今日は何年の何月何日ですか？　何曜日ですか？ （年月日，曜日が正解でそれぞれ1点ずつ）	年 月 日 曜日	0　1 0　1 0　1 0　1
3	私たちが今いるところはどこですか？ （自発的に出れば2点，5秒おいて，家ですか？　病院ですか？　施設ですか？　の中から正しい選択をすれば1点）		0　1　2
4	これから言う3つの言葉を言ってみてください． あとでまた聞きますのでよく覚えておいてください． （以下の系列のいずれか1つで，採用した系列に○印をつけておく） 　1：　a）桜　b）猫　c）電車 　2：　a）梅　b）犬　c）自動車		0　1 0　1 0　1
5	100から7を順番に引いてください． （100-7は？　それからまた7を引くと？　と質問する． 最初の答えが不正解の場合打ち切る）	（93） （86）	0　1 0　1
6	私がこれから言う数字を逆から言ってください． (6-8-2, 3-5-2-9) （3桁逆唱に失敗したら打ち切る）	286 9253	0　1 0　1
7	先ほど覚えてもらった言葉をもう一度言ってみてください． （自発的に回答があれば各2点，もし回答がない場合は，以下のヒントを与え正解であれば1点） a）植物　b）動物　c）乗り物		a：0　1　2 b：0　1　2 c：0　1　2
8	これから5つの物品を見せます．それを隠しますので何があったか言ってください（時計，鍵，タバコ，ペン，硬貨など必ず相互に無関係なもの）		0　1　2 3　4　5
9	知っている野菜の名前をできるだけ多く言ってください（答えた野菜の名前を右欄に記入する．途中で詰まり，約10秒待っても出ない場合にはそこで打ち切る） 　5個までは0点，6個＝1点，7個＝2点 　8個＝3点，9個＝4点，10個＝5点		0　1　2 3　4　5
満点：30		合計得点	

カットオフポイント：20/21（20以下は認知症の疑いあり）

■資料 b-5 Mini-Mental State Examination（MMSE）

(Folstein MF, et al : "Mini-mental state". A practical method for grading the cognitive state of patients for the clinician. *J Phychiatr Res* **12**：189-198，1975 より引用)

	質問内容	回答	得点
1（5点）	今年は何年ですか． 今の季節は何ですか． 今日は何曜日ですか． 今日は何月何日ですか．	年 曜日 月 日	
2（2点）	ここは何県ですか． ここは何市ですか． ここは何病院ですか． ここは何階ですか． ここは何地方ですか．（例：関東地方）	県 市 階 	
3（3点）	物品名3個（相互に無関係） 検者は物の名前を1秒間に1個ずつ言う．その後，被験者に繰り返させる． 正答1個につき1点を与える．3個すべて言うまで繰り返す（6回まで）． 何回繰り返したかを記せ　　回		
4（5点）	100から順に7を引く（5回まで），あるいは「フジノヤマ」を逆唱させる．		
5（3点）	3で提示した物品名を再度復唱させる．		
6（2点）	（時計を見せながら）これは何ですか． （鉛筆を見せながら）これは何ですか．		
7（1点）	次の文章を繰り返す． 「みんなで，力を合わせて綱を引きます」		
8（3点）	（3段階の命令） 「右手にこの紙を持ってください」 「それを半分に折りたたんでください」 「机の上に置いてください」		
9（1点）	（次の文章を読んで，その指示に従ってください） 「眼を閉じなさい」		
10（1点）	（何か文章を書いてください）		
11（1点）	（次の図形を書いてください）		
		得点合計	

■資料 b-6 Ashworthの痙性評価尺度

グレード0＝緊張なし
　　　　　1＝四肢を伸展や屈曲したとき，引っかかるような緊張を呈する軽度の増加
　　　　　2＝緊張はより増加しているが，四肢は容易に屈曲できる
　　　　　3＝緊張の著しい増加で他動的に動かすことが困難
　　　　　4＝四肢は屈曲や伸展時に固い

■資料 b-7 Modified Ashworth Scale（Bohannon）

段階	内容
0	筋緊張の亢進がない
1	わずかな亢進．関節を他動的に屈伸すると引っかかる感じ，または運動の最後にわずかな抵抗がある
2	軽度の亢進．他動的に屈伸すると引っかかって，その後，運動に対する持続的抵抗がある
3	中等度の亢進．他動運動で全可動域にわたる抵抗があるが，容易に動かすことができる
4	筋緊張の高度の亢進．他動運動が困難
5	屈曲または伸展位で動かすことができない

■資料 b-8 Brunnstrom stage

内容	検査課題		
	上肢（腕） ［ステージⅢ以降は座位で施行］	手指 ［姿勢の指定なし］	体幹と下肢 ［臥：臥位，座：座位，立：立位］
Ⅰ 随意運動がみられない	□弛緩麻痺	□弛緩麻痺	□弛緩麻痺
Ⅱ 共同運動が一部出現 適合反応が誘発される	□わずかな屈筋共同運動 □わずかな伸筋共同運動	□全指屈曲がわずかに出現	□（臥）ずかな屈筋共同運動 □（臥）ずかな伸筋共同運動 □（臥）側股内外転抵抗運動によるRaimiste現象
Ⅲ 十分な共同運動が出現	□明らかな関節運動を伴う屈筋共同運動 □明らかな関節運動を伴う伸筋共同運動	□全指屈曲で握ることが可能だが，離すことができない	□（座）明らかな関節運動を伴う屈筋共同運動
Ⅳ 分離運動が一部出現	□腰のうしろに手をもっていく □肘伸展位で肩屈曲90° □肘屈曲90°での回内外	□不十分な全指伸展 □横つまみが可能で母指の動きで離せる	□（座）を90°以上屈曲して，足を床の方にすべらす □（座）踵接地での足背屈
Ⅴ 分離運動が全般的に出現	□肘伸展回内位で肩外転90° □肘伸展位で手を頭上まで前方挙上 □肘伸展肩屈曲90°での回内外	□対向つまみ □随意的指伸展に続く円柱または球握り □全可動域の全指伸展	□（立）股伸展位での膝屈曲 □（立）踵接地での足背屈
Ⅵ 分離運動が自由にできる やや巧緻性に欠ける	□ステージⅤまでの課題すべてで健側と同程度にスムーズに動かせる	□ステージⅤまでの課題すべてと個別の手指運動が可能	□（座）下腿内外旋が，足の内がえしを伴って可能 □（立）股外転

回復段階の判定：1つ以上の課題が可能な最も高いステージ

■資料 b-9　上田による 12 段階片麻痺回復グレード法
（上田　敏：目でみるリハビリテーション医学第 2 版．東京大学出版会，pp44-46，1994）

a：上肢テスト

テストNo.	姿勢	テストの種類	出発肢位・テスト動作	判定		検査日（月/日）1	2	3	4	5
1	背臥位	連合反応（大胸筋）	出発肢位：患側の手先を耳に近い位置におく（屈筋共同運動パターンの形）． テスト動作：健側の肘を曲げた位置から，徒手抵抗に抗して肘を伸ばさせる． そのとき，患側の大胸筋に収縮がおこるかどうか触知する．	連合反応	不十分（無）					
					十分（有）					
2	背臥位 伸筋パターン	随意収縮（大胸筋）	出発肢位：1と同じ． テスト動作：「患側の手を反対側の腰の辺に伸ばしなさい」と指示し，大胸筋の収縮を触知する．	（大胸筋の随意収縮の触知）	不十分（無）					
					十分（有）					
3		共同運動（随意運動）	出発肢位：1と同じ． テスト動作：2と同じ動作で手先がどこまで動くかをみる（伸筋共同運動）．	随意運動	不可能					
					不十分可能	耳～乳頭 乳頭～臍 臍より下				
					十分	完全伸展				
4	座位 屈筋パターン	共同運動（随意運動）	出発肢位：手先が健側の腰のところにくるようにおく（肘最大伸展位，前腕回内位にする――伸筋共同運動パターン）． テスト動作：「患側の手を耳まで持っていく」ように指示し，手先がどこまであがるかをみる．	随意運動	不可能					
					不十分可能	0～臍 臍～乳頭 乳頭以上				
					十分	耳の高さ				
5		背中の後手へわ座位で	手を背中の後へまわす． 手が背中の中心線の近くの脊柱から，5 cm以内に達するかどうかをみる． 1動作で行うこと．体幹を大きく動かさないこと．	不可能						
				不十分	体側まで 体側を超えるが不十分					
				十分	脊柱より5 cm以内					
6		水平位に挙上腕を前方	腕を前方水平位にあげる （肘は 20°以上は曲がらないように気をつける．肩関節での水平内外転は±10°以内に保つ）	不可能						
				不十分	5～25° 30～55°					
				十分	60～85° 90°					

資料 b 中枢神経疾患

テストNo.	姿勢	テストの種類	出発肢位・テスト動作	判定		検査日（月/日） 1 / 2 / 3 / 4 / 5 /
7	座位	肘屈曲位で前腕の回内	肘を曲げ前腕の回内（掌を下に向けること）を行う．肘を体側にぴったりとつけ，離さないこと（つかない場合は失格）．肘屈曲は90±10°の範囲に保つ．	不十分	肘が体側につかない	
					体側につくが前腕回外位	
					前腕中間位保持可能	
					回内5〜45°可能	
				+	回内50〜85°	
				分	回内90°	
8	座位	肘伸展位で腕を水平位にて開く	肘伸展位のままで腕を横水平に開く．上肢は真横から20°以上前方に出ないようにし肘は20°以上曲がらないように気をつける．		不可能	
				不十分	5〜25°	
					30〜55°	
				+	60〜85°	
				分	90°	
9	座位	腕を前方上方に挙上	バンザイをする．肘は20°以上曲がらないようにし，前方からできる限り上にあげる．上肢は横に30°以上開かないようにする．	不十分	0〜85°	
					90〜125°	
					130〜155°	
				+	160〜175°	
				分	180°	
10	座位	肘伸展位で回外	肘伸展位で前方にあげて，前腕を回外する（掌を上に向ける）．肘は20°以上曲げず，肩関節は60°以上前方挙上するようにする．	不十分	前方挙上位をとれないが前腕回内位	
					中間位をとる	
					回外5〜45°	
				+	回外50〜85°	
				分	回内90°	
11	座位	手を肩から頭上に挙上するスピードテスト①	手先を肩につけ真上に挙上する．これをできるだけ早く10回繰り返すに要する時間をはかる．挙上の際に肘が20°以上曲がっていてはならず，肩関節は130°以上挙上すること．健側を先に測定すること．判定：患側の所要時間が健側の1.5倍以下を十分とする．	所要時間	健側	秒 秒 秒 秒 秒
					患側	秒 秒 秒 秒 秒
					健側の2倍以上	
					健側の1.5〜2倍	
				十分	健側の1.5倍以下	

【上肢予備テスト】 テスト No. 11 が施行不可能の場合実施する．

予備テスト	座位	腕を横水平位に挙上するスピードテスト②	肘伸展位のままで腕を横水平位に開く．これをできるだけ早く10回繰り返すに要する時間をはかる．上肢は真横から20°以上前方に出ないようにし，肘は20°以上曲がらないようにする．60°以上の側方挙上を行うこと．判定：患側の所要時間が健側の1.5倍以下を十分とする．	所要時間	健側	秒	秒	秒	秒	秒
				患側	秒	秒	秒	秒	秒
			不十分	健側の2倍以上					
				健側の1.5〜2倍					
			十分	健側の1.5倍以下					

・以上のテスト結果を総合判定する．図では患側は左とし，網目 を付けて示した．

(該当するグレードに印をする)

総合判定（グレード）	テスト No.	判 定	参 考（ステージ）	検査日（月/日） 1/	2/	3/
0	1（連合反応）	不十分（2, 3, 4も不十分）	I			
1	1（連合反応）	十 分	II-1			
2	2（随意収縮）	十 分	II-2			
3	3, 4（共同運動）	一方不可能・他方不十分	III-1			
4		両方ともに不十分または一方不可能・他方十分	III-2			
5		一方十分・他方不十分	III-3			
6		両方ともに十分	III-4			
7	5, 6, 7（ステージIVのテスト）	1つが十分	IV-1			
8		2つが十分	IV-2			
9	8, 9, 10（ステージVのテスト）	1つが十分	V-1			
10		2つが十分	V-2			
11		3つが十分	V-3			
12	11（または予備テスト）（スピードテスト）	ステージVのテストが3つとも十分でかつスピードテストが十分	VI			

資料 b 中枢神経疾患

b：下肢テスト

テストNo.	姿勢	テストの種類	出発肢位・テスト動作	判定			検査日（月/日）				
							1 /	2 /	3 /	4 /	5 /
1	背臥位	Raimisteの連合反応（内転）	健側の下肢を少し開いておき，徒手抵抗に抗してそれを閉じさせる．患側下肢の内転の動き，または内転筋群の収縮があるかどうかをみる．	股内転の誘発（連合反応）	不十分（無）						
					十分（有）						
2		随意収縮	随意的に患側下肢を閉じ（内転）させ，内転筋群の収縮を触知する．	随意収縮（股内転筋群の触知）	不十分（無）						
					十分（有）						
3		伸筋共同運動（随意運動）	出発肢位：膝を90°曲げ，自然に股外転，外旋した位置（膝が外方に開く）におく．テスト動作：「患側の足を伸ばす」ように指示し，随意的な動きの有無，膝がどこまで伸びるかをみる（膝屈曲角で）．	随意運動（膝伸展）	不可能						
					可能	不十分	90～50°				
							45～25°				
						十分	20～ 5°				
							0°				
4		屈筋共同運動（随意運動）	出発肢位：股伸展位（0～20°）（伸筋共同運動パターン）テスト動作：「患側の足を曲げる」ように指示し，随意的な動きの有無，程度をみる（股関節屈曲角で）．	随意運動（股屈曲）	不可能						
					可能	不十分	5～40°				
							45～85°				
						十分	90°～				
5		股関節屈曲（下肢伸展挙上）	膝伸展位のまま挙上させ，股関節の動く角度をみる．この間，膝関節は20°以上屈曲してはならない．	不可能							
				不十分	5～25°						
				十分	30～45°						
					50°～						
6	座位	膝関節屈曲	出発肢位：膝関節90°屈曲の座位．テスト動作：足を床の上ですべらして膝関節を100°以上に屈曲．股関節は60～90°の屈曲位に保ち，足を床から離さずに行うこと．	不可能（不十分）							
				可能（十分）							

資料 b 中枢神経疾患

テストNo.	姿勢	テストの種類	出発肢位・テスト動作	判定		検査日（月/日） 1 / 2 / 3 / 4 / 5 /
7	座位	足関節の背屈	踵を床につけたまま足関節を背屈．5°以上の背屈を可能とする．	不可能（不十分）		
				可能（十分）		
8	背臥位	足関節の背屈	股，膝伸展のままで足関節の背屈動作．	不可能		
				不十分	可能だが底屈域内	
				十分	背屈5°以上可能	
9	座位	膝伸展位で足関節背屈	足関節背屈動作の有無と程度をみる．股関節は60〜90°の屈曲位では膝は20°以上曲がらないようにして行う．	不可能		
				不十分	可能だが底屈域内	
				十分	背屈5°以上可能	
10	座位	股関節内旋	膝屈曲位で中間位からの股関節内旋動作の角度をみる．股関節60〜90°屈曲で大腿部を水平にし，股関節90±10°を保って行う．	不可能		
				不十分	内旋5〜15°	
				十分	内旋20°〜	
11		スピードテスト①股関節内旋	（テスト10の動作）膝屈曲位で，中間位から股関節内旋動作を10回行うに要する時間．（内旋が20°以上できること．その他の条件はテスト10と同じ）健側を先に測定すること．	所要時間	健側	秒 秒 秒 秒 秒
					患側	秒 秒 秒 秒 秒
				不十分	健側の2倍以上	
					健側の1.5〜2倍	
				十分	健側の1.5倍以下	

資料 b 中枢神経疾患 493

【下肢予備テスト】

拘縮のため 5〜11 のテストが施行不可能な場合，次の予備テストを用いてもよい（どのテストのかわりに何を使ったかを下に記載すること）．

- テスト { 5 が不能□ / 6 が不能□ / 7 が不能□ } →テスト全体で 3 つ行う { 予備 1 を使用□ / 予備 2 を使用□ }
- テスト { 8 が不能□ / 9 が不能□ / 10 が不能□ } →テスト全体で 3 つ行う { 予備 3 を使用□ / 予備 4 を使用□ / 予備 5 を使用□ }
- テスト 11 が不能□ →テスト予備 6 を使用□

テストNo.	姿勢	テストの種類	出発肢位・テスト動作	判 定		検査日（月／日） 1 2 3 4 5
予備1	背臥位	股関節伸展位での外転	膝伸展位で患者下肢を外に開かせ，股関節の外転の程度をみる．踵を床から離さず，膝が最終的に 20°以上は曲がらないこと．	不 可 能		
				不十分	5〜15°	
				十分	20°〜	
予備2	座位	膝伸展	出発肢位：腰かけ位で，膝屈曲 90°位，股関節は 90〜60°屈曲を保つ．テスト動作：「膝を伸ばす」ように指示し，膝関節伸展角度をみる．	不 可 能		
				不十分	90〜65°	
					60〜35°	
				十分	30〜50°	
					0	
予備3		足関節の背屈	股・膝伸展位のままで足関節の背屈動作．股関節，膝関節が 20°以上曲がってはならない（足の長径程度まで前に出してもよい）．	不 可 能		
				不十分	可能だが底屈域内可能	
				十分	背屈 5°以上可能	
予備4	背	膝関節の屈曲	股関節伸展位のままで健側で立ち，患側の膝関節を屈曲．股関節は 20°以上屈曲しないこと．体幹が前傾して結局股関節が屈曲することも多いので十分注意する．	不 可 能		
				不十分	屈曲 5〜40°	
				十分	屈曲 45°以上可能	
予備5	臥	股関節の外転	健側で立ち，患側股関節を外転．股関節，膝関節を 20°以上屈曲しないこと．外転角は骨盤の傾きにだまされないように気をつける．（健側で立つので骨盤は必ず患側が上がる．その分を差し引いて判定すること）	不 可 能		
				不十分	外転 5〜25°	
				十分	外転 20°以上可能	
予備6	位	足先で床をたたくスピードをテストする②	（テスト 3 の動作）直立位で行う．踵を床につけたまま，足先で床を 10 回たたくのに要する時間（背屈が 5°以上できること）．判定：患側の所要時間が健側の 1.5 倍以下を十分とする．	所要時間	健 側	秒 秒 秒 秒 秒
					患 側	秒 秒 秒 秒 秒
				不十分	健側の 2 倍以上	
					健側の 1.5〜2 倍	
				十分	健側の 1.5 倍以下	

(該当するグレードに印をする)

総合判定 (グレード)	テスト No.	判　定	参　考 (ステージ)	検査日 (月/日) 1/	2/	3/
0	1 (連合反応)	不十分 (2, 3, 4も不十分)	I			
1	1 (連合反応)	十　分	II-1			
2	2 (随意収縮)	十　分	II-2			
3	3, 4 (共同運動)	一方不可能・他方不十分	III-1			
4		両方ともに不十分または 一方不可能・他方十分	III-2			
5		一方十分・他方不十分	III-3			
6		両方ともに十分	III-4			
7	5, 6, 7 (または予備1, 2) (ステージIVのテスト)	1つが十分	IV-1			
8		2つが十分	IV-2			
9	8, 9, 10 (または予備3, 4, 5) (ステージVのテスト)	1つが十分	V-1			
10		2つが十分	V-2			
11		3つが十分	V-3			
12	11 (または予備6) (スピードテスト)	ステージVのテストが3つとも十分でかつスピードテストが十分	VI			

■資料 b-10　上田による片麻痺手指機能テスト

No.	テストの種類	出発肢位・テスト動作	判　定
1	指の集団運動／集団屈曲	出発肢位：前腕中間位 　手関節は中間位（背屈位 1/4 以下までを含む）～掌屈位の範囲 （注1）中間位がとりにくい場合は，テスト者が軽く支えてもよい． 手指伸展位（可能なかぎり） テスト動作：	0　出発肢位がとれない，または不能（出発肢位はとれる） 1　ROM の 1/4 以下 2　ROM の 1/4～3/4 3　ROM の 3/4 以上 出発点と終点との差で判定する． ■健手 ROM を基準(4/4)とする． ■MP，IP の角度を足し合わせて判定する．すなわち，指末節の最終位置により判定することになる． ■全指が揃わない場合は平均して判定する．
2	集団伸展	出発肢位：前腕中間位 　手関節は中間位（背屈位 1/4 以下までを含む）～掌屈位の範囲 （注1）前腕中間位がとりにくい場合は，テスト者が軽く支えてもよい． 手指伸展位（可能なかぎり） テスト動作：	0　出発肢位がとれない，または不能（出発肢位はとれる） 1　ROM の 1/4 以下 2　ROM の 1/4～3/4 3　ROM の 3/4 以上 出発点と終点との差で判定する． ■健手 ROM を基準(4/4)とする． ■全指が揃わない場合は平均して判定する．
3	手関節の分離運動／手関節背屈	出発肢位：手指屈曲位，前腕中間位 （注1）手指屈曲は 3/4 以上あればよく，肘を机の上につき，手部は机の面から少し浮かして行う． テスト動作：	不十分　ROM の 3/4 未満 十　分　ROM の 3/4 以上 ■テスト施行中の手関節橈屈は ROM の 1/4 以内であればよい．
4	指の分離運動／四指屈曲位での示指伸展	出発肢位：前腕中間位 　全指屈曲位（ROM の 3/4 以上） 　手関節は中間位（背屈位 1/4 以下までを含む）～掌屈位の範囲 （注1）母指・III～V指の屈曲は，3/4 以上に自力で保っていることが条件．途中で 3/4 以下になる場合はならない範囲で判定する． （注2）母指は屈曲していれば，その位置は問わない． テスト動作：	不十分　ROM の 3/4 未満 十　分　ROM の 3/4 以上
5	MP 伸展での IP 屈曲（背屈位）	出発肢位：前腕中間位 　手関節背屈（ROM の 1/4 以上） 　MP 伸展（ROM の 3/4 以上） （注1）母指の位置は自由とし，判定には含めない． テスト動作：	不十分　ROM の 3/4 未満 十　分　ROM の 3/4 以上 ■背屈は全 ROM の 1/4 以上をテスト動作中，自力で保っていることが条件，途中で 1/4 以下になるときは，ならない範囲の角度で判定する． ■全指が揃わない場合は平均して判定する．

資料 b 中枢神経疾患

No.	テストの種類	出発肢位・テスト動作	判定
6	指の分離運動	四指屈曲位での示指伸展（背屈位）	出発肢位：前腕中間位 全指屈曲位（ROM の 3/4 以上） 手関節背屈（ROM の 1/4 以上） （注1）母指は屈曲していれば，その位置は問わない． テスト動作：	不十分 ROM の 3/4 未満 十　分 ROM の 3/4 以上 ■背屈は全 ROM の 1/4 以上をテスト動作中，自力で保っていることが条件．途中で 1/4 以下になるときは，ならない範囲で判定する． ■母指・III〜V 指の屈曲は，3/4 以上に自力で保っていることが条件．途中で 3/4 以下になる場合はならない範囲で判定する．
7		四指屈曲位での小指伸展（背屈位）	出発肢位：前腕中間位 全指屈曲位（ROM の 3/4 以上） 手関節背屈（ROM の 1/4 以上） （注1）母指は屈曲していれば，その位置は問わない． テスト動作：	不十分 ROM の 3/4 未満 十　分 ROM の 3/4 以上 ■背屈は全 ROM の 1/4 以上をテスト動作中，自力で保っていることが条件．途中で 1/4 以下になるときは，ならない範囲で判定する． ■I〜IV 指の屈曲は，3/4 以上に自力で保っていることが条件．途中で 3/4 以下になる場合はならない範囲で判定する．
8	スピードテスト	鉛筆を机の上から I，II 指の指腹つまみで 5 回（2〜3 cm 程度）つまみあげて離す．5 回で判定しにくい場合は，10 回行わせて計測する．（ストップウォッチで秒単位に小数点 1 桁まで測定）． （注1）まず健手で行わせて正しいやり方を教えてから患手で行わせる． （注2）III〜V 指は 3/4 以上屈曲に保つことを条件とする．	所要時間: 計測は 10 回分として計算し，小数点 1 桁まで記載する．健側：　　　秒　患側：　　　秒 不十分: 患側/健側の比が 1.0 を超える．または，患側の所要時間が 8 秒を超える． 十　分: 患側/健側の比が 1.0 以内で，かつ，患側の所要時間が 8 秒以内
9	連合反応	健手に握力計を持たせ，最大限握らせたときに，患指の屈曲が起こるかどうかをみる．患手の位置は自由（膝の上，体側など）	不十分 なし 十　分 あり

【片麻痺手指機能テスト総合判定】

テスト項目	判定		グレード
9.（連合反応）	不十分	全テスト不能	0
	十　分	連合反応のみ「あり」	1
1.（集団屈曲）	0 不能 1 ROM 1/4 未満 2 ROM 1/4〜3/4 3 ROM 3/4 以上	（注）グレード 6 未満の場合にテスト 3 以上ができてもグレード 7 以上とはしない．	
2.（集団伸展）	0 不能 1 ROM 1/4 未満 2 ROM 1/4〜3/4 3 ROM 3/4 以上		
3.	十　分　不十分		7
4.	十　分　不十分	No. 3〜7 のサブテストについて 2 つ連続して十分になった "番号の大きいテスト" によりグレードを決定する． ただし，グレードはテスト 3 のみ十分でもよい．	8
5.	十　分　不十分		9
6.	十　分　不十分		10
7.	十　分　不十分		11
8. スピードテスト	十　分　不十分	テスト 3〜7 がすべて十分の場合のみ実施する．	12

集団屈曲 × 集団伸展 判定表

		集団伸展			
		0 不能 (又は1)	1 1/4未満	2 1/4〜3/4	3 3/4以上
集団屈曲	0 不能	0又は1	1	2	3
	1 1/4未満	2	2	3	4
	2 1/4〜3/4	3	3	4	5
	3 3/4以上	4	4	5	6

■資料 b-11　Stroke Impairment Assessment Set（SIAS）

1) **knee-mouth test**
   座位において患肢の手部を対側膝（または大腿）上より挙上し，手部を口まで運ぶ．この際，肩は 90°まで外転させる．そして膝上に戻す．これを 3 回繰り返す．肩，肘関節に拘縮の存在する場合は可動域内の運動をもって課題可能とする．

   - 0：まったく動かない
   - 1：肩のわずかな動きがあるが手部が乳頭に届かない．
   - 2：肩肘の共同運動があるが手部が口に届かない．あるいは対側膝（または大腿）へ戻せない．あるいは外転が不十分
   - 3：課題可能．著明なぎこちなさあり
   - 4：課題可能．軽度のぎこちなさあり
   - 5：麻痺なし（正常）

2) **finger-function test**
   手指の分離運動を，母指→小指の順に屈曲，小指→母指の順に伸展することにより行う．手指が屈曲した位置をとっている場合は，検者が全指を伸展させたあとの随意運動の状態を評価する．

   - 0：まったく動かない
   - 1：1A：わずかな動きがある．または集団屈曲可能
     - 1B：集団伸展が可能
     - 1C：分離運動が一部可能
   - 2：全指の分離運動可能なるも屈曲伸展が不十分である
   - 3～5：knee-mouth test の定義と同一

3) **hip-flexion test**
   座位にて股関節を 90°より最大屈曲させる．3 回行う．必要なら座位保持のための介助をしてかまわない．

   - 0：まったく動かない
   - 1：大腿にわずかな動きがある（MMT 1）が足部は床から離れない
   - 2：股関節の屈曲運動あり，足部は床より離れるが十分ではない
   - 3～5：knee-mouth test の定義と同一

4) **knee-extension test**
   座位にて膝関節を 90°屈曲位から十分伸展（－10°程度まで）させる．3 回行う．必要なら座位保持のための介助をしてかまわない．

   - 0：まったく動かない．
   - 1：下腿にわずかな動きがある（MMT 1）が足部は床から離れない．
   - 2：膝関節の伸展運動あり，足部は床より離れるが十分ではない．あるいは伸展後，足部を床に戻せない．
   - 3～5：knee-mouth test の定義と同一

5) **foot-pat test**
   座位または臥位．座位は介助しても可．踵部を床につけたまま，足部の

背屈運動を強調しながら背屈・底屈を3回繰り返し,その後なるべく速く背屈・底屈を繰り返す.足部ごと床から離れる場合は検者が膝を押さえて固定する.ROM 制限のために背屈できない場合は検者が下肢を保持して足部を床から離して検査する.
- 0：まったく背屈しない
- 1：わずかな背屈運動がある（MMT 1）が前足部は床から離れない
- 2：背屈運動あり.足部は床より離れるが十分ではない
- 3～5：knee-mouth test の定義と同一

6) 上肢深部腱反射 U/E DTR (biceps or triceps)
- 0：biceps あるいは triceps 反射が著明に亢進している.あるいは日常の動作中容易に clonus（肘,手関節）が誘発される
- 1：1A：biceps あるいは triceps 反射が中等度（はっきり）亢進している
  1B：biceps あるいは triceps 反射がほぼ消失している
- 2：biceps あるいは triceps 反射が軽度（わずかに）亢進
- 3：biceps あるいは triceps 反射とも正常.健側と対称的

7) 下肢深部腱反射 L/E DTR (PTR or ATR)
- 0, 1B, 2, 3：biceps, triceps を PTR, ATR と読み変える
- 1：1A：PTR あるいは ATR が中等度（はっきりと）亢進している
  unsustained clonus を認める

8) 上肢筋緊張 U/E muscle tone
- 0：上肢の筋緊張が著明に亢進している
- 1：1A：上肢の筋緊張が中等度（はっきりと）亢進している
  1B：他動的筋緊張の低下
- 2：上肢の筋緊張が軽度（わずかに）亢進している
- 3：正常.健側と対称的

9) 下肢筋緊張 L/E muscle tone
U/E muscle tone の定義で「上肢」を「下肢」と読み変える.

10) 上肢触覚 U/E light touch（手掌）
- 0：強い皮膚刺激もわからない
- 1：重度あるいは中等度低下
- 2：軽度低下,あるいは主観的低下.または異常感覚あり
- 3：正常

11) 下肢触覚 L/E light touch（足底）
上肢触覚 U/E light touch の定義と同一

12) 上肢位置覚 U/E position（母指 or 示指）
指を他動的に運動させる.
- 0：他動運動の動きもわからない
- 1：全 ROM の運動なら方向がわかる
- 2：ROM の1割以上の動きなら方向がわかる
- 3：ROM の1割未満の動きでも方向がわかる

13) 下肢位置覚 L/E position（母趾）

趾を他動的に運動させる．
U/E position 定義で 1 割を 5 割と読み変える．

14) U/E ROM*

他動的肩外転角度を具体的に記載すること．
参考として，0：60°以下　　1：90°以下
　　　　　　2：150°以下　 3：150°以上

15) L/E ROM

膝伸展位にて他動的足関節背屈を行う．背屈角度を具体的に記載すること．
参考として，0：−10°以下　　1：0°以下
　　　　　　2：10°以下　　　3：10°以上

16) pain

原疾患に由来する疼痛の評価を行う．既往としての整形外科的（腰痛など），内科的（胆石など）疼痛は含めない．また過度でない拘縮伸張時のみの痛みも含めない．

　　0：睡眠を妨げるほどの著しい疼痛
　　1：中等度の疼痛
　　2：加療を要しない程度の軽度の疼痛
　　3：疼痛の問題がない

17) verticality test

　　0：座位がとれない
　　1：静的座位にて側方性の姿勢異常があり，指摘・指示にても修正されず，介助を要する
　　2：静的座位にて側方性の姿勢異常があるが，指示にてほぼ垂直位に修正・維持可能である
　　3：静的座位は正常

18) abdominal MMT

背臥位にて上肢を用いないで起き上がり動作を行う．

　　0：腹直筋 MMT で 2 以下
　　1：腹直筋 MMT で 3
　　2：腹直筋 MMT で 4
　　3：腹直筋 MMT で 5（正常）

19) visuo-spatial deficit*

50 cm の紐を眼前約 50 cm に提示し，中央を健側指で示してもらう．2 回行い，中央よりずれの大きい値を採用する．患者の左端から示した点までの具体的距離を記載すること．

参考として，0：10 cm 以下または 40 cm 以上
　　　　　　1：20 cm 以下または 30 cm 以上
　　　　　　2：22 cm 以下または 28 cm 以上
　　　　　　3：問題なし

20) **speech**

    失語症に関して評価する．構音障害はこの項目には含めない．

    - 0：全失語．まったくコミュニケーションがとれない
    - 1：1A：重度感覚性失語症（重度混合性失語症も含む）
      1B：重度運動性失語症
    - 2：軽度失語症
    - 3：失語症なし

21) **sound side ; quadriceps MMT**[*]

    座位における健側（対側）膝伸展し，筋力を評価する．

    - 0：重力に抗しない
    - 1：中等度の筋力低下
    - 2：わずかな筋力低下
    - 3：正常

22) **sound side ; grip strength**[*]

    健側の具体的 kg 数を記載すること．

    参考として， 0：握力 0 kg　　　　1：握力 10 kg 以下
    　　　　　　　2：握力 10〜25 kg　3：握力 25 kg 以上

---

[*] U/E ROM, L/E ROM, visuo-spatial deficit, quadriceps MMT, grip strength の各項目は，今後の検討により基準が変更される可能性がある．

■資料 b-12　Japan Stroke Scale（JSS）

(日本脳卒中学会：脳卒中重症度スケール（急性期）の発表にあたって．脳卒中 19：1-5, 1997 より引用)

1 ）意識
　　a ）Glasgow Coma Scale（GCS）
　　　　A：15　　B：14〜7　　C：6〜3（必須）
　　b ）Japan Coma Scale（JCS）
　　　　（Ⅰ-1 を 9，Ⅲ-300 を 0 に置き換え）
　　　　A：9　　B：8〜3　　C：2〜0

A＝7.47
B＝15.47
C＝23.21

2 ）言語
　　1．口頭命令で拳を作らせる
　　2．時計を見せて「時計」と言える
　　3．「サクラ」を繰り返し言える
　　4．住所，家族の名前が上手に言える
　　　　A：すべて可
　　　　B：3/4 or 2/4
　　　　C：1/4 or 0/4（none）

A＝1.47
B＝2.95
C＝4.42

3 ）無視
　　　　A：線分二等分試験正常
　　　　B：線分二等分試験で半側無視
　　　　C：麻痺に気がつかない，あるいは一側の空間を無視した行動をする

A＝0.42
B＝0.85
C＝1.27

4 ）視野欠損または半盲
　　　　A：同名性の視野欠損または半盲なし
　　　　B：同名性の視野欠損または半盲あり

A＝0.45
B＝0.91

5 ）眼球運動障害
　　　　A：なし
　　　　B：側方視が自由にできない（不十分）
　　　　C：完全な共同偏視 or 正中固定

A＝0.84
B＝1.68
C＝2.53

6 ）瞳孔異常
　　　　A：なし
　　　　B：片側の瞳孔異常あり
　　　　C：両側の瞳孔異常あり

A＝1.03
B＝2.06
C＝3.09

7 ）顔面麻痺
　　　　A：なし
　　　　B：片側の鼻唇溝が浅い
　　　　C：安静時に口角が下垂している

A＝0.31
B＝0.62
C＝0.93

8）足底反射
A：正常
B：いずれともいえない
C：病的反射（Babinski or Chaddock）陽性

A＝0.08
B＝0.15
C＝0.23

9）感覚系
A：正常
B：なんらかの軽い感覚障害がある
C：はっきりした感覚障害がある

A＝−0.15
B＝−0.29
C＝−0.44

10）運動系（臥位で検査）
① 手
1．正常
2．親指と小指で輪を作る
3．そばに置いたコップがもてる
4．指は動くが物はつかめない
5．まったく動かない
A：1　B：2 or 3　C：4 or 5

A＝0.33
B＝0.66
C＝0.99

② 腕
1．正常
2．肘を伸ばしたまま腕を挙上できる
3．肘を屈曲すれば挙上できる
4．腕はある程度動くが持ち上げられない
5．まったく動かない
A：1　B：2 or 3　C：4 or 5

A＝0.66
B＝1.31
C＝1.97

③ 下肢
1．正常
2．膝を伸ばしたまま下肢を挙上できる
3．自力で膝立てが可能
4．下肢は動くが膝立てはできない
5．まったく動かない
A：1　B：2 or 3　C：4 or 5

A＝1.15
B＝2.31
C＝3.46

合計点＝☐
JSS スコア＝合計点−14.71（constant）＝☐

■資料 b-13　Barthel Index

(Mahoney F, et al：Functional evaluation：the Barthel Index. *Md State Med J* **14**：61-65, 1965 より引用)

項目	判定	点数	基　　準
1．食事	自立	10	手の届く範囲からならば，トレイやテーブルから自力で食物をとって食べることができる．自助具を用いてもよい．妥当な時間内に食事を終えることができる
	介助	5	介助・監視が必要
2．車いす・ベッド間の移乗	自立	15	以下の動作がすべて可能（車いすで安全にベッドに近づく．ブレーキをかける．フットレストを上げる．ベッドへ乗り移り横になる．起き上がってベッド端に腰掛ける．車いすの位置を変える）
	介助	10	上の動作のどれかに最小限の介助が必要．または安全のための指示や監視が必要
		5	自力で起き上がって座位を保持できるが，移乗にかなりの介助が必要
3．整容	自立	5	手洗い，整髪，歯磨き，髭剃り（道具の管理操作も含める）ができる．女性は化粧を含む．髪を編んだりする必要はない
4．トイレ動作	自立	10	トイレへの出入り，衣服の着脱，トイレットペーパーの使用ができる．手すりは使用してもよい．便器を使う場合にはその清浄管理ができる
	介助	5	バランスが悪いために介助が必要．衣服着脱，トイレットペーパーの使用に介助が必要
5．入浴	自立	5	浴槽，シャワー，あるいはスポンジ入浴のどれかを使用して，一人で体を洗うことができる
6．平地歩行（車いす駆動）	自立	15	介助や監視なしに 50 ヤード（約 45.7 m）以上歩ける．義肢・装具や杖・松葉杖・歩行器（車輪付きは除外）を使用してよい．装具使用の際は継ぎ手のロック操作が可能なこと
	介助	10	わずかの介助や監視があれば 50 ヤード以上歩ける
	車いす	5	歩けないが自力で車いす駆動ができる．角を曲がる，方向転換，テーブル・ベッド・トイレなどへ車いすで移動できる．50 ヤード以上移動できる．歩行可能な場合採点しない

項目	判定	点数	基　準
7．階段昇降	自立	10	介助や監視なしで安全に階段昇降ができる．手すり・杖・松葉杖の使用可．杖・松葉杖を持っての昇降も可能
	介助	5	介助や監視が必要
8．更衣	自立	10	衣服の着脱と留め具の掛けはずし，靴紐を結ぶことができる．コルセットや装具を含む．ズボンの吊り具やローファータイプの靴，前開きの服の使用も可
	介助	5	介助を必要とするが半分以上は自分で行うことができる．妥当な時間内に終了する
9．便禁制	自立	10	排便コントロールが可能で失敗がない．排泄練習を受けた脊髄損傷患者の場合は座薬や浣腸を使用してもよい
	介助	5	座薬・浣腸使用に介助を要する．あるいは時おり失禁がある
10．尿禁制	自立	10	排尿コントロールが可能で失敗がない．脊髄損傷患者の場合，集尿器・集尿バッグなどの装着と清掃管理ができる
	介助	5	時おり失禁がある．トイレに行くことや尿器の準備が間に合わない．集尿器の操作に介助が必要

脳卒中患者における Barthel Index 総得点のもつ意味について

総得点	正門ら	Grangar ら
40点	食事，排便・排尿コントロール，整容のすべてが自立している者は少ない 移乗は全介助〜部分介助	
50点	部分介助で移乗は 70％，トイレ動作は 90％，更衣は 50％以上が可能	食事〜整容の 4 項目がほぼ自立 移乗，更衣，歩行は部分介助で 50％が可能
60点	移乗，更衣は部分介助でほぼ可能 介助歩行は 50％以上が可能	
65点	食事〜整容の 4 項目がほぼ自立 ほかの項目は大部分が自立していない	
75点	移乗はほぼ自立，トイレ動作は 80％，更衣は 60％が自立，歩行は大部分が自立していない	
85点	65％が歩行自立	75％がトイレ動作，移乗自立 35％が歩行自立
100点	ADL 自立	

資料 b-14 機能的自立度評価法（Functional Independence Measure：FIM）

〔千野直一（監訳）：FIM；医学的リハビリテーションのための統一データセット利用の手引き第3版．慶應義塾大学医学部リハビリテーション医学教室，1991より引用〕

レベル	7. 完全自立（時間，安全性含めて） 6. 修正自立（補装具使用）	介助者なし
	部分介助 　5. 監視 　4. 最小介助（患者自身で75％以上） 　3. 中等度介助（50％以上） 完全介助 　2. 最大介助（25％以上） 　1. 全介助（25％未満）	介助者あり

セルフケア　　　　　　　　　　　　入院時　　退院時　　フォローアップ時
　A. 食事（箸／スプーンなど）
　B. 整容
　C. 清拭
　D. 更衣（上半身）
　E. 更衣（下半身）
　F. トイレ動作

排泄コントロール
　G. 排尿コントロール
　H. 排便コントロール

移乗
　I. ベッド，椅子，車いす
　J. トイレ
　K. 浴槽，シャワー（浴槽／シャワー）

移動
　L. 歩行，車いす（歩行／車いす）
　M. 階段

コミュニケーション
　N. 理解（聴覚／視覚）
　O. 表出（音声／非音声）

社会的認知
　P. 社会的交流
　Q. 問題解決
　R. 記憶

　　合計

注意：空欄は残さないこと．リスクのために検査不能の場合はレベル1とする．

■資料 b-15　脳卒中患者の最終自立度予測基準

(二木　立,他:予後を科学的に判定し見通しをもって進める.脳卒中の早期リハビリテーション第2版.医学書院,1992,p47,表12より引用)
発症後第7病日以内に入院し,直ちにリハを開始した場合.

	予測適中実績 (95%信頼区間)
1．入院時の最終自立度予測基準	
(1)　ベッド上生活自立なら,歩行自立 　　　　―その大部分が,屋外歩行 　　　　―その大部分が,1カ月以内に(屋内)歩行自立	35/36＝97.2% (85〜100%)
(2)―①　「全介助」でも,「基礎ADL」(食事・尿意の訴え・寝返りの3項目)のうち2項目以上実行なら,歩行自立 　　　　―その多くが,屋外歩行 　　　　　その大部分が,2カ月以内に歩行自立	42/43＝97.7% (88〜100%)
(2)―②　(起居・移動動作が)「全介助」でも,片麻痺stage Ⅳ〜Ⅵなら,歩行自立 　　　　―その多くが,屋外歩行 　　　　　その大部分が,2カ月以内に歩行自立	28/29＝96.6% (82〜100%)
(3)―①　「全介助」で,しかも,今回の発症前の自立度が屋内歩行以下＋運動障害が軽度ではない(片麻痺stage Ⅳ〜Ⅵではない)＋60歳以上なら,自立歩行不能 　　　　―その大部分が,「全介助」	27/27＝100% (87〜100%)
(3)―②　「全介助」で,しかも,2・3桁の意識障害＋運動障害が軽度でない(片麻痺stage Ⅳ〜Ⅵではない)＋70歳以上なら,自立歩行不能 　　　　―その大部分が,「全介助」	32/32＝100% (89〜100%)
2．入院後2週時の最終自立度予測基準	
(1)　新たにベッド上生活自立なら,歩行自立 　　　　―その大部分が,屋外歩行 　　　　―その大部分が,(入院後)2カ月以内に歩行自立	48/48＝100% (93〜100%)
(2)―①　「全介助」で,しかも,「基礎的ADL」が3項目とも介助＋60歳以上なら,自立歩行不能 　　　　―その大部分が,「全介助」	62/63＝98.4% (91〜100%)
(2)―②　「全介助」で,しかも,(2,3桁の)遷延性意識障害,重度の認知症または夜間せん妄を伴った中等度の認知症＋60歳以上なら,「全介助」	51/51＝100% (93〜100%)

3. 入院後1カ月時の最終自立度予測基準

(1) 新たにベッド上生活自立なら，大部分が歩行自立
　　　―その半数が，屋外歩行
　　　　　その大部分が，（入院後）3カ月以内に歩行自立

26/28＝92.9%
（77〜99％）

(2)―① 「全介助」で，しかも，「基礎的 ADL」の実行が1項目以下＋60歳以上なら，自立歩行不能
　　　―その大部分が，「全介助」

65/66＝98.4%
（91〜100％）

(2)―② 「全介助」で，しかも，（2・3桁の）遷延性意識障害，認知症（重度，中等度），「両側障害」または高度の心疾患＋60歳以上なら，自立歩行不能
　　　―その大部分が，「全介助」

67/68＝98.5%
（92〜100％）

4. 入院後1カ月時に明確な予測不能の患者

「全介助」で ｛ 59歳以下
　　　　　　　60歳以上だが，遷延性意識障害・認知症，「両側障害」・高度の心疾患を有さず，しかも「基礎的 ADL」を2項目以上実行

※個々の患者について各時期の予測基準が"矛盾"しているときは，遅い時期のものを採用する．

対象：発症後1週間以内に入院し，1カ月以上持続する運動障害を有した患者中，入院時歩行不能の234人．

注　：以前発表した「基準（案）」では対象を発症後第30病目以内に入院した患者としていたが今回，第7病日以内入院に限定して信頼区間を再計算．
　　　ただし，基準自体の変更はない．また，この基準は第8〜30病日以内入院患者にも準用できる．

■資料 b-16　Zarit 介護負担尺度日本語版（ZBI）

	思わない	たまに思う	時々思う	よく思う	いつも思う
1. 患者さんは，必要以上に世話を求めてくると思いますか．	0	1	2	3	4
2. 介護のために自分の時間が十分にとれないと思いますか．	0	1	2	3	4
3. 介護のほかに，家事や仕事などもこなしていかなければならず「ストレスだな」と思うことがありますか．	0	1	2	3	4
4. 患者さんの行動に対し，困ってしまうと思うことがありますか．	0	1	2	3	4
5. 患者さんのそばにいると腹が立つことがありますか．	0	1	2	3	4
6. 介護があるので家族や友人と付き合いづらくなっていると思いますか．	0	1	2	3	4
7. 患者さんが，将来どうなるのか不安になることがありますか．	0	1	2	3	4
8. 患者さんはあなたに頼っていると思いますか．	0	1	2	3	4
9. 患者さんのそばにいると，気が休まらないと思いますか．	0	1	2	3	4
10. 介護のために，体調を崩したと思ったことがありますか．	0	1	2	3	4
11. 介護があるので自分のプライバシーを保つことができないと思いますか．	0	1	2	3	4
12. 介護があるので自分の社会参加の機会が減ったと思うことがありますか．	0	1	2	3	4
13. 患者さんが家にいるので，友達を自宅に呼びたくても呼べないと思ったことがありますか．	0	1	2	3	4
14. 患者さんは「あなただけが頼り」というふうにみえますか．	0	1	2	3	4
15. 今の暮らしを考えれば，介護にかける金銭的な余裕はないと思うことがありますか．	0	1	2	3	4
16. 介護にこれ以上の時間をさけないと思うことがありますか．	0	1	2	3	4
17. 介護が始まって以来，自分の思いどおりの生活ができなくなったと，思うことがありますか．	0	1	2	3	4
18. 介護を誰かにまかせてしまいたいと思うことがありますか．	0	1	2	3	4
19. 患者さんに対して，どうしていいかわからないと思うことがありますか．	0	1	2	3	4
20. 自分は今以上に頑張って介護するべきだと思うことがありますか．	0	1	2	3	4
21. 本当は自分はもっとうまく介護できるのになあと思うことがありますか．	0	1	2	3	4
	まったく負担ではない	多少負担に思う	世間並みの負担だと思う	かなり負担だと思う	非常に大きな負担である
22. 全体をとおしてみると，介護をするということはどれくらい自分の負担になっていると思いますか．	0	1	2	3	4

■資料 b-17 評価のポイント，評価尺度

		評価のポイント	評価尺度
機能・構造障害	意識	急性期の脳浮腫や抗痙攣剤の影響では一過性のものが多い．脳幹や広範囲の病巣では遷延性に続くものが多い	JCS，GCS
	精神機能	器質的な影響か，一過性の「通過症候群」か経過を追う必要がある．スコアによる重症度だけでなく，日常生活上にどのような問題が生じているかを把握することが重要	HDS-R，MMSE
	運動機能	共同運動，連合反応，痙性などといった複合的な症状として出現．量的な変化に加え質的な変化についても評価する必要がある．意識障害が強いときには，疼痛刺激に対する逃避運動からある程度推察する	Brunnstrom stage，上田の12グレード，MMT（段階づけ基準を用いた粗大筋力の評価），Ashworth score
	感覚	表在覚，深部覚に大別される．リスク管理，運動と感覚のフィードバックの点で重要．臨床的には動作などの影響から，重度，中等度，軽度の3段階程度に分けることが多い	SIASの感覚機能項目など
	ROM	直接的に起こる障害ではないが，筋緊張の亢進した症例や動作能力の低い症例で二次的に起こる．同時に筋緊張も評価する．触診しながら行うことが重要	
	非麻痺肢筋力	歩行やADL動作能力と関係が強い．一般的には各筋群ごとに測定されるが，何cmの台から立ち上がれるかといった動作から判断することも有用であり，移動能力とも相関が高い	MMT，台からの立ち上がり
	体幹機能	体幹の可動性，固定性，外乱に対する反応などをみる．感覚の入力系，姿勢反射や筋活動などの出力系の両面から評価する	SIASの体幹機能項目など
活動制限	起居動作	寝返り，起き上がり，ベッド上での移動など．早期ADL自立のためにはどのような方法なら可能かという視点も必要	
	座位	急性期においては血圧などバイタルをみながら耐性を評価．急性期以降は静的な要素だけでなくリーチや外乱への応答といった動的な評価が重要となる	
	立位バランス	保持可能な条件，耐久性，実用度（外乱への応答，リーチ範囲など）について評価．歩いて止まる，方向転換するなど動的な要素を加えた状態でも評価する	functional reach，timed up and go

		評価のポイント	評価尺度
活動制限	移乗動作	ベッドと車いす間だけでなく，便座や普通の椅子など，さまざまな環境で行う．できる，できないだけでなく，介助の程度や方法についても評価し，看護師と情報を共有することが重要	
	歩行・移動動作	歩容，スピード，耐久性，装具や杖など歩行補助具の使用など．平坦なリハ室内だけでなく段差や不整地などさまざまな環境で評価する	10 m 歩行速度, 6MD
	その他のADL動作	理学療法士はどうしても立ち上がり動作や歩行といった動作自体に注目しがちであるが，その先に目的をもった各種 ADL 動作があることを考えておく必要がある	
参加制約	転帰先	急性期ではなかなか難しいが，できるだけ早期に転帰先を決める．リハゴールを設定するうえで重要である	
	家屋環境	退院の 2 週前までにはホームエバリュエーションを行い，環境を把握し，必要があれば手すりの設置や段差の解消，移乗や入浴補助具などの利用を考慮する．自宅においては自立できることが第一優先であり，最大能力にこだわる必要はない	
	介護力	動作になんらかの障害が残った場合，誰が，いつ，どうやって介助するかが問題となる．身体的負担だけでなく，自分の時間がもてないなど，精神的な負担感についても評価する	ZBI
	社会資源	身体障害者手帳，介護保険などの制度的サービス，またそれらを通して利用する福祉機器や各種介護サービス，ボランティアなどの活用が可能かも調べておく．各自治体により社会資源の量，質は大きい	
	社会参加	病前と同様の役割をそのまま担えればよいが，なかなか難しい．しかし，地域，あるいは家庭内での役割を明確にすることは重要である．可能な社会参加形態についても評価する必要がある	

資料 b 中枢神経疾患

■資料 b-18　日本語版 Motor Activity Log（MAL）

【評価項目】

	動作評価項目	AOU	QOM
①	本／新聞／雑誌を持って読む		
②	タオルを使って顔や身体を拭く		
③	グラスを持ち上げる		
④	歯ブラシを持って歯を磨く		
⑤	髭剃り／化粧をする		
⑥	鍵を使ってドアを開ける		
⑦	手紙を書く／タイプを打つ		
⑧	安定した立位を保持する		
⑨	服の袖に手を通す		
⑩	物を手で動かす		
⑪	フォークやスプーンを把持して食事をとる		
⑫	髪をブラシや櫛でとかす		
⑬	取っ手を把持してカップを持つ		
⑭	服の前ボタンをとめる		
	合計		
	平均（合計÷該当動作項目数）		

■資料 b-19　車椅子の各部の名称

（日本規格協会：手動車いす JIS T9201-2006 in JIS ハンドブック 38 より）

■資料 b-20　歩行補助具（杖）

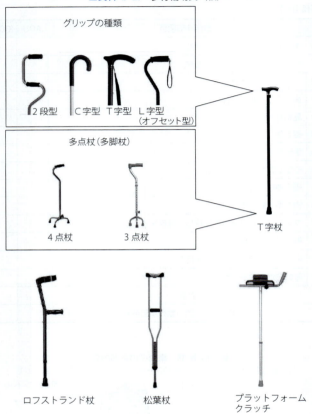

■資料 b-21　NIHSS（National Institutes of Health Stroke Scale）

1a. 意識水準	□0：完全覚醒　　□1：簡単な刺激で覚醒 □2：繰り返し刺激，強い刺激で覚醒 □3：完全に無反応
1b. 意識障害―質問 （今月の月名及び年齢）	□0：両方正解　　□1：片方正解 □2：両方不正解
1c. 意識障害―従命 （開閉眼，「手を握る・開く」）	□0：両方正解　　□1：片方正解 □2：両方不正解
2. 最良の注視	□0：正常　　□1：部分的注視視野 □2：完全注視麻痺
3. 視野	□0：視野欠損なし　　□1：部分的半盲 □2：完全半盲　　□3：両側性半盲
4. 顔面麻痺	□0：正常　　□1：軽度の麻痺 □2：部分的麻痺　　□3：完全麻痺
5. 上肢の運動（右） *仰臥位のときは 45 度右上肢 　□9：切断，関節癒合	□0：90 度*を 10 秒間保持可能（下垂なし） □1：90 度*を保持できるが，10 秒以内に下垂 □2：90 度*の挙上または保持ができない □3：重力に抗して動かない □4：全く動きがみられない
上肢の運動（左） *仰臥位のときは 45 度左上肢 　□9：切断，関節癒合	□0：90 度*を 10 秒間保持可能（下垂なし） □1：90 度*を保持できるが，10 秒以内に下垂 □2：90 度*の挙上または保持ができない □3：重力に抗して動かない □4：全く動きがみられない
6. 下肢の運動（右） 　□9：切断，関節癒合	□0：30 度を 5 秒間保持できる（下垂なし） □1：30 度を保持できるが，5 秒以内に下垂 □2：重力に抗して動きがみられる □3：重力に抗して動かない □4：全く動きがみられない
下肢の運動（左） 　□9：切断，関節癒合	□0：30 度を 5 秒間保持できる（下垂なし） □1：30 度を保持できるが，5 秒以内に下垂 □2：重力に抗して動きがみられる □3：重力に抗して動かない □4：全く動きがみられない
7. 運動失調 　□9：切断，関節癒合	□0：なし　　□1：1 肢　　□2：2 肢
8. 感覚	□0：障害なし　　□1：軽度から中等度 □2：重度から完全

9. 最良の言語	□0：失語なし　　　□1：軽度から中等度 □2：重度の失語　　□3：無言, 全失語
10. 構音障害 　□9：挿管または身体的障壁	□0：正常　　□1：軽度から中等度 □2：重度
11. 消去現象と注意障害	□0：異常なし □1：視覚, 触覚, 聴覚, 視空間, または自己身体に対する不注意, あるいは1つの感覚様式で2点同時刺激に対する消去現象 □2：重度の半側不注意あるいは2つ以上の感覚様式に対する半側不注意

■資料 b-22　ICF の構成要素間の相互作用

(WHO：Towards a common language for functioning, disability and health ICF. 2002)

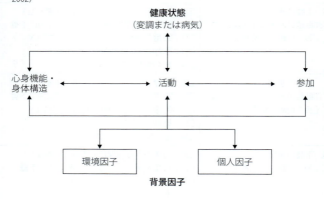

資料 b 中枢神経疾患

■資料 b-23 パーキンソン病統一スケール（UPDRS：Unified Parkinson's Disease Rating Scale）

UPDRS　その1　精神機能，行動および気分

1. 知的機能の障害
   - 0　なし
   - 1　軽度．健忘が一貫してみられるが，部分的に思い出す．他の障害はない．
   - 2　中等度の記銘力障害と見当識障害あり．複雑な問題への対処に中等度の障害．
     家庭内でも軽度ながら明らかに障害あり，ときに介助を必要とする．
   - 3　重篤な記憶障害と時間と，ときに場所に対する見当識障害．問題の対処に重篤な障害．
   - 4　重篤な記憶障害と見当識は人に対してのみ保たれている．判断や問題解決は不可能．身の回りのことにもかなりの介助が必要で，ひとりにしておけない．

2. 思考の障害（痴呆または薬物の中毒による）
   - 0　なし
   - 1　生々しい夢をみる．
   - 2　たちの良い幻覚．幻覚であることはわかっている．
   - 3　時々あるいはしばしば幻覚・妄想があるが病識がない．日常生活に支障をきたすことあり．
   - 4　持続的に幻覚・妄想あるいは病勢盛んな精神病がある．自分でケアをできない．

3. 抑うつ
   - 0　なし
   - 1　ときに正常以上の悲しみや罪悪感に悩まされる．数日や数週続くことはない．
   - 2　うつが1週間以上続く
   - 3　不眠，食欲不振，体重減少，興味の消失をともなう抑うつ状態．
   - 4　上記の症状に自殺念慮あるいは自殺企図をともなう．

4. 意欲・自発性
   - 0　正常
   - 1　通常より受動的．より消極的．
   - 2　選択的活動（ルーチンでない）を進んでおこなわない．興味の喪失．
   - 3　日々の活動（ルーチン）を進んでおこなわない．興味の喪失．
   - 4　引きこもり，意欲の完全な消失．

UPDRS　その2　日常生活動作（on/off時に分けて評価）

5. 会話
   - 0　正常
   - 1　軽度の障害．理解するのに障害なし．
   - 2　中等度の障害．ときどきもう一度くり返すように頼まれる．
   - 3　高度の障害．しばしばもう一度くり返すように頼まれる．

4　ほとんどの時間，聞き取り不能.
6．唾液
　　0　正常
　　1　口中の唾液が軽度ながら明らかに増加．夜間の流涎をみることあり．
　　2　中等度に唾液が増加．軽度の流涎があることもある．
　　3　著明に唾液が増加．ときに流涎．
　　4　著明に流涎，ティッシュやハンカチをつねに必要とする．
7．嚥下
　　0　正常
　　1　まれにむせる．
　　2　ときどきむせる．
　　3　柔らかい食事にしないとむせる．
　　4　鼻管や胃瘻でチューブフィーディング．
8．書字
　　0　正常
　　1　軽度書字が遅いか字が小さい．
　　2　中等度に遅いか字が小さい．すべての語は読める．
　　3　高度に障害．すべての語が読めるわけではない．
　　4　語の大多数は読めない．
9．食べ物のカット，食器の取り扱い
　　0　正常
　　1　いくらか遅くぎこちないが，助けはいらない．
　　2　遅くぎこちないが，たいていの食餌はカットできる．部分的に介助．
　　3　食べ物は他の人に切ってもらわないといけないが，ゆっくりと食べられる．
　　4　他人に食べさせてもらう．
10．着衣
　　0　正常
　　1　いくらか遅いが，介助は要しない．
　　2　ボタンを留める，そでに腕を通すなどで時に介助を要する．
　　3　いくらか自分でできることもあるが，かなり介助が必要．
　　4　自分では何もできない．
11．衛生（入浴・トイレ）
　　0　正常
　　1　やや遅いが介助は要しない．
　　2　シャワーや入浴に介助を要する．とても遅い．
　　3　洗顔・歯磨き・くし・風呂に行くなど介助を要する．
　　4　膀胱カテーテル．
12．寝返りおよびシーツをなおす
　　0　正常
　　1　すこし遅く，不器用だが，介助は必要ない．

- 2 ひとりで寝返りをうったりシーツを直せるが，たいへんな努力を要する．
- 3 寝返りやシーツをなおす動作は始められる．しかし完結できない．
- 4 自分ではまったくできない．

13. 転倒（すくみ現象とは関係なしに）
    - 0 なし
    - 1 まれに転倒．
    - 2 時々転倒．平均して一日に一回はない．
    - 3 平均して一日一回転倒．
    - 4 一日数回転倒．

14. 歩行中のすくみ
    - 0 なし
    - 1 歩行中にまれにすくむ．歩き始めにすくむことがある．
    - 2 時々歩行中にすくむ．
    - 3 しばしばすくむ．これにより時に転倒する．
    - 4 しばしばすくみ足により転倒する．

15. 歩行
    - 0 なし
    - 1 軽度障害．腕の振りがなかったり，足を引きずることがある．
    - 2 中等度障害．しかし介助はほとんどいらないか不要．
    - 3 高度障害．介助を要する．
    - 4 介助をもってしても歩行不能．

16. 振戦
    - 0 ない
    - 1 軽度そしてまれにある．患者にとっては煩わしくない．
    - 2 中等度．患者は気になる．
    - 3 高度．多くの日常生活動作ができない．
    - 4 著明．ほとんどの日常生活動作が妨げられる．

17. パーキンソン症候群に関連した感覚障害
    - 0 なし
    - 1 時々感覚鈍麻，ちくちく，または痛みを感じる．
    - 2 しばしば感覚鈍麻，ちくちく，または痛みを感じる．苦痛ではない．
    - 3 しばしば痛みを感じる．
    - 4 耐え難い痛み．

UPDRS 3 運動機能検査（on 時に検査する）

18. 言語
    - 0 正常
    - 1 表現，用語，and/or 声量の軽度の障害がある．
    - 2 中等度の障害．単調で不明瞭だが理解できる．
    - 3 著しい障害．理解が困難．
    - 4 理解不能．

19. 顔の表情
    - 0 正常
    - 1 わずかに表情が乏しい．ポーカーフェイス．
    - 2 軽度だがあきらかな表情の減少．
    - 3 中等度の表情の乏しさ．口を閉じていないときがある．
    - 4 仮面様で，ひどくあるいは完全に表情がない．口は 0.6 cm 以上開いている．
20. 安静時の振戦
    - 0 なし
    - 1 わずかの振戦が，時に見られる程度．
    - 2 軽度の振幅の振戦が常にある．または中等度の振幅の振戦がときどきある．
    - 3 中等度の振戦がほとんどの時間ある．
    - 4 高度の振戦がほとんどの時間ある．
21. 手の動作時または姿勢時振戦
    - 0 ない
    - 1 軽度；動作にともなっておこる．
    - 2 中等度の振幅；動作にともなっておこる．
    - 3 中等度の振幅；動作時，姿勢時におこる．
    - 4 著明な振戦．食事が妨げられる．
22. 固縮（患者は座位で安静にしている．主要な関節で判断する．歯車現象は無視）
    - 0 ない
    - 1 軽微またはミラームーブメントないし他の運動で誘発できる程度．
    - 2 軽度ないし中等度の固縮．
    - 3 高度の固縮．しかし関節可動域は正常．
    - 4 著明な固縮．関節可動域に制限あり．
23. 指タップ（親指と示指をなるべく大きく早くタップする．左右は別々に）
    - 0 正常（＞＝15／5 秒）
    - 1 すこしおそいか，振幅が減少している（11-14／5 秒）
    - 2 中等度の障害．疲れやすい．ときどき運動が止まることがある（7-10／5 秒）
    - 3 著明な障害．はじめにしばしばすくむ．または運動中にとまる（3-6／5 秒）
    - 4 ほとんどできない（0-2／5 秒）
24. 手の動作（できるだけ大きく，すばやく手の開閉をくり返す．左右は別々に）
    - 0 正常
    - 1 すこし遅いか，振幅が小さい．
    - 2 中等度の障害．すぐ疲れてしまう．ときに運動が止まることがあっても良い．

3　著明な障害．しばしば開始時にすくみ，運動がとまる．
　　4　ほとんどできない．
25. 手の回内回外運動．垂直や水平の位置で，できるだけ大きく．左右は別々に．
　　0　正常
　　1　すこし遅いか，振幅が小さい．
　　2　中等度の障害．すぐ疲れてしまう．時に止まっても良い．
　　3　著明な障害．しばしば開始時にすくむ．あるいは途中で止まる．
　　4　ほとんどできない．
26. 下肢の敏捷性．下肢をあげてかかとで床をタップする．かかとは 7.5 cm あげる．
　　0　正常
　　1　すこし遅いか，振幅が小さい．
　　2　中等度の障害．すぐ疲れてしまう．時に止まっても良い．
　　3　著明な障害．しばしば開始時にすくむか運動が止まる．
　　4　ほとんどできない．
27. イスから立ち上がる（まっすぐの背もたれの木か金属のイス．腕を組んだまま立ち上がる）
　　0　正常
　　1　遅い．または 1 度でうまくいかないことあり．
　　2　肘掛けに腕をついて立ち上がる．
　　3　イスにふたたび倒れ込む．一度ではうまくいかないことあり．介助なしで立ち上がれる．
　　4　介助なしでは立ち上がれない．
28. 姿勢
　　0　正常
　　1　軽度の前屈姿勢．高齢者では正常な程度．
　　2　中等度に前屈姿勢．明らかに異常．すこし左右一方に偏っていても良い．
　　3　高度に前屈姿勢で，脊柱後彎（亀背）をともなう．中等度に左右一方に偏っていてよい．
　　4　高度の前屈姿勢．姿勢は極端に異常である．
29. 歩行
　　0　正常
　　1　歩行は緩慢．数歩はひきずり足になる．加速歩行や前方突進はない．
　　2　歩行は困難をともなう．介助は要しない．加速歩行や数歩の前方突進あり．
　　3　いちじるしく障害．介助を要する．
　　4　介助があっても歩行不能．
30. 姿勢の安定性（患者はまっすぐに立ち，開眼し，足はすこし開いて準備する．肩を後方に勢いよく引いて後方突進現象をみる）

- 0 正常
- 1 後方突進あり．自分で立ち直れる．
- 2 姿勢反射がおきない．検者が支えなければ倒れてしまう．
- 3 きわめて不安定．自然にバランスを失う．
- 4 介助なしでは立てない．

31. からだの動作緩慢（動作緩慢，ちゅうちょ，腕の振りの減少，運動の振幅の減少と運動全体の少なさを総合的に評価する）
    - 0 なし
    - 1 わずかに緩慢．ゆっくりとした動作．人によっては正常のこともある．運動の振幅がやや小さいこともある．
    - 2 軽度に動作が緩慢．運動量があきらかに低下している．運動の大きさがやや低下．
    - 3 中等度に動作が緩慢．運動量が低下し，または運動の大きさが低下している．
    - 4 著明に動作が緩慢．運動量の低下．または運動の大きさが低下している．

UPDRS 4 治療の合併症

A．ジスキネジア

32. 持続時間（起きている時間の何%か）
    - 0 なし
    - 1 1–25%
    - 2 26–50%
    - 3 51–75%
    - 4 76–100%

33. ジスキネジアによる障害
    - 0 なし
    - 1 軽度障害
    - 2 中等度障害
    - 3 重度障害
    - 4 完全な障害（なにもできない）

34. 痛みをともなうジスキネジア．どのくらい痛いか．
    - 0 なし
    - 1 軽度
    - 2 中等度
    - 3 重度
    - 4 著明な障害

35. 早朝のジストニア
    - 0 なし
    - 1 あり

B．症状の日内変動

36. 服薬時間から予測可能なオフ期間はあるか．

  0 なし
  1 あり
37. 服薬時間から予測不可能なオフ期間はあるか．
  0 なし
  1 あり
38. とつぜん（数秒以内など）おこるオフ期間はあるか．
  0 なし
  1 あり
39. 起きている時間の何％が平均してオフ期間か．
  0 なし
  1 1-25%
  2 26-50%
  3 51-75%
  4 76-100%
C．その他の合併症状
40. 患者は食欲低下，嘔気，嘔吐をともなっているか．
  0 なし
  1 あり
41. 不眠や眠気があるか．
  0 なし
  1 あり
42. 起立性低血圧症状はあるか．
  0 なし
  1 あり

(Fahn S, Elton RL, Members of the UPDRS Development Committee.：Unified Parkinson's disease rating scale. Fahn S, et al. eds, Recent Developments in Parkinson's Disease, Vol 2. Macmillan Health Care Information, FlorhamPark, NJ. p153-163, 1987)

■資料 b-24　40点法-柳原法

(柳原尚明, 他：顔面神経麻痺の最近の進歩. 臨床リハ 7：13, 1998) より転載

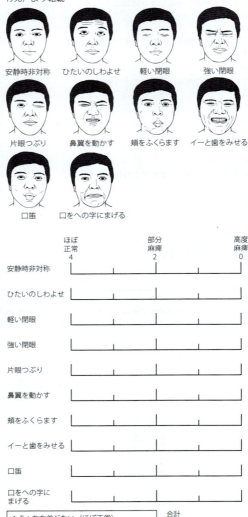

	ほぼ正常 4		部分麻痺 2		高度麻痺 0

安静時非対称

ひたいのしわよせ

軽い閉眼

強い閉眼

片眼つぶり

鼻翼を動かす

頬をふくらます

イーと歯をみせる

口笛

口をへの字にまげる

4点：左右差がない（ほぼ正常）．
2点：明らかに左右差があるが
　　　患側の筋収縮が見られる（部分麻痺）．
0点：収縮が全く見られない（高度麻痺）．

合計　　　　点

資料 c 呼吸器疾患

■資料 c-1　アメリカ胸部疾患学会（ATS）が呈示している 6 分間歩行試験の標準プロトコール

(American Thoracic Society. ATS statement：Guidelines for the six-minute walk test. Am J Respir Crit Care Med 166：111-117, 2002 より)

場　所
・屋内の通行量の少ない，平坦で固い床の廊下． ・廊下の長さは 30 m で，3 m 毎に印を付けておく． ・向きを変える地点には印のコーンをおく． ・スタート地点の床には明るい色のテープで印をつけておく．

器　具
・タイマーまたはストップウオッチ ・ハンドカウンター ・向きを変える地点を示すコーン ・コースに沿って動かすことのできる椅子 ・クリップボードにつけた記録用紙 ・酸素供給源 ・血圧計 ・電話 ・自動除細動機

患者の準備
・動きやすい服装 ・歩きやすい靴 ・杖，歩行器などを普段用いている場合はそれを検査中も用いる ・普段の投薬はそのまま継続 ・朝早く，あるいは午後早くの検査の場合，前に軽食を取ることは可 ・検査前 2 時間以内は激しい運動は避ける

測　定
・日格差を最小にするため反復検査をする場合には同じ時間に行うようにする ・検査前のウォームアップは必要ない． ・患者はスタート地点の側に置かれた椅子に検査前少なくとも 10 分間は静かに座っていること．この間に禁忌事項や血圧のチェック，服装や靴が適切かどうかの確認を行う．そして記録用紙の最初の部分を記載する． ・酸素飽和度測定は必須ではない．もし測定する場合はベースラインの心拍数と SpO$_2$ を測定し，シグナルが最強に，動きによるアーティファクトが最小となるようにする．記録の前に読みとりが安定しているかどうかを確認する．脈拍の安定性と酸素飽和度のシグナルの質が許容範囲かどうかに注目する．

■資料 c-1 アメリカ胸部疾患学会（ATS）が呈示している 6 分間歩行試験の標準プロトコール（つづき）

- 患者を立たせ，ベースラインの呼吸困難感と全体的な疲労感をボルグスケールを用いて評価させる．
- ハンドカウンターを 0 にセットし，タイマーを 6 分にセットする．必要な道具（ハンドカウンター，タイマー，クリップボード，ボルグスケール，記録用紙）を準備し，スタート地点に移動する．
- 患者に以下のように説明する．

「この検査の目的は 6 分間にできるだけ沢山歩くことです．あなたはこの廊下を行ったり来たりします．6 分間は歩くと長い時間ですので，自分で努力をして下さい．あなたは多分息が切れたり疲れたりするでしょう．そうした場合は必要に応じてペースを落としたり，止まったり，休んだりして構いません．休んでいる時には壁にもたれても構いません．しかし，可能になったらすぐまた歩き始めてください」

「あなたはコーンを回って行ったり来たりします．コーンは素早く回って躊躇することなく戻ってきて下さい．まず，私が手本を示しましょう．私が躊躇なく回って戻ってくる様子を見ていてください」

1 往復の手本を示す．歩いていってコーンのところで素早く回る．

「準備はいいですか？　私はこのカウンターであなたが何往復できたかを数えます．あなたがこのスタートラインで回り右をする度に 1 回を数えます．もう一度確認しますが，この検査の目的は 6 分間でできるだけ沢山歩くことです．ただし走ってはいけません．あなたの準備ができ次第スタートします．」

- 患者をスタートラインに連れて行く．検者も検査中はスタートラインの側に立っている．患者と一緒にあるいてはいけない．患者が歩き始めたらすぐにタイマーをスタートする．
- 歩行中は誰かと話してはいけない．標準的な激励を行う際には静かな調子と声の大きさで行う．患者を観察する．気を散らしたり，往復数を数え落としたりしないようにする．被験者がスタートラインを回る度に 1 カウントする．それを被験者にも示す．カウンターを押す動作を競技の際にストップウオッチを押すときのように大きく表現する．

はじめの 1 分が終わったら患者に次のように静かに伝える．「上手にやれています．あと 5 分残っています」

あと 4 分になったら患者に次のように伝える．「そのまま頑張ってください．あと 4 分残っています」

あと 3 分になったら患者に次のように伝える．「上手にやれています．半分終わりました」

あと 2 分になったら患者に次のように伝える．「そのまま頑張ってください．あと 2 分だけです．」

あと 1 分となったら患者に次のように伝える．「上手にやれています．あと 1 分だけです」

■資料 c-1 アメリカ胸部疾患学会（ATS）が呈示している 6 分間歩行試験の標準プロトコール（つづき）

これ以外の激励の言葉（あるいは急がせるような身振り）を用いてはいけない．もし患者が検査中に立ち止まり，休む必要が生じた場合には次のように話す．「もしそうしたいなら壁にもたれても構いません．しかしできると感じたらまた歩き始めてください」．タイマーを止めてはいけない．もし患者が 6 分より前にとまり，そして続けるのを拒んだ場合（あるいは検者が継続すべきでないと判断した場合）は椅子を持ってきて患者を座らせ，歩行を中止し，記録用紙に歩行距離，中止時間，そして途中中止の理由を記載する．

時間があと 15 秒となったら次のように伝える．「もうじきストップと言います．そうしたらその場で止まってください．私があなたのところに行きます」

タイマーが鳴ったら，「止まってください」と言う．そして患者のところに歩いていく．もし患者が消耗しているように見えたら椅子を持っていくことを考慮する．立ち止まったところにお手玉あるいはテープで印を付ける．

- 検査後：歩行後の呼吸困難と疲労レベルのボルグスケールを記録する．そして次のように尋ねる．「もしあげるとしたら，何が歩行を制限していたでしょうか」
- もし酸素飽和度計を用いるなら，SpO_2 と脈拍を測定し，センサーをはずす．
- 往復数を記録する．
- 残りの距離（最後の不完全な往復のメートル数）を距離のガイドとしてつけられた壁のマーカーを用いて記録する．歩行距離を計算し，m 単位で四捨五入し，記録用紙に記録する．
- 良くできたことを褒め，そして患者に水を一杯渡す．

■資料 c-2　解剖（肺区域）

（石川　朗：呼吸器疾患・障害に対する理学療法評価．細田多穂，他（編）：理学療法ハンドブック改訂第3版，第1巻理学療法の基礎と評価．協同医書出版社，2000, p832, 図9より引用）

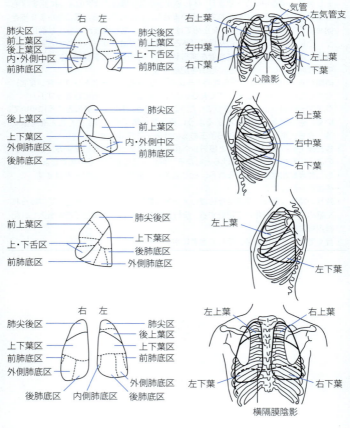

■資料 c-3　Borg Scale

(Borg VA：Psychophysical bases of perceived exertion. *Med Sci Sports Exerc* **14**：377-387, 1982 より)

原型 Borg Scale	修正 Borg Scale
6	0　nothing at all（まったく何も感じない）
7　very, very light（非常に楽である）	0.5　very, very weak（非常に弱い）
8	1　very weak（かなり弱い）
9　very light（かなり楽である）	2　weak（弱い）
10	3　moderate（適度）
11　fairly light（楽である）	4　somewhat strong（やや強い）
12	5　strong（強い）
13　somewhat hard（ややきつい）	6
14	7　very strong（かなり強い）
15　hard（きつい）	8
16	9
17　very hard（かなりきつい）	10　very, very strong（非常に強い）
18	maximal（最大）
19　very, very hard（非常にきつい）	
20	

■資料 c-4　Medical Research Council の呼吸困難スケール

(3 学会合同呼吸療法認定士認定委員会：認定講習会テキスト．Fletcher CM, et al：The significance of respiratory symptoms and the diagnosis of chronic bronchitis in a working population. *Br Med J* **2**：257-266, 1959 より引用)

Grade 1	強い労作で息切れを感じる
Grade 2	平地を急ぎ足で移動する，または緩やかな坂を歩いて上るときに息切れを感じる
Grade 3	平地歩行でも同年齢の人より歩くのが遅い，または自分のペースで平地歩行しても息継ぎのため休む
Grade 4	約 100 ヤード (91.4 m) 歩行した後息継ぎのため休む，または数分間平地歩行した後，息継ぎのため休む
Grade 5	息切れがひどくて外出できない，または衣服の着脱でも息切れが生じる

わが国では従来この scale のプロトタイプのものが Hugh-Jones の grade という呼び名で流布しているが，その呼び名は正しくなく，また scale としても表に示したものが国際的に標準である

資料 c-5 肺音（分類と評価）

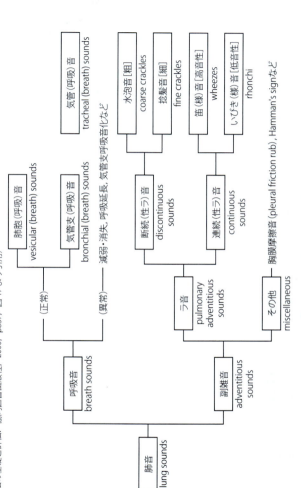

(石川 朗：呼吸器疾患・障害に対する理学療法評価．細田多穂 他（編）：理学療法ハンドブック改訂第3版，第1巻理学療法の基礎と評価．協同医書出版社，2000, p837, 図17 より引用)

資料 c-6 肺音の評価と記録

(大平雅美:呼吸・循環・代謝系. 内山 靖(編):理学療法評価学 第2版. 医学書院, 2004, p308, 図10 より引用)

肺音分類	聴取される音	吸気 or 呼気	模式図	予測される疾患	考慮すべき病態	対応
coarse crackles (コースクラックル)	粗い, 低音, ブツブツ音, 水泡音	吸気前半		痰の多い疾患 (慢性気管支炎・気管支拡張症)	漿液性の分泌物の貯蔵	排痰 (飲水, 咳嗽, 深呼吸, 体動)
fine crackles (ファインクラックル)	細かい, 高音, チリチリ, パリパリ, 捻髪音	吸気後半		間質性肺炎, 肺線維症, 肺水腫	病態により聴かれる	治療効果をみながら肺音聴取
wheezes (ウィズ)	笛声音, 単調, ヒュー音	呼気		気管支喘息, 気管支炎	細い気管支に分泌物貯留, 気管支の狭窄	排痰, MDI(吸入), 薬物投与, 座位
rhonchus (ロンカス)	複雑な連続音, グー音	吸気呼気とも		気管支喘息, 慢性気管支炎, 気管支拡張症	太い気管支に分泌物貯留, 気管支壁の肥厚	排痰, MDI(吸入), 薬物投与, 座位
pleural friction rub (胸膜摩擦音)	ものがこすれるような音	吸気呼気とも		胸膜炎	肺炎などの炎症がどこくなっている, 胸痛	抗生物質の投与, 胸痛のコントロール
stridor (ストライダー)	高音, いびき様	吸気		咽頭浮腫, 喉頭浮腫, 上気道内の痰の貯留	上気道の狭窄, 気道閉塞	気道の確保, 吸引

■資料 c-7　肺気量分画

（大平雅美：呼吸・循環・代謝系．内山　靖（編）：理学療法評価学第2版．医学書院，2004，p307，図7より引用）

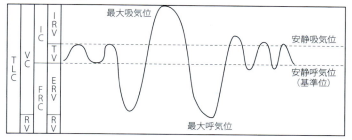

- **TLC**（total lung capacity）：全肺気量．最大吸気位における肺内気体量，VCとRVの和
- **VC**（vital capacity）：肺活量．最大吸気位から呼出可能な最大気体量
- **RV**（residual volume）：残気量．最大呼気位における肺内残留気体量
- **IC**（inspiratory volume）：最大吸気量．基準位からさらに吸入できる最大気体量
- **FRC**（functional residual capacity）：機能的残気量．基準位における肺内残留気体量
- **IRV**（inspiratory reserve volume）：予備吸気量．安静吸気位からさらに吸入しうる最大気体量
- **TV**（tidal volume）：1回換気量．1回の安静呼吸で吸入，または呼出する気体量
- **ERV**（expiratory reserve volume）：予備呼気量．基準位からさらに呼出しうる最大気体量

■資料 c-8 換気機能と障害型の分類

(石川 朗:呼吸器疾患・障害に対する理学療法評価. 細田多穂, 他(編):理学療法ハンドブック改訂第3版, 第1巻理学療法の基礎と評価. 協同医書出版社, 2000, p841, 図18より引用)

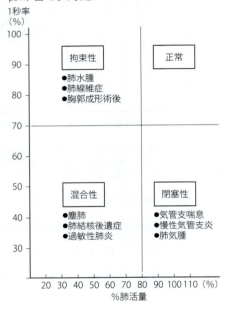

資料 c-9 主要な測定項目と基準値

(3学会合同呼吸療法認定士認定委員会:認定講習会テキストより引用)

測定項目	基準値
%肺活量	80%以上
1秒率	70%以上(加齢により低下する)
残気率	30%以下(加齢により増加する)
CV/VC	15%以下(加齢により増加する)
%DLco	70%以上
静肺コンプライアンス	$0.1 \sim 0.3\, l/cmH_2O$
気道抵抗	$0.6 \sim 2.4\, cmH_2O/l/s$
呼吸抵抗	$1.8 \sim 2.8\, cmH_2O/l/s$
死腔換気率	$0.2 \sim 0.3$
シャント率	2〜5%
ガス交換率	0.8
呼吸商	0.8
換気血流比	平均 0.8
$PaCO_2$	35〜45 mmHg
PaO_2	80〜100 mmHg(加齢により低下する)
$AaDO_2$	5〜10 mmHg

■資料 c-10　**COPO Assessment Test**（グラクソ・スミスクライン株式会社：COPD assessment test. より許諾を得て転載　http://copd-gooddays.jp/check.html）

あなたのお名前：

今日の日付：　　／　　／

CAT
COPD Assessment Test

あなたのCOPD（慢性閉塞性肺疾患）の状態は、いかがですか？
COPDアセスメントテスト（CAT）をやってみましょう！

この質問表は、COPD（慢性閉塞性肺疾患）の状態が健康と日常生活にどのような影響を与えているか、あなたご自身と主治医の先生が知り、共有するものです。このテストによって、今のCOPDの状態を的確に先生に伝えられ、またテストの点数によって、あなたの状態により合った治療を行うことができるようになります。

下記の各項目に対して、あなたの現在の状態を最も適切に表している所に「✓」印を記入してください。各項目に対して、回答は1つのみ選択してください。

例：私は、とても楽しい　⓪ ✓① ② ③ ④ ⑤　私はとても楽しい

点数

まったく咳が出ない	⓪ ① ② ③ ④ ⑤	いつも咳が出ている
まったく痰がつまった感じがない	⓪ ① ② ③ ④ ⑤	いつも痰がつまっている感じがする
まったく息苦しくない	⓪ ① ② ③ ④ ⑤	非常に息苦しい
坂や階段を上っても、息切れがしない	⓪ ① ② ③ ④ ⑤	坂や階段を上ると、非常に息切れがする
家での普段の生活が制限されることはない	⓪ ① ② ③ ④ ⑤	家での普段の生活が非常に制限される
肺の状態を気にせずに、外出できる	⓪ ① ② ③ ④ ⑤	肺の状態が気になって、外出できない
よく眠れる	⓪ ① ② ③ ④ ⑤	肺の状態が気になって、よく眠れない
とても元気だ	⓪ ① ② ③ ④ ⑤	まったく元気がない

記入後は、先生にお渡しください。　　総合点

©2009 GlaxoSmithKline 企業グループ、無断複写・転載を禁じます。
Last Updated: February 23, 2012

資料 d 医学的管理項目

■資料 d-1 数値で判定する主な検査と基準値

(安藤幸夫:病院の検査がわかる検査の手引き改訂第5版.小学館,2007,亀田総合病院の臨床検査値より作表)

	検査項目	基準値
血液一般検査	赤血球数 (RBC)	(男) 420万〜570万個/μl (女) 370万〜500万個/μl
	ヘモグロビン (血色素) (Hb)	(男) 13.5〜17.5 g/dl (女) 11〜15.3 g/dl
	ヘマトクリット (Ht)	(男) 39〜52%　(女) 33〜45%
	赤血球恒数 　平均赤血球容積 (MVC) 　平均赤血球血色素量 (MCH) 　平均赤血球血色素濃度 (MCHC)	77〜93 fl 27〜32 pg 31〜35%
	白血球数 (WBC)	3500〜9800個/μl
	血液像 　好中球 (N) 　好酸球 (E) 　好塩基球 (B) 　単球 (M) 　リンパ球 (L)	40〜71% 0.2〜6.8% 0〜1% 2.3〜7.7% 26.2〜46.6%
	血小板数 (PL)	13万〜37万個/μl
	出血時間	1〜3分
	プロトロンビン時間 (PT)	10〜13秒
	活性化部分トロンボプラスチン時間 (APTT)	20〜38秒
	赤沈 (血沈) (BSR, ESR)	【1時間値】(男) 2〜10 mm 　　　　　　(女) 3〜15 mm
腎機能検査	<尿検査>	
	尿タンパク	【定性】陰性 (−) 【定量】11 mg/dl 以下
	尿糖	【定性】陰性 (−) 【定量】0.05 g/dl 以下
	尿潜血反応	陰性 (−)

	検査項目	基準値
	尿沈渣 　赤血球（RBC） 　白血球（WBC）	4個以内（1視野）　※1視野＝HF 4個以内（1視野）
	上皮細胞	1個未満（1視野）
	結晶成分	【半定量値】　陰性（−）
	円柱細胞	0個（全視野）　※全視野＝WF ※硝子円柱は含まない
	細菌	【半定量値】　陰性（−）
	尿量	1日 500～2000 ml
	尿比重	1.008～1.03
	<血液生化学検査>	
	尿素窒素（BUN）	8～22 mg/dl
	クレアチニン（CRE）	0.6～1.2 mg/dl
	クレアチニン・クリアランス（CCR）	（男）62～108 ml/分 （女）57～78 ml/分
	電解質 　ナトリウム（Na） 　カリウム（K） 　カルシウム（Ca） 　クロール（Cl）	135～147 mEq/l 3.3～4.8 mEq/l 8.5～10.2 mg/dl 98～108 mEq/l
肝機能検査	<血液生化学検査>	
	AST（GOT）	13～33 IU/l
	ALT（GPT）	8～42 IU/l
	LDH（乳酸脱水素酵素）	119～229 IU/l
	LAP（ロイシンアミノペプチダーゼ）	21～50 IU/l（L-ロイシン-p-ニトロアニリド基質法）
	γ-GTP（γ-グルタミールトランスペプチダーゼ）	10～47 IU/l
	コリンエステラーゼ（ChE）*	183～431 U/l（JSCC 標準化対応法（pHBC 基質法））
	ビリルビン（Bil） 　総ビリルビン（T-Bil） 　直接ビリルビン（D-Bil） 　間接ビリルビン（I-Bil）	 0.2～1.0 mg/dl 0.4 mg/dl 以下 0.8 mg/dl 以下
	血清総たん白（TP）	6.7～8.3 g/dl

	検査項目	基準値
	A/G 比（アルブミン/グロブリン比）	1.0〜2.0
	アルブミン（Alb）	3.4〜5.8 g/dl
	膠質反応 　TTT（チモール混濁試験） 　ZTT（硫酸亜鉛混濁試験）	0〜5 クンケル単位 2〜14 クンケル単位
	色素排泄試験 　BSP（ブロームサルファレイン） 　ICG（インドシアニングリーン）	（30 分後値）5%以下 （45 分後値）2%以下 （15 分後値）10%以下
	ALP（Al-p）	0.8〜2.9KA 単位（ベッシー・ローリー法） 3〜10KA 単位（キンド・キング法） 115〜360 IU/l（P-NP 法）
	尿ウロビリノーゲン	擬陽性（±）　弱陽性（+）
糖尿病の検査	尿糖	【定性】　陰性（−） 【定量】　0.05 g/dl 以下
	血糖（PG）	（空腹時）70〜110 mg/dl （食後）140 mg/dl 以下
	ブドウ糖負荷試験（OGTT） （75 g 経口負荷）	（空腹時）110 mg/dl 未満 （2 時間後値）140 mg/dl 未満
	グリコヘモグロビン A1C（HbA1c）	4.3〜5.8%　JDS 値 4.6〜6.2%　NGSP 値
代謝系の検査	<血液生化学検査>	
	総コレステロール（T-CHO）	150〜219 mg/dl
	HDL コレステロール（HDL-C）	40〜70 mg/dl
	中性脂肪（TG）	50〜149 mg/dl
	β-リポたん白（β-lipo）	300〜500 mg/dl（SRID 法）
	尿酸（UA）	（男）3.5〜7.9 mg/dl （女）2.6〜6.0 mg/dl
	Ca（カルシウム）	8.5〜10.2 mg/dl
	アミラーゼ（AMY）*	37〜125 U/l〔JSCC 標準化対応法（Et-G7-pNP 基質法）〕
	CK（CPK）（クレアチンキナーゼ）*	（男）60〜287 U/l （女）45〜163 U/l（JSCC 標準化対応法）
	アルドラーゼ（ALD）	（男）8.1〜13.0 IU/l （女）6.0〜11.2 IU/l

	検査項目	基準値
	＜血中ホルモン検査＞	
	甲状腺ホルモン検査 　T3（トリヨードサイロン） 　T4（サイロキシン） 　FT3（遊離トリヨードチロニン） 　FT4（遊離サイロキシン） 　TSH（甲状腺刺激ホルモン）	90〜200 ng/dl 4〜13 μg/dl 2.5〜4.3 pg/ml 1.0〜1.8 ng/dl 0.4〜4.7 μIU/ml
免疫・血清学的検査	HBs（B型肝炎ウイルス）抗原	陰性（－）
	HCV（C型肝炎ウイルス）抗体	陰性（－）
	CRP（C反応性蛋白）	0.4 mg/dl 以下
	RAテスト（リウマチ反応）	陰性（－）　15 IU/ml 以下
	ASO〔ASIO〕（抗ストレプトリジンO価）	160 IU/ml 以下（ラテックス免疫比濁法）
	梅毒血清反応 　STS（緒方法，ガラス板法，ワッセルマン反応など） 　TP（TPHAテスト，FTA-ABSテストなど）	陰性（－）
	HIV（エイズウィルス抗体）	陰性（－）
癌の検査	**＜腫瘍マーカー＞**	
	CEA（癌胎児性抗原）	5.0 ng/ml 以下〔ECLIA（電気化学発光免疫測定法）〕
	AFP（αフェト蛋白質）	20 ng/ml 以下〔ECLIA（電気化学発光免疫測定法）〕
	CA-19-9（糖鎖抗原19-9）	37 U/ml 以下〔ECLIA（電気化学発光免疫測定法）〕
	PSA（前立腺特異抗原）	0.002〜4 ng/ml 以下〔ECLIA（電気化学発光免疫測定法）〕
	フェリチン	（男）15〜260 ng/ml （女）5.0〜195 ng/ml
	TPA	110 U/ml 以下〔IRMA（RIA・固相法）〕
アレルギー反応検査	皮膚反応	陰性（－）
	血液像	好中球5%以下
	IgE（免疫グロブリンE）	（0.0005 mg/dl 以下）
目・耳の検査	眼圧	21 mmHg 以下
	視力	（裸眼視力）0.7以上
	聴力（1000 Hz　30 dB） 　　　（4000 Hz　40 dB）	聴取可能

（　）内は検査方法を示す．＊は，日本臨床化学会（JSCC：Japan Society of Clinical Chemistry）による勧告法

■資料 d-2　運動を中止すべき不整脈

①心室性期外収縮（3連発以上）

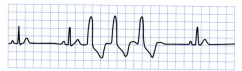

②短い連結期（R on T 現象）

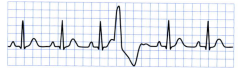

③モビッツⅡ型Ⅱ度房室ブロック

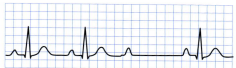

④完全房室ブロック complete A-V block

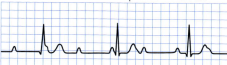

⑤心室頻拍 Ventricular Tachycardia：VT

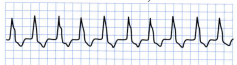

⑥心室細動 Ventricular Fibrillation：VF

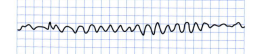

■資料 d-3 手洗い

(World Health Organization：WHO guidelines on hand hygiene in health care. http://whqlibdoc.who.int/publications/2009/9789241597906_eng.pdf, 2009. より作図)

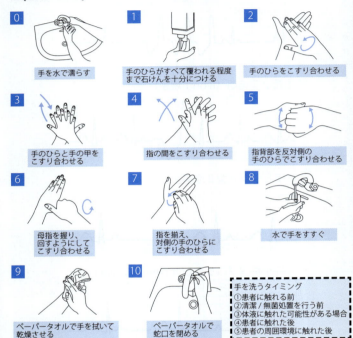

■資料 d-4　運動負荷試験の中止基準

絶対的禁忌
- 重篤な心筋虚血や急性心筋梗塞（発症後 2 日以内），他の急性イベントを示唆する最近の有意でない安静時心電図変化
- 不安定狭心症
- 症候性や血行動態に異常をもたらすコントロール不良の不整脈
- 症候性の重症大動脈弁狭窄症コントロール不良の症候性心不全
- 急性肺塞栓または肺梗塞
- 急性心筋炎または心膜炎
- 解離性動脈瘤あるはその疑いがある場合

相対的禁忌
- 左（冠動脈）主幹部狭窄
- 中等度の心臓弁狭窄症
- 電解質異常（低カリウム血症，低マグネシウム血症など）
- 重篤な安静時高血圧（収縮期血圧＞200 mmHg あるいは拡張期血圧＞110 mmHg）
- 頻脈性または徐脈性不整脈
- 肥大型心筋症およびその他の流出路閉塞
- 運動負荷によって増悪する可能性のある神経筋障害や筋骨格障害，リウマチ様障害
- 高度房室ブロック
- 心室瘤
- コントロール不良の代謝系疾患（糖尿病，甲状腺中毒症，粘性水腫など）
- 慢性感染症（伝染性単核球症，肝炎，AIDS など）
- 十分に運動を行うことができなくなる心的，身体的ダメージ

(Gibbons RJ, et al. ACC/AHA 2002 Guideline Update for Exercise Testing ; a report of the College of Cardiology/American Heart Association Task Force on Practice Guidelines Committee on Exercise Testing, 2002 より改変)

■資料 d-5　個人防護服（PPE）着用の手順

(Center for Disease Control Prevention: Guideline for the selection and use of personal protective equipment (PPE) in healthcare settings)

●ガウンの着用
- 胴体を首から膝まで覆い，腕は手首の端まで覆う．背部も包み込む
- 首とウエスト部分にあるガウンのひもを，背部で結ぶ

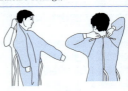

●マスクまたはレスピレータの着用
- 頭と首の中央で，ひもまたは伸縮性バンドをしっかり結ぶ
- ソフトワイヤーを鼻梁にフィットさせる
- 顔およびあごの下に，ぴったりフィットさせる
- レスピレータの場合は密着度チェックをする

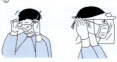

●ゴーグル／フェイスシールドの着用
- 顔に掛け，フィットするように調節する

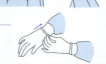

●手袋の着用
- 隔離では非滅菌手袋を使用する
- 手のサイズに合わせて選ぶ
- 隔離ガウンの手首を覆うように引き延ばす

PPE：Personal Protective Equipment（個人防護具）

① ガウンを使用するとき
医療従事者の腕や露出した身体部位を守り，衣類が血液，体液，その他の感染性物質で汚染することを防ぐために使用する．

② ガウンを使用する場面
【血液や体液などが大量に曝露しそうな場合】
- 救命救急センターにて治療をする場合
- 広範囲熱傷患者に治療をする場合
- 検査や処置などのとき

【接触予防策の場合】
- 角化型疥癬の接触予防策
- ノロウイルス対策
- 院内における発生が稀な，バンコマイシン耐性腸球菌や多剤耐性緑膿菌など高度耐性菌対策
- 耐性菌によるアウトブレイク
- その他，感染管理上必要と判断されるとき

③ 着脱のタイミング
- エプロンもガウンも，患者やそのベッド柵，環境に触れる可能性があるときには着用する．
- 着用は，部屋の外で行い，部屋を出る前に出入り口で脱いで破棄する．
- すべての PPE を脱いだ後は，手洗いを実施する．

PPE の脱ぎ方の手順

●手袋の除去
- 手袋外部は汚染している
- 対側の手袋をした手で，手袋の外側をつかんで外す（手袋が裏返しになるように）
- 手袋をした手で，脱いだ手袋をしっかり持つ
- 手袋をしていない手の指を，残りの手袋の下へ，手首の部分から滑り込ませる
- 先に外した手袋を包み込むように，裏返して外す
- 廃棄容器に捨てる

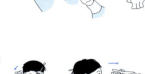

●ゴーグル / フェイスシールドの除去
- ゴーグルやフェイスシールドの外側は汚染している
- 取り外すためには「清潔な」ヘッドバンドまたは耳づるをもって取り扱う
- 指定された再使用容器，または廃棄容器に入れる

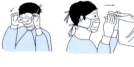

●ガウンの除去
- ガウンの前面および袖は汚染している
- 首のひもをほどいてから，ウエストのひもをほどく
- 皮むきの要領でガウンを脱ぐ：ガウンを各々肩から同側の手に向かって引き下ろす
- ガウンは裏返しにする
- 脱いだガウンは体から離してもち，丸めて包み込み，廃棄容器またはリネン容器に捨てる

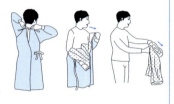

●マスクまたはレスピレータの除去
- マスク / レスピレータの顔面は汚染している：触ってはならない!!
- まず，首（下）のひも / 伸縮性バンドを外し，次に頭部（上）のひもを外してマスクを取る
- 廃棄容器に捨てる

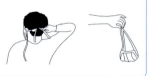

すべての PPE を脱いだ後は，手洗いを実施する

索引

■欧文

1型糖尿病　336
2型糖尿病　336
75 g 経口糖負荷試験（OGTT）　337
Ⅰ型呼吸不全　248
Ⅱ型呼吸不全　248

[A]

ABCDE バンドル　262
Active Cycle Breathing Technique（ACBT）　288
Adamkiewicz 動脈　324
AHA/ACC ステージ分類　326, 327
American Medical Association（AMA 分類）　134
American Society of Anesthesiologists Physical Status（ASA-PS）　283
Ankle Pressure Index（API）　337
Anterior apprehension テスト　20
Anterior Cruciate Ligament（ACL）　131
Aortic Dissection　315
Apley 圧迫テスト　106
apprehension テスト　106

[B]

Bear-hug テスト　19
Behavioral Pain Scale（BPS）　254
Belly press テスト　19
Blood Urea Nitrogen（BUN）　351
Boyd 法　61
Branch Atheromatous Disease（BAD）　399

[C]

carrying angle　52
Clinical Assessment for Attention（CAT）　432
catching　120
Center-Edge Angle（CE 角）　75
CGA 分類　352
Chair テスト　55, 62
Chiari 骨盤骨切り術　79
Chronic Kidney Disease（CKD）　350
Chronic Obstructive Pulmonary Disease（COPD）　267
Clunk テスト　20
ComPression Hip Screw（CHS）　89
Confusion Assessment Method for The Intensive Care Unit（CAM-ICU）　255
Coronary Artery Bypass Grafting（CABG）　304
Coronary Artery Disease（CAD）　313

[D]

Deep Vein Thrombosis（DVT）　90
dial test　133
Disease Activity Score 28（DAS28）　240
Drop-arm Sign　19
Duchenne 現象　71
DYJOC　216

[E]

Eastern Cooperative Oncology Group（EOCG）　372
Empty Can テスト　19
End-Stage Kidney Disease（ESKD）　350
estimated GFR（eGFR）　351
Evans の分類　87
Exercise Induced Hypoxemia（EIH）　273
External Rotation Lag サイン　19
External Rotation Resistance

索引 **545**

Strength テスト (ERRST)　19

[F]

Femorotibial Angle (FTA)　115
Fisher 分類　382, 383
flap　121
forearm pronation テスト　55
four-segment classification　24
frozen shoulder　33
Fulcrum テスト　20
Full Can テスト　19
Functional Status Score for The Intensive Care Unit (FSS-ICU)　261

[G]

Gamma nail　90
Garden の Stage 分類　87
giving way　100
Glomerular Filtration Rate (GFR)　351
grasping テスト　106
green light　160

[H]

Harris hip score　82
Hawkins-Kennedy テスト　19
HbA1c　337
Hoehn-Yahr の重症度分類　403
Homans 徴候　90
Home Oxygen Therapy (HOT)　270
HQ 比　108
Hunt and Kosnik 分類　382, 383
Hunter canal　101

[I]

ICARS　418, 419
Intensive Care Delirium Screening Checklist (ICDSC)　255
Internal Rotation resistance strength テスト (IRRST)　19

[J]

Jackson テスト　226
Jerk テスト　20

Jones 骨折　189

[K]

K-L (Kellgren-Lawrence) 分類　111
Killip 分類　303
Knee society clinical rating system　114
KNGF ガイドライン　406

[L]

Lachman test　133
Lateral Collateral Ligament (LCL)　59, 131
lateral pivot-shift テスト　56, 59
Lateral Ulnar Collateral Ligament (LUCL)　59
Load and Shift テスト　20
locking 現象　120
Lown 分類　308
Lung Volume Reduction Surgery (LVRS)　271

[M]

McMurray テスト　106
Medial Collateral Ligament (MCL)　131
Metabolic Equivalents　343
METs　343, 345
Mikulicz 線　114
Milking テスト　55
Mini-Mental State Examination (MMSE)　431
Modified Water Swallowing Test (MWST)　451
Moving valgus stress テスト　55
Multiple System Atrophy (MSA)　411

[N]

N-test　133
Napoleon サイン　19
National Glycohemoglobin Standardization Program (NGSP)　337
Neer テスト　19
Neer の分類　25

New York Heart Association 分類（NYHA 分類） 326
Nirschl 法 61
Noninvasive Intermittent Positive Pressure Ventilation（NPPV） 271
NSAIDs 78
Nurick 分類 229

[O]

ober テスト 106
O'Brien テスト 20
O'Donohue の分類 204
one leg hop test 105
Oral Glucose Tolerance Test（OGTT） 337
Osgood-Schlatter 病 98

[P]

Painful Arc サイン 19
Patient-Controlled-Analgesia（PCA） 281
PDCA サイクル 2
Percutaneous Coronary Intervention（PCI） 304
Percutaneous Transluminal Aortic Valvuloplasty（PTAV） 315
Performance Status（PS） 372
PFIT 261
Physical Function ICU Test 261
pill rolling 402
pivot shift test 133
Platelet-Rich Plasma（PRP） 61, 67
posterior cruciate ligament（PCL） 131
posterior sag sign 133
Posterolateral Rotatory Instability（PLRI） 59
pull test 404

[Q]

quadrilateral space 16

[R]

Rate of Perceived Exertion（RPE） 343
red flags 160
red-red zone 121
red-white zone 121
Relocation テスト 20
Rheumatoid Arthritis（RA） 240
RICE 138
Richmond Agitation-Sedation Scale（RASS） 255

[S]

Sadation-Agitation Scale（SAS） 255
SARA 日本語版 421
SBAR 426
SCD の重症度分類 415
sever 病 187
Sharp 角 75
Standard Language Test of Aphaga（SLTA） 432
Speed テスト 19
Spinocerebellar Degeneration（SCD） 411
Spontaneous Breathing Trial（SBT） 264
Standard Performance Test for Apraxia（SPTA） 432
Spurling テスト 226
stage 分類 367
stair-hopple test 105
Sulcus テスト 20

[T]

T2T 241
The Mann Assessment of Swallowing Ability 451
Thomsen テスト 55, 62
three column theory 169
Tinel 徴候 55
Tip-Apex Distance（TAD） 96
TNM 分類 280, 367
Total Knee Arthroplasty（TKA） 115
tracheostomy positive pressure ventilation（TPPV） 271
Trail-Making Test（TMT） 432

Transcatheter Aortic Valve Implantation (TAVI) 315
Treat to target 241
Trendelenburg 徴候 71
triple jump test 105

[V]

Venous Thromboembolism (VTE) 282
Video endoscopic Evaluation Swallowing (VE) 451
Video Fluorgraptic Examination (VF) 451
Visual Perception Test for Agnosia (VPTA) 432

[W]

WFNS 分類 382, 383
Wilson's test 106
Wrist flexion テスト 55

[Y]

yellow flags 160
Yergason テスト 20

■和文

[あ]

アキレス腱炎 186
アキレス腱滑液包炎 186
アキレス腱断裂 210
アクティブサイクル呼吸法 288
圧迫骨折 170
アテローム血栓性 379

[い]

インスリン療法 340
インピンジメント症候群 11

[う]

ウェクスラー記憶検査 (WMS-R) 432
ウェクスラー成人知能検査 (WAIS-Ⅲ) 431

ウェルニッケ失語 (感覚性失語) 443
運動誘発性低酸素血症 273

[え]

遠位上腕二頭筋腱断裂 55
鉛管様固縮 403
嚥下造影検査 (VF) 451
嚥下内視鏡検査 (VE) 451
嚥下ピラミッド 454, 455
嚥下練習 452

[お]

横断裂 121

[か]

回旋不安定性 143
外側側副靱帯損傷 55
改訂長谷川式簡易知能評価スケール (HDS-R) 431
改訂版 Hoehn-Yahr の重症度分類 403
改訂水飲み検査 (MWST) 451
外反ストレステスト 55, 106, 133
外反捻挫 203
外反母趾 188
解剖頸骨折 24
下肢血流検査 337
ガス交換 248
鵞足炎 99
下腿長 74
肩関節周囲炎 33
カットアウト 96
滑膜ひだ症候群 99
カプノグラフ 260
カプノメトリ 259
換気 249
換気補助療法 270
寛骨臼回転骨切り術 80
冠 (状) 動脈バイパス手術 304
間接的嚥下練習 452
冠動脈疾患 313

[き]

記憶障害 435
気管支拡張薬 268

気管切開下陽圧換気療法　271
基礎的嚥下練習　452
気道確保　253
臼蓋角　75
吸入ステロイド薬　269
胸郭出口症候群　220, 231
橋出血　381
狭心症　313
棘果長　74
距骨 OCD（距骨離断性骨軟骨症）　187
筋筋膜性腰痛　146, 180

[く]

空腹時血糖値　337
くも膜下出血　379, 382
くも膜下出血のリスク管理　390
クリティカルゾーン　40

[け]

慶應版 Wisconsin Card Sorting Test（KWCST）　431
経カテーテル大動脈弁植え込み術　315
頸肩腕症候群　221
頸椎症　218, 232
頸椎症性神経根症　233
頸椎症性脊髄症　233
頸椎椎間関節症　218
頸椎椎間板症　218
経皮的冠（状）動脈形成術　304
経皮的酸素飽和度（SpO$_2$）　259, 273
経皮的大動脈弁形成術　315
頸部椎間板ヘルニア　220
外科頸骨折　24
血中尿素窒素（BUN）　351
血糖コントロールの目標　339
腱板損傷　40
腱板断裂　11

[こ]

後外側回旋不安定症　56
後外側構成体　143
後脛骨筋腱炎　187
高血圧性脳出血　380
高次脳機能障害　427
行動性無視検査 日本版（BIT）　432
後方落ち込み徴候　133
後方引き出しテスト　106, 133
五十肩　33
骨頭骨折　24

[さ]

在宅酸素療法（HOT）　270
酸素化　249
酸素療法　250

[し]

シートベルトタイプ損傷　170
視覚失認　436
自覚的運動強度（RPE）　343, 344
糸球体濾過率　351
視床出血　381
膝蓋骨圧迫テスト　106
膝蓋軟骨軟化症　99
失行　437
失語症のタイプ分類　442
失名詞失語（健忘失語）　443
自発呼吸トライアル　264
斜角筋三角　231
ジャンパー膝　98
縦断裂　121
小胸筋下間隙　231
小結節骨折　24
小脳出血　381
静脈血栓塞栓症（VTE）　282
上腕骨外側上顆炎　55
上腕骨内側上顆炎　55
上腕二頭筋長頭炎　11
腎機能評価　351
心筋梗塞　303, 313
心筋リモデリング　303
神経学的脱落所見　161
神経脱落症状　165
心原性塞栓性　379
人工股関節全置換術　80
人工呼吸療法　252
人工弁置換術　314
侵襲的陽圧換気（IPPV）　252
心臓弁膜症　314
身体活動量　349

靱帯損傷　98
腎不全症状　350

[す]

遂行機能障害　438
推算GFR（eGFR）　351
水平断裂　121
スカルパ三角　73
スクリューホームムーブメント　124
スルニホル尿素薬　345

[せ]

石灰沈着性腱板炎　12
摂食嚥下機能障害　449
摂食嚥下グレード　455,456
摂食練習（直接的嚥下練習）　453
前根髄質動脈　324
全失語　443
仙腸関節炎　146
前方引き出しテスト　106,133

[そ]

足関節靱帯損傷　187,203
足底腱（筋）膜炎　189
咀嚼　449

[た]

大結節骨折　24
代謝機能　343
大腿骨外反伸展骨切り術　79,80
大腿骨頸部骨折　69,86
大腿骨頭壊死症　68
大腿長　74
大動脈解離　315
大動脈瘤　316
多系統萎縮症（MSA）　411
多血小板血漿療法　67
脱臼骨折　170
タナ障害　99

[ち]

注意障害　434
中足骨疲労骨折　189
肘部管症候群　55,56
腸脛靱帯炎　99

超皮質性運動失語　443
超皮質性感覚失語　443
超皮質性混合失語　443

[つ]

椎体圧迫骨折　169

[て]

テニス肘　60
転子果長　74
転子部骨折　86
伝導失語　443

[な]

内側側副靱帯損傷　55
内反小趾　189
内反ストレステスト　55,106,133
内反捻挫　203
中指伸展テスト　55,62

[に]

二次性脳出血　382

[の]

脳梗塞　379
脳梗塞のリスク管理　389
脳出血　379,380
脳出血のリスク管理　390
脳動脈瘤好発部位　382
脳動脈瘤破裂　382

[は]

肺容量減量手術　271
歯車様固縮　403
バケット柄断裂　121
馬尾症候群　148,163
破裂骨折　170
半側空間無視　436

[ひ]

被殻出血　381
腓骨筋腱炎　188
腓骨筋腱脱臼　188
肘過伸展ストレステスト　56
肘屈曲テスト　56
肘後方インピンジメント　56

皮質下出血　381
非侵襲的陽圧換気（NPPV）　252, 271
ヒューター三角　52
ヒューター線　52
標準高次視覚認知検査　432
標準高次動作性検査　432
標準失語症検査　432
標準注意検査法　432

[ふ]

フックテスト　55
プッシュアップテスト　56
フットボーラーズ・アンクル（衝突性外骨腫）　187
ブローカ失語（運動性失語）　443

[へ]

米国麻酔学会術前状態分類　283
ベネット損傷　12
弁形成術　314
弁状断裂　121

[ほ]

母趾種子骨障害　189

[ま]

慢性腎臓病（CKD）　350

[み]

水飲みテスト　451
三宅式記銘力検査　431

[も]

モートン病　189

[ゆ]

有痛性分裂膝蓋骨　99
有痛性外脛骨　188
有痛性三角骨（三角骨症候群）　187
癒着性関節包炎（凍結肩）　10, 33

[よ]

腰椎すべり症　146
腰椎椎間関節性腰痛　146
腰椎椎間板症　145
腰部脊柱管狭窄症　146

[ら]

ラクナ梗塞　380
ラトリング　259
ランナー膝　99

[り]

梨状筋症候群　146
リスフラン靱帯損傷　188
離断性骨軟骨炎　98
リバーミード行動記憶検査（RBMT）　431
リハビリテーション中止基準　392

[れ]

レーヴン色彩マトリックス検査（RCPM）　431

[ろ]

肋鎖間隙　231

ポケット版	
PT 臨床ハンドブック　第2版	
発　行	2007年5月30日　第1版第1刷
	2010年3月5日　第1版第2刷
	2015年5月15日　第2版第1刷Ⓒ
著　者	亀田メディカルセンターリハビリテーション事業部
発行者	青山　智
発行所	株式会社 三輪書店
	〒113-0033　東京都文京区本郷 6-17-9
	☎ 03-3816-7796　FAX 03-3816-7756
	http://www.miwapubl.com
装　丁	齋藤久美子
印刷所	三報社印刷株式会社

本書の内容の無断複写・複製・転載は，著作権・出版権の侵害となることがありますのでご注意ください．

JCOPY ＜(社)出版者著作権管理機構　委託出版物＞
本書の無断複製は著作権法上での例外を除き禁じられています．複製される場合は，そのつど事前に，(社)出版者著作権管理機構（電話 03-3513-6969, FAX 03-3513-6979, e-mail: info@jcopy.or.jp）の許諾を得てください．

ISBN 978-4-89590-514-5　C 3047

■ 正しい評価・測定ができていますか?

PT・OTのための測定評価 DVD Series 7
片麻痺機能検査・協調性検査

監修 伊藤 俊一（北海道千歳リハビリテーション学院）
編集 久保田 健太（北海道千歳リハビリテーション学院）
　　　　隈元 庸夫（埼玉県立大学保健医療福祉学部）

新刊

　片麻痺機能検査（Brunnstrom stage）は、片麻痺の回復過程をステージ化した評価法であり、検査自体の可否判定だけでなく、動きを注意深く観察し、他の基本動作と結びつけることが重要となる。協調性検査は目的とする運動を的確に遂行できるか測るものであり、その運動メカニズムは複雑である。情報の収集や伝達などの感覚入力系、情報の整理や運動プログラム立案などの中枢機構、運動遂行の運動出力系など、どの障害に対し注目すべきか、動作分析や他の検査を参考に実施する必要がある。
　本書では、これらの難易度が高い検査について、初学者が容易に視覚で検査動作を学べるように工夫されている。また、判断が困難な検査判定については、基本動作と異常動作の違いと判別が深められるよう症例動画を収録。臨床経験を補完できる充実した内容となっている。異常動作のイメージ構築から、動作の評価力が身に付く評価・測定のスタンダード化を目指した一冊である。

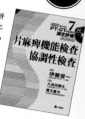

● **定価**（本体3,800円+税）　B5　140頁　DVD50分　2015年　ISBN 978-4-89590-498-8

PT・OTのための測定評価 DVD Series 1
ROM測定 第2版
監修 福田 修／**編集** 伊藤 俊一・星 文彦
● 定価（本体3,800円+税）　B5　230頁　DVD55分　ISBN978-4-89590-354-7　2010年

PT・OTのための測定評価 DVD Series 2
形態測定・感覚検査・反射検査 第2版
監修 伊藤 俊一／**編集** 隈元 庸夫・久保田 健太
● 定価（本体3,800円+税）　B5　150頁　DVD50分　ISBN978-4-89590-484-1　2014年

PT・OTのための測定評価 DVD Series 3
MMT　頭部・頸部・上肢
監修 福田 修／**編集** 伊藤 俊一・仙石 泰仁
● 定価（本体4,600円+税）　B5　250頁　DVD130分　ISBN978-4-89590-313-4　2008年

PT・OTのための測定評価 DVD Series 4
MMT　体幹・下肢
監修 福田 修／**編集** 伊藤 俊一・仙石 泰仁
● 定価（本体3,800円+税）　B5　140頁　DVD75分　ISBN978-4-89590-314-1　2008年

PT・OTのための測定評価 DVD Series 5
バランス評価
監修 福田 修／**編集** 星 文彦・伊藤 俊一
● 定価（本体3,800円+税）　B5　100頁　DVD45分　ISBN978-4-89590-316-5　2008年

PT・OTのための測定評価 DVD Series 6
整形外科的検査
監修 伊藤 俊一／**編集** 隈元 庸夫・久保田 健太
● 定価（本体3,800円+税）　B5　120頁　DVD35分　ISBN978-4-89590-491-9　2014年

お求めの三輪書店の出版物が小売書店にない場合は、その書店にご注文ください。お急ぎの場合は直接小社に。

〒113-0033
東京都文京区本郷6-17-9 本郷綱ビル

三輪書店

編集 ☎03-3816-7796　FAX 03-3816-7756
販売 ☎03-6801-8357　FAX 03-6801-8352
ホームページ：http://www.miwapubl.com